全国中医药行业高等教育“十四五”规划教材
全国高等中医药院校规划教材（第十一版）配套用书

中药药剂学习题集

（新世纪第三版）

（供中药学、药学、中药制药等专业用）

主　编　杨　明（江西中医药大学）

U0335547

中国中医药出版社
·北　京·

图书在版编目（CIP）数据

中药药剂学习题集 / 杨明主编 .—3 版 .—北京：中国中医药出版社，2022.8

全国中医药行业高等教育“十四五”规划教材配套用书

ISBN 978－7－5132－7711－2

Ⅰ . ①中…　Ⅱ . ①杨…　Ⅲ . ①中药制剂学—高等学校—习题集　Ⅳ . ① R283-44

中国版本图书馆 CIP 数据核字（2022）第 131900 号

中国中医药出版社出版

北京经济技术开发区科创十三街 31 号院二区 8 号楼

邮政编码　100176

传真　010-64405721

三河市同力彩印有限公司印刷

各地新华书店经销

开本 787×1092　1/16　印张 24　字数 540 千字

2022 年 8 月第 3 版　2022 年 8 月第 1 次印刷

书号　ISBN 978－7－5132－7711－2

定价　88.00 元

网址　www.cptcm.com

服务热线　010-64405510

购书热线　010-89535836

维权打假　010-64405753

微信服务号　zgzyycbs

微商城网址　https://kdt.im/LIdUGr

官方微博　http://e.weibo.com/cptcm

天猫旗舰店网址　https://zgzyycbs.tmall.com

如有印装质量问题请与本社出版部联系（010-64405510）

全国中医药行业高等教育“十四五”规划教材
全国高等中医药院校规划教材（第十一版）配套用书

《中药药剂学习题集》编委会

主　编　杨　明（江西中医药大学）

副主编　（以姓氏笔画为序）

王艳宏（黑龙江中医药大学）
刘　文（贵州医科大学）
刘中秋（广州中医药大学）
李学涛（辽宁中医药大学）
吴　清（北京中医药大学）
邱智东（长春中医药大学）
夏新华（湖南中医药大学）

编　委　（以姓氏笔画为序）

马云淑（云南中医药大学）
王　芳（江西中医药大学）
王　森（遵义医科大学）
王立萍（石河子大学药学院）
王学成（江西中医药大学）
史亚军（陕西中医药大学）
刘　强（南方医科大学）
刘喜纲（承德医学院）
杨军宣（重庆医科大学）
肖学凤（天津中医药大学）
时　军（广东药科大学）
宋信莉（贵州中医药大学）
张　丹（西南医科大学）
张　华（石河子大学药学院）
张定堃（成都中医药大学）
陈卫卫（广西中医药大学）
陈新梅（山东中医药大学）

林　晓（上海中医药大学）
郑　琴（江西中医药大学）
胡慧玲（成都中医药大学）
桂双英（安徽中医药大学）
贾艾玲（长春中医药大学）
贾永艳（河南中医药大学）
龚慕辛（首都医科大学）
谢　辉（南京中医药大学）
谢兴亮（成都医学院）
魏颖慧（浙江中医药大学）

编写说明

《中药药剂学习题集》是全国中医药行业高等教育“十四五”规划教材《中药药剂学》的配套用书，主要适用于高等中医药院校中药学、药学、中药制药等专业本科生及成人教育学生、职业资格考试人员及其他学习中医药的人员。

本习题集紧密对接新医科建设对中医药教育改革的新要求和中医药传承创新发展对人才培养的新需求，聚焦教学大纲与学科主干内容，突出基础性、综合性、应用性、时效性和创新性，加强对学生必备知识、关键能力、学科素质的考查。本习题集具有以下几个特色：

1. 紧扣章节内容。本习题集的习题基本覆盖全国中医药行业高等教育“十四五”规划教材《中药药剂学》的全部知识点，并对必须掌握的基本知识、重点内容以变换题型的方法予以强化。

2. 试题类型多样化。本习题集汇集了执业药师资格考试及全国硕士研究生统一入学考试试题题型，主要包括 A 型选择题、B 型选择题、C 型选择题、X 型选择题、填空题、名词解释、简答题和论述题，并附有答案解析。

3. 紧密联系实际，以案例分析提升综合运用能力。

本习题集编写人员都是多年从事中药药剂学教学与科研工作、具有丰富教学经验的老教授和中青年教授，付出了艰辛劳动，在此深表谢意。国家中医药管理局与中国中医药出版社相关领导、编辑人员及各参编单位对本习题集的编写给予高度重视及大力协助，在此表示衷心感谢。

为编写好本习题集，编委会全体成员密切合作，力求发挥各自的特长，进行了合理分工。但限于编者水平所限，习题集中若有不妥，希望广大读者提出宝贵意见和建议，以便再版时修订完善。

《中药药剂学习题集》编委会

2022 年 6 月

目 录

第一章 绪 论

习 题

一、A 型题（最佳选择题，由一个题干和五个备选答案组成。题干在前，备选项在后。每道题备选项中，只有一个最佳答案）

1. 根据《中国药典》或其他规定的处方，将药物加工制成一定剂型，具有一定规格，可直接用于临床的药品，称为（　　）

A. 成药　　B. 非处方药　　C. 新药
D. 剂型　　E. 制剂

2. 中药药剂学是以（　　）为指导，运用现代科学技术，研究中药药剂的配制理论、生产技术、质量控制与合理运用等内容的一门学科。

A. 中医药理论　　B. 现代医学理论　　C. 中药学理论
D. 方剂学理论　　E. 药剂学理论

3. 中药药剂学的基本任务是研究将中药制成适宜的剂型，达到（　　）、质量可控的质量要求，以满足临床医疗的需要。

A. 起效迅速　　B. 安全有效　　C. 稳定均一
D. 低毒副作用　　E. 服用方便

4. 研究药物制剂工业生产的基本理论、工艺技术、生产设备与质量管理的学科称为（　　）

A. 制剂学　　B. 调剂学　　C. 工业药剂学
D. 方剂学　　E. 制药学

5. 按照医师处方专为某一患者配制，注明用法用量的药剂调配操作。此操作一般在药房的调剂室中进行，称这种行为是（　　）

A. 制剂　　B. 调配　　C. 调剂
D. 配制　　E. 配方

6. 中药材一般不能直接供患者使用，一般要通过（　　）才能发挥疗效。

A. 合适的剂型　　B. 适宜的给药途径　　C. 煎煮
D. 提取　　E. 浓缩

7.（　　）是药物用于机体的最后形式。

A. 调剂　　B. 剂型　　C. 制剂
D. 原料药　　E. 中成药

8. 将原料药物加工成适宜的剂型的全过程称为（　）
A. 调剂　　B. 施药　　C. 制药
D. 前处理　　E. 纯化

9. 不属于浸出药剂的剂型有（　）
A. 汤剂　　B. 酒剂　　C. 散剂
D. 浸膏剂　　E. 流浸膏剂

10. 中药（　）是将方中各药味制成可供制剂使用的半成品的过程。
A. 制剂成型工艺　　B. 制剂净化　　C. 制剂
D. 制剂前处理工艺　　E. 制剂纯化

11. 将液体药剂分为溶液、胶体溶液、混悬液和乳浊液，属于（　）
A. 根据给药途径分类　　B. 根据分散系统分类　　C. 根据制备方法分类
D. 根据物态分类　　E. 根据性状分类

12. 下列不同给药途径的剂型作用速度最快的是（　）
A. 舌下给药制剂　　B. 口服液体制剂　　C. 透皮给药制剂
D. 吸入给药制剂　　E. 肌内注射液

13. 国家药监部门管理药品质量的法定技术标准是（　）
A.《中国药典》　　B. GLP　　C. GAP
D. GSP　　E. GCP

14.《药品生产质量管理规范》的简称是（　）
A. GMP　　B. GLP　　C. GSP
D. GCP　　E. GAP

15. 公民、法人或其他组织在科学技术和文学艺术等领域的智力创新成果及工商业领域的投资成果享有的法定权益是指（　）
A. 专利　　B. 发明专利　　C. 知识产权
D. 商标　　E. 版权

二、B型题（配伍选择题，由一组试题共用一组备选项，备选项在前，题干在后。备选项可重复选用，也可不选用。每道题只有一个最佳答案）

A. 根据物态分类
B. 根据分散系统分类
C. 根据给药途径、方法分类
D. 根据制备原料分类
E. 根据制法分类

1. 将剂型分为固体、液体、气体剂型的依据是（　）
2. 将剂型分为经胃肠道给药、不经胃肠道给药的依据是（　）

3. 将剂型分为灭菌制剂、浸出药剂的依据是（ ）
4. 将剂型分为真溶液型药剂、胶体溶液型药剂的依据是（ ）

A. GMP　　B. GSP　　C. GCP
D. GLP　　E. GAP

5. 药品经营质量管理规范是（ ）
6. 药品生产质量管理规范是（ ）
7. 药品临床试验管理规范是（ ）
8. 药品非临床研究质量管理规范是（ ）

A. 药用辅料、索引、凡例
B. 凡例、品名目次、正文、索引
C. 通用技术要求、品名目次、正文、索引
D. 药用辅料、品名目次、正文、索引
E. 凡例、通用技术要求、药用辅料、索引

9.《中国药典》的一、二、三部均由哪几部分组成（ ）
10.《中国药典》的第四部主要由哪几部分组成（ ）

三、C 型题（综合分析选择题，包括一个试题背景信息和一组试题，这一组试题是基于一个实例或案例背景信息逐题开展，每道题都有独立的备选项。题干在前，备选项在后。每道题备选项中，只有一个最佳答案）

某中药处方制法为：

人工麝香 30g，木鳖子（去壳去油）150g，制草乌 150g，枫香脂 150g，醋乳香 75g，醋没药 75g，醋五灵脂 150g，酒当归 75g，地龙 150g，香墨 12g。

以上十味，除麝香或人工麝香外，其余木鳖子（去壳去油）等九味粉碎成细粉，将人工麝香研细，与上述粉末配研，过筛。每 100g 粉末加淀粉 25g，混匀，另用淀粉 5g 制稀糊，泛丸，低温干燥，即得。

1. 上述处方制法中以淀粉制稀糊泛丸的主要作用是（ ）
A. 缓慢溶散，减弱毒性反应　　B. 促进丸剂崩解　　C. 减缓麝香挥发损失
D. 便于服用　　E. 矫正地龙等不良气味

2. 下列不属于制剂前处理工艺环节的是（ ）
A. 麝香或人工麝香研细　　B. 木鳖子等九味粉碎成细粉　　C. 粉末配研
D. 过筛　　E. 用淀粉 5g 制稀糊，泛丸

3. 下列属于制剂成型工艺环节的是（ ）
A. 人工麝香研细
B. 每 100g 粉末加淀粉 25g 混匀，用淀粉 5g 制稀糊，泛丸
C. 粉末配研

D. 过筛
E. 木鳖子等九味粉碎成细粉

4. 上述制备的剂型按照发展历程属于（　）
A. 传统剂型　B. 现代剂型　C. 固体剂型
D. 口服剂型　E 外用剂型

5. 上述制备的剂型按照给药途径属于（　）
A. 传统剂型　B. 现代剂型　C. 固体剂型
D. 胃肠道给药剂型　E. 外用剂型

古籍中的相关论述，“欲速用汤，稍缓用散，甚缓用丸”，“无毒者宜汤，小毒者宜散，大毒者宜用丸”，“病在四肢血脉者宜空腹而在旦；病在骨髓者宜饱满而在夜”，“病在上不厌频而少，在下不厌顿而多”，米汤送服“暖脾胃，止虚寒，泄利”。

6. “欲速用汤，稍缓用散，甚缓用丸”是关于（　）的认识。
A. 根据药物性质选择剂型　B. 根据疾病缓急选择剂型　C. 药物施用理论
D. 制药技术理论　E. 服用方法理论

7. “无毒者宜汤，小毒者宜散，大毒者宜用丸”是关于（　）的认识。
A. 服用方法理论　B. 根据疾病缓急选择剂型　C. 制药技术理论
D. 药物施用理论　E. 根据药物性质选择剂型

8. “病在四肢血脉者宜空腹而在旦；病在骨髓者宜饱满而在夜”是关于（　）的认识。
A. 服用方法理论　B. 服药时间理论　C. 疾病治疗理论
D. 疾病用药理论　E. 制剂理论

9. “病在上不厌频而少，在下不厌顿而多”是关于（　）的认识。
A. 服用方法理论　B. 制剂理论　C. 疾病治疗理论
D. 疾病用药理论　E. 服药时间理论

10. 米汤送服“暖脾胃，止虚寒，泄利”是关于（　）的认识。
A. 制剂理论　B. 功效　C. 疾病治疗
D. 送服药引　E. 疾病用药

四、X 型题（多项选择题，由一个题干和五个备选答案组成。题干在前，备选项在后。每道题备选项中至少有两个正确答案，多选、少选、错选或不选均不得分）

1. 中药剂型选择的基本原则有（　）
A. 根据药物性质　B. 根据临床治疗的需要　C. 根据患者的要求
D. 根据生产条件　E. 根据便于服用、携带、生产、运输和贮藏等要求

2. 药物一般是指用于预防、治疗和诊断疾病的物质，主要包括（　）
A. 原料药　B. 药品　C. 中成药

D. 制剂　　E. 调剂

3. 施药理论是在将药物施于人体过程中所总结的规律性认识，主要包括（　）

A. 服药频率　　B. 服药时间　　C. 送服药引

D. 给药途径　　E. 服药冷热

4. 剂型会影响中药制剂的（　），是中药药剂学研究的重要内容。

A. 起效速度　　B. 作用强度　　C. 稳定性

D. 作用性质　　E. 顺应性

5. 传统中药药剂学理论主要包括（　）

A. 中药剂型特点与选择的规律性认识

B. 中药制药技术与辅料选用的规律性认识

C. 中药制剂给药途径选择的认识

D. 中药配伍使用的规律性认识

E. 中药制剂服药时间与方法的规律性认识

五、填空题

1. 我国由政府颁布的第一部药典称为____________。

2. 以中药饮片为原料，在中医药理论指导下，按法定处方和制法大批量生产，具特有名称，并标明功能主治、用法用量和规格，实行批准文号管理的药品，称为________。

3. 根据病证治疗需求与方药性质选择相应剂型，是____________对应思想的核心内容。

4. 药物剂型按分散系统可分为真溶液类、胶体溶液类、乳状液类、混悬液类、气体分散体类和 ___________。

5. 将前处理所得半成品制成可供临床使用的某一剂型的过程称为____________。

六、名词解释

1. 药物　　2. 药品　　3. 剂型

4. 制剂　　5. 调剂　　6. 中成药

七、简答题

1. 简述《中国药典》的性质与作用。

2. 何谓 GLP？ 实施 GLP 的意义何在？

3. 药物选择制成不同剂型的目的是什么？

4. 中药制剂使用的辅料有何特点？

5. 中药药剂工作的法规依据主要有哪些?

八、论述题

1. 试述中药药剂学的主要任务。

2. 试述中药新药研制应怎样正确选择药物的剂型。
3. 试述近年来中药药剂的研究进展。

参考答案及解析

一、A 型题

1. 答案：E
解析：本题考查的是中药药剂常用术语——制剂的含义，即根据《中国药典》或其他规定的处方，将药物加工制成一定剂型，具有一定规格，可直接用于临床的药品。
2. 答案：A
解析：本题主要考察中药药剂学的基本性质的含义，即以中医药理论为指导，运用现代科学技术，研究中药药剂的配制理论、生产技术、质量控制与合理运用等内容的一门学科。
3. 答案：B
解析：本题主要考察中药药剂学基本任务的内容，即将中药制成适宜的剂型，达到安全有效、质量可控的质量要求，以满足临床医疗的需要。
4. 答案：C
解析：本题主要考察工业药剂学的基本概念，即工业药剂学是研究药物制剂工业生产的基本理论、工艺技术、生产设备与质量管理的学科。
5. 答案：C
解析：本题主要考察调剂的概念，即调剂是按照医师处方专为某一患者配制，注明用法用量的药剂调配操作。
6. 答案：A
解析：本题主要考察中药临床应用的具体剂型形式，即中药材一般要通过合适的剂型才能发挥疗效。
7. 答案：B
解析：本题主要区分中药药剂学的不同术语，即剂型是将原料药加工制成适合于医疗或预防应用的形式且一般要通过合适的剂型才能作用于机体。
8. 答案：C
解析：本题主要考察制药的概念，即将原料药物加工成适宜的剂型的全过程称为制药。
9. 答案：C
解析：汤剂、酒剂、浸膏剂、流浸膏剂均是采用浸出方法制备的，因此属于浸出药剂。散剂是药物直接粉碎制备的，因此不属于浸出药剂。
10. 答案：D
解析：本题主要考察制剂前处理的基本概念，即制剂前处理工艺是将方中各药味制成可供制剂使用的半成品的过程。其他均为制剂前处理工艺。

11. 答案：B

解析：本题主要考察剂型的分类，即根据分散系统分类是将液体药剂分为溶液、胶体溶液、混悬液和乳浊液。

12. 答案：D

解析：本题主要考察不同给药途径剂型的起效速度，不同给药途径的药物剂型起效时间不同，通常静脉注射＞吸入给药＞肌内注射＞皮下注射＞直肠或舌下给药＞口服液体制剂＞口服固体制剂＞皮肤给药。

13. 答案：A

解析：本题考察药典的作用，即《中国药典》是国家药监部门管理药品质量的法定技术标准。

14. 答案：A

解析：本题主要考察 GMP 的英文简称，即《药品生产质量管理规范》的简称。

15. 答案：C

解析：本题主要考察知识产权的含义，即知识产权是公民、法人或其他组织在科学技术和文学艺术等领域的智力创新成果及工商业领域的投资成果享有的法定权益。

二、B 型题

1 ～ 4. 答案：ACEB

解析：本组题目考查中药制剂的剂型分类。按物态分类的剂型，可分为固体、液体、气体等；按分散系统分类，可分为真溶液型、胶体溶液型、乳浊液型等；按给药途径分类，可分为经胃肠道给药、不经胃肠道给药；按制法分类，可分为灭菌制剂、浸出药剂。

5 ～ 8. 答案：BACD

解析：本组题目主要考查药品非临床研究、临床研究、生产、经营相关管理规范的英文简称，分别对应为 GLP、GCP、GMP、GSP，GAP 为中药材生产质量管理规范。

9 ～ 10. 答案：BE

解析：本组题目主要考查《中国药典》的结构。前三部均由凡例、品名目次、正文、索引等几个部分组成，第四部由凡例、通用技术要求、药用辅料、索引等部分组成。

三、C 型题

1. 答案：A

解析：淀粉糊制丸，所得丸剂溶散缓慢，可减缓处方中制草乌中毒性成分的释放速度，降低毒性反应。

2. 答案：E

解析：“用淀粉 5g 制稀糊，泛丸”为成型工艺。

3. 答案：B

解析："每100g粉末加淀粉25g混匀，用淀粉5g制稀糊，泛丸"为成型工艺，其他均为前处理工艺。

4. 答案：A

解析：中药剂型按照发展历程分为传统剂型、现代剂型，淀粉糊为丸属于传统剂型。

5. 答案：D

解析：中药剂型按照给药途径分为胃肠道给药、注射给药、皮肤给药等，丸剂为胃肠道给药剂型。

6. 答案：B

解析："欲速用汤，稍缓用散，甚缓用丸"是中药制剂关于根据疾病需求选择剂型的理论认识。

7. 答案：E

解析："无毒者宜汤，小毒者宜散，大毒者宜用丸"是中药制剂关于根据药物性质选择剂型的理论认识。

8. 答案：B

解析："病在四肢血脉者宜空腹而在旦；病在骨髓者宜饱满而在夜"是中药制剂关于根据疾病特征选择服用时间的理论认识。

9. 答案：A

解析："病在上不厌频而少，在下不厌顿而多"是中药制剂关于根据疾病特征选择剂量、频率等服用方法的理论认识。

10. 答案：D

解析：米汤送服"暖脾胃，止虚寒，泄利"是中药制剂关于送服药引的理论认识。

四、X型题

1. 答案：ABDE

解析：本题考查中药制剂剂型选择的基本原则。剂型选择应根据药物性质、临床治疗的需要、生产和"五方便"的要求，五方便是指便于服用、携带、生产、运输和贮藏。剂型选择并不能按照患者的要求或意志去设计。

2. 答案：ABCD

解析：本题主要考查对"药物""中成药""制剂"概念的理解，凡用于预防、治疗和诊断疾病的物质总称为药物，包括原料药和药品。中成药是中药饮片为原料，大批量生产，有明确功能主治、用法用量的药品；制剂是根据法定标准制成的药物制品。

3. 答案：ABCDE

解析：本题主要考查施药理论的基本内容。包括给药途径、服药时间、服药剂量、频率、冷热、送服药引等方面的规律性总结。

4. 答案：ABCDE

解析：本题主要考查剂型的重要性。剂型会影响中药制剂的作用性质、起效速度、作用强度、稳定性及顺应性。

5. 答案：ABCE

解析：本题考查传统中药药剂学理论的基本内容。传统中药药剂学理论主要包括对传统剂型特点与选用规律的认识即剂型理论；中药制药技术与制剂辅料选用的规律认识即制药理论；中药制剂给药途径、服药时间、服药方法的规律性认识即施药理论。中药配伍使用的规律性认识属于临床中药学理论范畴。

五、填空题

1.《新修本草》　2. 中成药　3. 方 – 证 – 剂
4. 固体分散体　5. 制剂成型

六、名词解释（略）

七、简答题

1. 答：①《中国药典》是依据《药品管理法》组织制定和颁布实施，是国家监督管理药品质量的法定技术标准。②《中国药典》在一定程度上反映了国家药物生产、医疗和科技的水平，也基本反映了临床用药的实际情况。③《中国药典》在保证人民用药有效、安全，促进药物研究和生产上起到重大作用。

2. 答：GLP 就是药品非临床研究质量管理规范，是对药品非临床安全性评价研究的组织机构和人员、实验设施、仪器设备、材料、标准操作规程、研究实施、资料归档、监督检查等做出的详细规定。实施 GLP 的意义主要为提高药物非临床研究质量，确保实验资料的真实性、完整性和可靠性，保障人民用药安全。

3. 答：①满足防治疾病的需要；②适应药物本身的性质及特点；③便于运输、贮藏与应用；④确保中药制剂的安全有效、稳定方便。

4. 答：中药制剂使用辅料并不严格区别主药和辅料，一方面是处方中部分主药可以承担赋形即辅料的功能；另一方面在选择中药处方之外材料帮助制剂成型时，往往希望该材料具有与处方相适应的功能或可增强处方的作用，即“药辅合一”思想。

5. 答：①药品标准：《中国药典》《局颁药品标准》（或《部颁药品标准》）。②药品管理法规：《中华人民共和国药品管理法》《药品管理法实施条例》《药品注册管理办法》《中华人民共和国中医药法》。③药品管理技术规范：GAP、GLP、GCP、GMP。④知识产权法规：《专利法》《商标法》《中药品种保护条例》。

八、论述题

1. 答：①继承和整理中医药学中有关药剂学的理论、技术与经验，为发展中药药剂奠定基础。②吸收和应用现代药剂学理论和研究成果，发展创新中药药剂剂型与制剂技术。③加强中药药剂学基本理论的研究，推动中药药剂学“从经验开发向现代科学技术开发”过渡。④继承和发扬传统制药的宗旨信念、职业道德和工匠精神。

2. 答：①根据防治疾病的需要选择剂型。②根据药物本身及其成分的性质选择剂型。③根据生产条件和“五方便”的要求选择剂型。

3. 答：①新技术的研究（如超细粉碎技术、浸提技术、分离纯化技术、浓缩干燥技术、中药制粒技术、中药包衣技术、固体分散技术、包合技术等）。②新剂型的研究。③新辅料的研究。④制剂的稳定性研究。

第二章 中药调剂

习 题

一、A 型题（最佳选择题，由一个题干和五个备选答案组成。题干在前，备选项在后。每道题备选项中，只有一个最佳答案）

1. 处方中有海藻、甘草，调剂人员应（　）
A. 照方调配　B. 拒绝调配　C. 自行改方
D. 与医生协商，医生重新签字
E. 与其他调剂人员协商后调配

2. 关于处方调配的错误操作是（　）
A. 毒性药应两人核对调配
B. 鲜药与群药同放，写明用法用量
C. 黏软带色药物应后称取
D. 体积泡松药物应后称取
E. 对于有疑问或不合格的处方，及时与医师联系

3. 处方为开具当日有效，特殊情况下由开具处方的医师注明有效期限，有效期最长不得超过（　）
A. 1 天　B. 2 天　C. 3 天
D. 4 天　E. 5 天

4. 遇缺药或特殊情况需要修改处方时，要由（　）
A. 院长修改后才能调配
B. 药局主任修改后才能调配
C. 两名以上调剂人员协商修改后才能调配
D. 处方医师修改后才能调配
E. 处方医师修改，并在修改处签字后才能调配

5. 调配处方时应先（　）
A. 审查处方　B. 校对计量器具　C. 核对药价
D. 调配贵细药品　E. 调配毒性药品

6.《局颁药品标准》所收载的处方属于（　）

A. 法定处方　　B. 协议处方　　C. 医师处方
D. 局方　　E. 时方

7. 秘方主要是指（　）
A. 祖传的处方　　B. 疗效奇特的处方　　C. 流传年代久远的处方
D. 秘不外传的处方　　E.《外台秘要》中收载的处方

8. 医院医师会同药房药师，根据临床患者的需要，相互协商制定的处方称（　）
A. 自拟处方　　B. 医师处方　　C. 内部处方
D. 生产处方　　E. 协议处方

9. 调剂人员发现处方已被涂改，应该（　）
A. 向处方医生问明情况后调配
B. 要求处方医生在涂改处签字后调配
C. 令患者请求处方医生写清后调配
D. 仔细辨别，看清后调配
E. 请示单位领导批准后调配 .

10. 下列不属于并开药名的是（　）
A. 潼白蒺藜　　B. 二冬　　C. 马蹄决明
D. 苍白术　　E. 猪茯苓

11. 医疗单位供应和调配毒性中药须凭（　）
A. 医师签名的正式处方　　B. 主治中医师的处方　　C. 单位的证明信
D. 法定处方　　E. 医疗单位的处方

12. 医疗单位供应和调配毒性中药，每次处方剂量不得超过（　）
A. 1 次极量　　B. 1 日极量　　C. 2 日极量
D. 3 日极量　　E. 1 周极量

13. 医疗单位供应和调配毒性中药，取药后处方保存（　）
A. 半年　　B. 1 年　　C. 1 年半
D. 2 年　　E. 3 年

14. 载有罂粟壳的处方保留（　）
A. 1 年　　B. 2 年　　C. 3 年
D. 4 年　　E. 5 年

二、B 型题（配伍选择题，由一组试题共用一组备选项，备选项在前，题干在后。备选项可重复选用，也可不选用。每道题只有一个最佳答案）

A. 古方　　B. 时方　　C. 验方（偏方）
D. 秘方　　E. 单方

1. 民间和医师积累的，简单有效的经验处方称（　）
2. 古医籍中所记载的处方称（　）
3. 有一定疗效，但秘而不传的处方称（　）

4. 清代至今出现的处方称（　）

A. Rx　　B. OTC　　C. Rp
D. GP　　E. GSP

5. 处方药简称（　）
6. 非处方药简称（　）
7. 用作西药处方起头的是（　）

A. 3 天　　B. 1 年　　C. 2 年
D. 3 年　　E. 4 年

8. 处方有效期最长不得超过（　）
9. 普通处方、急诊处方、儿科处方保存（　）
10. 医疗用毒性药品、精神药品及戒毒药品处方保留（　）
11. 麻醉药品处方保留（　）

三、C 型题（综合分析选择题，包括一个试题背景信息和一组试题，这一组试题是基于一个实例或案例背景信息逐题开展，每道题都有独立的备选项。题干在前，备选项在后。每道题备选项中，只有一个最佳答案）

某中药房购进一批中药饮片，需要将不同的饮片按照斗谱编排基本原则合理有序地存放，便于管理。

1. 因外观形状相似但功效不同，不能排列在一起的饮片是（　）
A. 板蓝根与大青叶　　B. 阿魏与鸡矢藤　　C. 桃仁与红花
D. 山药与天花粉　　E. 麻黄与麻黄根

2. 性味功能相仿，需要放在同一药斗或邻近药斗内的（　）
A. 板蓝根与大青叶　　B. 阿魏与鸡矢藤　　C. 桃仁与红花
D. 山药与天花粉　　E. 麻黄与麻黄根

四、X 型题（多项选择题，由一个题干和五个备选答案组成。题干在前，备选项在后。每道题备选项中至少有两个正确答案，多选、少选、错选或不选均不得分）

1. 下列陈述不正确的是（　）
A. 医疗机构可以使用处方药、非处方药
B. 处方药、非处方药必须由取得“药品生产许可证”的生产企业生产
C. 处方药、非处方药必须由取得“药品经营许可证”的企业经营
D. 处方药、非处方药均可在大众传播媒介进行广告宣传
E. 处方药必须凭医师处方购买

2. 法定处方是指（　）

A.《中国药典》处方　B.《局颁药品标准》处方　C. 医院处方集
D. 地方药品标准处方　E. 协议处方

3. 汤剂的处方正文包括（　）
A. 饮片名称　B. 剂量　C. 剂数
D. 一般用法用量　E. 脚注

4. 下列药物，处方中写药名给付炮制品，药名前冠以“生”时才给付生品的是（　）
A. 穿山甲（砂炒醋制）　B. 草乌（水制）　C. 自然铜（煅）
D. 五味子（酒炙）　E. 甘遂（醋炙）

5. 中药处方脚注的内容一般包括（　）
A. 炮制法　B. 煎法　C. 服法
D. 调配方法　E. 包装方法

6. “三致”作用是指（　）
A. 致癌　B. 致敏　C. 致畸
D. 致热　E. 致突变

7. 常见的脚注术语有（　）
A. 先煎　B. 后下　C. 包煎
D. 另煎　E. 烊化

8. 下列需要特殊存放的中药是（　）
A. 属于配伍禁忌的药物　B. 有恶劣气味的药物　C. 贵重药物
D. 毒性中药　E. 麻醉中药

9. 下列属于中药品质变异现象的是（　）
A. 发霉　B. 虫蛀　C. 变色
D. 散气变味　E. 泛油

五、填空题

1. 在中药配伍“七情”中，属于配伍禁忌的是____________。
2. 非处方药简称______。
3. 一般药品处方需留存 1 年，精神药品处方需留存 2 年，麻醉药品处方需留存_________。
4.《伤寒论》所收载的处方称______。
5. 需专人、专柜保管的药物有毒性药、麻醉药和____________。

六、名词解释

1. 中药调剂　2. 处方　3. 医师处方
4. 法定处方　5. 协议处方　6. 经方
7. 脚注　8. 毒性中药　9. 非处方药

10. 处方药　　11. 中药配方颗粒　　12. 小包装中药饮片

七、简答题

1. 中药处方调配程序是什么？
2. 什么是中药斗谱？简述其编排的目的。
3. 简述审方的内容。
4. 简述中药调配过程的复核内容。
5. 什么是智慧药房?
6. 医师处方应包括哪些内容?
7. 中药处方的特点有哪些?

八、论述题

试述中药斗谱的编排原则。

参考答案及解析

一、A 型题

1. 答案：D

解析：处方审查时，发现处方中药味或剂量字迹不清时，不可主观猜测，以免错配；如有配伍禁忌，超剂量、超时间用药，服用方法有误，毒麻药使用违反规定等方面的疑问及药味重复，都应及时与处方医师联系，请医师更改或释疑后重新签字，否则可拒绝调配。海藻与甘草属中药配伍“十八反”，故应与医师联系，重新认定后方可发药。

2. 答案：B

解析：鲜药应另放，低温保存。

3. 答案：C

解析：《处方管理办法》规定处方为开具当日有效，特殊情况下由开具处方的医师注明有效期限，有效期最长不得超过 3 天。

4. 答案：E

解析：处方审查时，发现处方中药味或剂量字迹不清时，不可主观猜测，以免错配；如有配伍禁忌，超剂量、超时间用药，服用方法有误，毒麻药使用违反规定等方面的疑问及药味重复，都应及时与处方医师联系，请医师更改或释疑后重新签字，否则可拒绝调配。

5. 答案：A

解析：中药处方调配程序：审查处方→计价→调配→复核→发药。

6. 答案：A

解析：法定处方是指《中国药典》《局（部）颁药品标准》等所收载的处方，具有法律约束力；协议处方是指医院医师会同药房药师，根据临床患者的需要，相互协商制定的处方，协议处方药剂的制备须经上级主管部门批准，只限于本单位使用，可大量配制成制剂，减少患者等候调配取药的时间；医师处方系指医师为患者防治疾病而用药的书面文件；局方本指宋太医局所定之药方，后亦泛称一般通用的方剂；时方指清代至今出现的处方。

7. 答案：D

解析：秘方指过去秘而不传的单方和验方。

8. 答案：E

解析：见 6 题。

9. 答案：B

解析：调剂人员发现处方已被涂改，应该向处方医生问明情况后调配，要求处方医生在涂改处签字后调配。

10. 答案：C

解析：潼白蒺藜：白蒺藜、沙苑子；二冬：天冬、麦冬；苍白术：苍术、白术；猪茯苓：猪苓、茯苓；而马蹄决明为豆科植物决明和小决明的成熟种子，为一味中药。

11. 答案：A

解析：医疗单位供应和调配毒性药品，凭医生签名的正式处方。国营药店供应和调配毒性药品，凭盖有医生所在医疗单位公章的正式处方。每次处方剂量不得超过两日极量。

12. 答案：C

解析：见 11 题。

13. 答案：D

解析：处方由调剂处方药品的医疗机构妥善保存。普通处方、急诊处方、儿科处方保存期限为 1 年；医疗用毒性药品、第二类精神药品处方保存期限为 2 年；麻醉药品和第一类精神药品处方保存期限为 3 年。

14. 答案：C

解析：见 13 题。

二、B 型题

1 ～ 4. 答案：CADB

解析：古医籍中所记载的处方称古方；民间和医师积累的经验处方，简单有效，称验方（偏方）；有一定疗效，但秘而不传的处方称秘方；清代至今出现的处方称时方；单方是简单的方剂，用药不过一二味。

5 ～ 7. 答案：ABC

解析：处方药的英文缩写：Rx，非处方药的英文缩写：OTC。西药处方均以 Rp（拉丁文 Recipe“请取”的缩写）起头。

8 ～ 11. 答案：ABCD

解析：处方开具当日有效。特殊情况下需延长有效期的，由开具处方的医师注明有效期限，但有效期最长不得超过 3 天。处方由调剂处方药品的医疗机构妥善保存。普通处方、急诊处方、儿科处方保存期限为 1 年，医疗用毒性药品、第二类精神药品处方保存期限为 2 年，麻醉药品和第一类精神药品处方保存期限为 3 年。

三、C 型题

1. 答案：D

解析：外观形状相似的饮片，尤其是外观形状相似但功效不同的饮片，不宜排列在一起，如蒲黄与海金沙、紫苏子与菟丝子、山药与天花粉。

2. 答案：C

解析：桃仁、红花皆为活血化瘀药。

四、X 型题

1. 答案：CD

解析：处方药、非处方药必须由取得“药品生产许可证”的生产企业生产。处方药、甲类非处方药的零售企业应具有“药品经营许可证”，药品监督管理部门批准的其他商业企业可以零售乙类非处方药。处方药只能在专业性医药报刊进行广告宣传。处方药可以在零售药店中销售，但需凭医师处方。

2. 答案：AB

解析：法定处方是指《中国药典》《局（部）颁药品标准》等所收载的处方，具有法律约束力。

3. 答案：ABCDE

解析：汤剂的处方正文包括中药饮片名称、剂量、剂数、一般用法用量、脚注。

4. 答案：ABCE

解析：对处方未注明“生用”的毒性中药，应当付炮制品。

5. 答案：ABC

解析：中药的处方脚注是指医师开汤剂处方时在某味药的上角或下角处所加的简要要求，其作用是简明地指示调剂人员对该味药的饮片采取不同的处理方法。脚注的内容一般包括炮制法、煎法、服法等。

6. 答案：ACE

解析：药物三致作用：致突变、致癌、致畸。

7. 答案：ABCDE

解析：常见的脚注术语有先煎、后下、包煎、另煎、冲服、烊化、打碎、炒制等。

8. 答案：ABCDE

解析：需特殊保管的药物一般不装药斗，用特殊容器贮存。如毒性药、麻醉药、易燃药、贵重细料药应设专柜、专锁、专账、专人管理。

9. 答案：ABCDE

解析：中药品质变异现象指中药（含中成药）在运输、储藏过程中，由于管理不当，在外界条件和自身性质的相互作用下，会逐渐发生物理和化学变化，出现发霉、虫蛀、变色、变味、泛油等现象，直接影响中药的质量和疗效，这种现象称为中药品质变异现象。

五、填空题

1. 相反、相恶　　2. OTC　　3. 3 年
4. 经方　　5. 贵重药

六、名词解释（略）

七、简答题

1. 答：审核处方→计价→调配→复核→发药。

2. 答：中药“斗谱”系指药斗架内中药编排的方法。其编排的目的：便于调剂操作，减轻劳动强度，避免差错事故发生，保证用药安全。

3. 答：①患者姓名、年龄、性别、婚否、住址或单位、处方日期、医师签名。②药名、剂量、规格、用法用量是否正确，剂量对儿童及老年体弱者尤需注意；毒、麻药品处方是否符合规定，处方中药物是否有“十八反”、“十九畏”及妊娠禁忌；需特殊处理的药物是否有脚注，药味是否有重复；处方中自费药是否开自费处方等。③处方审查时，发现处方中药味或剂量字迹不清时，不可主观猜测，以免错配；如有配伍禁忌、超剂量、超时间用药，服用方法有误，毒麻药使用违反规定等方面的疑问及药味重复，都应及时与处方医师联系，请医师更改或释疑后重新签字，否则可拒绝调配。

4. 答：①按审方要求审阅处方，确认无误后再按处方内容逐项审核。②注意调配的药味及称取的分量与处方是否相符，有无多配、漏配、错配或掺杂异物现象。③饮片有无生虫、发霉及变质现象，有无以生代制、生制不分的处方应付错误，有无应捣未捣的情况。④需特殊处理的药物是否按要求单包并注明用法，贵重药、毒性药是否处理得当。⑤发现有调剂不当的情况时，应及时请调剂人员更改。复核无误后在处方上签字，在包装袋上写清患者姓名和取药号，交予发药人员。

5. 答：智慧药房是应用大数据、云计算、物联网等信息技术，利用各类数据资源辅助科学决策，结合智能控制系统，达到工作任务、场所环境等智能化管理，实现预约挂号、支付药费、审核调剂、个体化加工、药品配送、药事咨询等全过程在线信息化管理的综合药事服务平台。

6. 答：①处方前记：包括医疗机构名称，门诊号或住院号，患者的姓名、性别、年龄，处方日期等。②处方正文：处方的主要部分，包括药物的名称、规格、数量和用法等。③处方后记：包括医师签名、调剂人员签名及复核人签名。

7. 答：①处方正文中所用的中药按“君”“臣”“佐”“使”及药引子的顺序书写。

②西药与中成药可以分别开具处方，也可以开具一张处方，中药饮片应单独开具处方。③中药处方中有正名、“别名”、“并开”及“脚注”。处方药名应用正名，若用别名或“并开”须书写清楚。饮片处方一般以单日剂量书写，同时注明总剂数。④中成药处方书写法同西药处方。

八、论述题

1. 答：①按饮片使用频率和质地排列：根据临床用药情况将饮片分为常用药、次常用药和不常用药，常用药装入斗架的中层，不常用者装在最远处或上层，较常用者装在两者之间；质量重的易染他药的宜装在下层药斗内，质轻且用量少的饮片宜放在药斗架的高层，质轻而体积大的饮片宜装入下层大药斗内。②按方剂组成排列：同一方剂内药物宜装在同一药斗或临近药斗中，以方便调配。③按入药部位排列。④按药物性味功能排列：性味功能基本相仿的，放在同一药斗或邻近药斗中，以免互相串味，影响疗效。⑤按需特殊保管的药物特殊排列：一般不装药斗，用特殊容器贮存。如毒性药、麻醉药、易燃药、贵重细料药应设专柜、专锁、专账、专人管理。

第三章 制药卫生

习 题

一、A 型题（最佳选择题，由一个题干和五个备选答案组成。题干在前，备选项在后。每道题备选项中，只有一个最佳答案）

1.《中国药典》规定，下列制剂应符合无菌检查法规定的是（　）

A. 含药材原粉的中药制剂　B. 中药饮片　C. 中药提取物

D. 用于手术的制剂　E. 药用原料

2. 下列《中国药典》2020 年版四部收载的检查项目中，与药物制剂卫生标准无关的是（　）

A. 细菌内毒素检查　B. 杂质检查　C. 微生物限度检查

D. 无菌检查　E. 热原检查

3. 下列不属于微生物污染途径的是（　）

A. 原料　B. 辅料　C. 包装材料

D. 人员　E. 天气情况

4. 单向流洁净技术主要用于哪种洁净区（　）

A. A 级　B. B 级　C. C 级

D. D 级　E. 以上均可

5. 用适当的物理或化学手段将物品中活的微生物杀灭或除去的过程称为（　）

A. 消毒　B. 防腐　C. 除菌

D. 灭菌　E. 过滤

6. 经最终灭菌工艺处理的无菌物品的非无菌概率，即 PNSU 要求小于等于（　）

A. 10^{-4}　B. 10^{-5}　C. 10^{-6}

D. 10^{-7}　E. 10^{-3}

7. 对物品进行湿热灭菌时，不需要考虑的因素是（　）

A. 被灭菌物品的热稳定性　B. 热穿透性　C. 灭菌时间

D. 灭菌温度　E. 环境湿度

8. 在一定温度下，杀灭微生物 90% 或残存率为 10% 时所需的灭菌时间是（　）

A. D 值　B. Z 值　C. F 值

D. F_0 值　　E. SAL

9. 进行湿热灭菌时，标准灭菌时间常用（　）表示。

A. D 值　　B. Z 值　　C. F 值

D. F_0 值　　E. SAL

10. 下列不属于湿热灭菌法的是（　）

A. 热压灭菌法　　B. 流通蒸汽灭菌法　　C. 气体灭菌法

D. 煮沸灭菌法　　E. 低温间歇灭菌法

11. 热力灭菌中能用于药品的灭菌，且最有效、最可靠，能杀死所有细菌繁殖体和芽孢的灭菌方法是（　）

A. 热压灭菌法　　B. 流通蒸汽灭菌法　　C. 干热灭菌法

D. 煮沸灭菌法　　E. 低温间歇灭菌法

12. 下列常用于密闭空间的内表面灭菌的方法是（　）

A. 气体灭菌法　　B. 汽相灭菌法　　C. 液相灭菌法

D. 过滤灭菌法　　E. 辐射灭菌法

13. pH 值对苯甲酸类的抑菌效果影响很大，下列 pH 苯甲酸抑菌作用最好的是（　）

A. pH3　　B. pH5　　C. pH7

D. pH9　　E. pH11

14. 几种合用有协同作用，是性质优良的防腐剂，酸性中作用最强，能与聚山梨酯发生络合，可减弱其防腐效力，应适当增加用量的防腐剂是（　）

A. 杜灭芬　　B. 山梨酸　　C. 新洁尔灭

D. 羟苯酯类　　E. 苯甲酸

二、B 型题（配伍选择题，由一组试题共用一组备选项，备选项在前，题干在后。备选项可重复选用，也可不选用。每道题只有一个最佳答案）

A. A 级　　B. B 级　　C. C 级

D. D 级　　E. 不作要求

1. 无菌配制和灌装等高风险操作所处的背景区域是指（　）

2. 高风险操作区是指（　）

3. 动态条件下悬浮粒子允许数目不作规定的是（　）

4. 非无菌制剂生产的暴露工序区域应参照（　）洁净区的要求设置。

A. 干热灭菌法　　B. 过滤除菌法　　C. 湿热灭菌法

D. 气体灭菌法　　E. 微波灭菌法

5. 常用于气体、热不稳定溶液除菌的灭菌方法是（　）

6. 用于耐高温但不宜用湿热灭菌法灭菌的物品灭菌，如玻璃制容器、陶瓷制品等的灭菌（　）

7. 用于以水为溶剂的液体药剂、中药饮片及固体制剂灭菌（　）

8. 是最广泛的灭菌方法，用于药品、容器、培养基、无菌衣、胶塞以及其他遇高温和潮湿性能稳定的物品的灭菌（　）

9. 用于不耐高温、不耐辐射物品的灭菌，常用灭菌剂是环氧乙烷，该灭菌方法是（　）

A. 干热空气灭菌　　B. 热压灭菌　　C. 流通蒸汽灭菌
D. 煮沸灭菌　　E. 低温间歇灭菌

10. 适用于耐高压蒸汽的药物制剂、玻璃容器、金属容器等物品的灭菌，是制剂生产中应用最广泛的灭菌方法（　）

11. 适用于消毒及不耐高热的制剂的灭菌，一般作为不耐热无菌产品的辅助灭菌手段（　）

12. 灭菌效果差，常用于注射器、注射针等器皿的消毒的方法是（　）

13. 需要反复操作，适用于不耐高温热敏感物料和制剂的灭菌（　）

三、C 型题（综合分析选择题，包括一个试题背景信息和一组试题，这一组试题是基于一个实例或案例背景信息逐题开展，每道题都有独立的备选项。题干在前，备选项在后。每道题备选项中，只有一个最佳答案）

四物合剂处方为当归 250g，川芎 250g，白芍 250g，熟地黄 250g。制法为将当归和川芎用水蒸气蒸馏提取挥发油后，收集水蒸气蒸馏液，药渣再与白芍、熟地黄煎煮，合并滤液，浓缩，醇沉，回收乙醇，浓缩的稠膏加入水蒸气蒸馏液和其他辅料，滤过，灌封，灭菌，即得。

1. 要求四物合剂 pH 值应为 5.0 左右，如果加入防腐剂，下列防腐剂比较适合的是（　）

A. 乙醇　　B. 苯甲酸钠　　C. 苯酚
D. 洁尔灭　　E. 甲酚

2. 如果需要对四物合剂灭菌，采用哪种灭菌方法比较合适（　）

A. 干热灭菌法　　B. 气体灭菌法　　C. 湿热灭菌法
D. 汽相灭菌法　　E. 液相灭菌法

3. 如果对四物合剂进行卫生标准检查，需要检查哪一项（　）

A. 热原检查　　B. 细菌内毒素检查　　C. 无菌检查
D. 微生物限度检查　　E. 杂质检查

4. 如果对四物合剂进行微生物限度检查，其需氧菌总数应控制在（　）cfu/mL 以下。

A. 10　　B. 10^2　　C. 10^3
D. 10^4　　E. 不做要求

克林霉素磷酸酯葡萄糖注射液（欣弗注射液）为克林霉素磷酸酯与葡萄糖的无菌水溶液，性状为无色或微黄色的澄明液体，用于革兰阳性菌引起的感染性疾病、厌氧菌引起的感染性疾病，可经深部肌内注射或静脉滴注给药。

5. 制备欣弗注射液时，需要采用的灭菌方法是（　）

A. 流通蒸汽灭菌法　B. 热压灭菌法　C. 煮沸灭菌法　D. 低温间歇灭菌法　E. 干热灭菌法

6. 灭菌过程中，记录被灭菌物品的温度与时间，可算出的参数是（　），从而作为灭菌过程的比较参数，可以验证灭菌效果。

A. D 值　B. Z 值　C. F 值　D. F_0 值　E. SAL

7. 制备欣弗注射液时，灌装时应在（　）洁净区。

A. A 级　B. B 级　C. C 级　D. D 级　E. 以上均可

8. 如果对欣弗注射剂进行制剂卫生标准检查，需要检查哪一项（　）

A. 微生物限度检查　B. 控制菌总数检查　C. 无菌检查　D. 需氧菌检查　E. 霉菌检查

9. 如果欣弗注射剂因为产品染菌，导致发生不良反应，食品药品监督管理部门对其进行药品医疗器械飞行检查，下列说法错误的是（　）

A. 飞行检查前事先需明确告知被检查单位检查行程和检查内容，被检查单位做好准备后再开始检查

B. 直接针对可能存在的问题开展检查

C. 不得透露检查过程中的进展情况、发现的违法线索等相关信息

D. 检查时应当详细记录检查时间、地点、现场状况等

E. 检查结束后，食品药品监管部门可以根据检查结果采取限期整改、发告诚信、约谈被检查单位、监督召回产品、收回或者撤销资格认证认定证书，以及暂停研制、生产、销售、使用等风险控制措施

四、X 型题（多项选择题，由一个题干和五个备选答案组成。题干在前，备选项在后。每道题备选项中至少有两个正确答案，多选、少选、错选或不选均不得分）

1. 下列属于化学灭菌法的是（　）

A. 热力灭菌法　B. 过滤除菌法　C. 射线灭菌法　D. 气体灭菌法　E. 液相灭菌法

2. 药品医疗器械飞行检查的特点有（　）

A. 突击性　B. 独立性　C. 公平性　D. 高效性　E. 自由性

3. 食品药品监督管理部门可以开展药品医疗器械飞行检查的情形包括（　）

A. 投诉举报或者其他来源的线索表明可能存在质量安全风险的
B. 检验发现存在质量安全风险的；药品不良反应或者医疗器械不良事件监测提示可能存在质量安全风险的
C. 对申报资料真实性有疑问的
D. 涉嫌严重违反质量管理规范要求的
E. 企业有严重不守信记录的

4. 单向流洁净技术包括（　）
A. 乱流　B. 垂直流　C. 紊流
D. 水平流　E. 斜流

5. 下列可以用作防腐剂的有（　）
A. 苯甲酸钠　B. 乙醇　C. 山梨酸
D. 羟苯酯类　E. 季铵盐类

6. 微生物限度检查项目包括（　）
A. 需氧菌总数　B. 霉菌和酵母菌总数　C. 控制菌
D. 厌氧菌总数　E. 致病菌总数

7. 液相灭菌法常用的灭菌剂包括（　）
A. 尼泊金乙酯　B. 苯甲酸　C. 过氧乙酸
D. 过氧化氢　E. 山梨酸

8. 药品生产中应用空气洁净技术的目的主要在于控制（　）
A. 温度　B. 微粒　C. 气压
D. 气流方向　E. 微生物

五、填空题

1. 按照生产工艺分类，无菌药品分为＿＿＿＿＿＿和＿＿＿＿＿＿。
2. 气体灭菌法中常用的气体灭菌剂是＿＿＿＿＿＿。
3. 空气洁净技术主要通过＿＿＿＿＿、＿＿＿＿＿和＿＿＿＿＿三种措施达到空气净化的目的。

六、简答题

1. 试述空气洁净技术的含义、应用及分类。
2. 影响湿热灭菌效果的因素有哪些？
3. 简述物理灭菌法的含义，并写出 3 种常用的物理灭菌法。
4. 简述理想的防腐剂应具备的条件。

七、论述题

微生物污染制剂的途径和预防措施有哪些？

参考答案及解析

一、A 型题

1. 答案：D

解析:《中国药典》规定，制剂通则、品种项下要求无菌的制剂及标示无菌的制剂和原辅料，用于手术、严重烧伤、严重创伤的局部给药制剂，应符合无菌检查法规定。

2. 答案：B

解析:《中国药典》通则对药物制剂卫生标准进行了规定，检查项目主要包括细菌内毒素检查、微生物限度检查、无菌检查、热原检查。

3. 答案：E

解析：微生物污染的途径主要有原料、辅料、包装材料、环境空气、人员、设备与器具、运输与储藏等。

4. 答案：A

解析：2010 年版 GMP（修订版）将无菌药品生产所需洁净区分为 4 个级别：A 级为高风险操作区，如灌装区、放置胶塞桶和与无菌制剂直接接触的敞口包装容器的区域及无菌装配或连接操作的区域，应当用单向流操作台（罩）维持该区的环境状态；B 级是无菌配制和灌装等高风险操作 A 级区所处的背景区域；C 级和 D 级是生产无菌药品过程中重要程度较低的洁净操作区。单向流洁净技术主要用于 A 级洁净区。

5. 答案：D

解析：本题考察的是灭菌的定义，根据《中国药典》或其他规定，用适当的物理或化学手段将物品中活的微生物杀灭或除去的过程称为灭菌；除菌是指利用过滤介质或静电法将杂菌予以捕集、截留的技术。

6. 答案：C

解析:《中国药典》规定，经最终灭菌工艺处理的无菌物品的非无菌概率，即 PNSU $\leqslant 10^{-6}$。

7. 答案：E

解析：湿热灭菌条件的选择应考虑被灭菌物品的热稳定性、热穿透性、生物负载等，一般采用温度－时间参数或者结合 F_0 值综合考虑。环境湿度不是需要考虑的因素。

8. 答案：A

解析：D 值的物理意义为，在一定温度下，杀灭微生物 90% 或残存率为 10% 时所需的灭菌时间（min）；Z 值为在一定温度条件下对特定的微生物灭菌时，降低一个 $\lg D$ 值所需升高的温度数；F 值为在一系列温度 T 下给定 Z 值所产生的灭菌效力与参比温度下 T_0 下给定 Z 值所产生的灭菌效力相同时，T_0 温度下所相当的灭菌时间，即整个灭菌过程的效果相当于 T_0 温度下给定 Z 值所产生的灭菌效力相当所需的灭菌时间；F_0 值是湿热灭菌时的标准灭菌时间；SAL 是无菌保证水平。

9. 答案：D

解析：F_0 值表示湿热灭菌时，一定灭菌温度（T），Z 为 10℃所产生的灭菌效果与 121℃，Z 值为 10℃所产生的灭菌效力相同时所相当的时间（min），又称标准灭菌时间。

10. 答案：C

解析：湿热灭菌法包括热压灭菌法、流通蒸汽灭菌、煮沸灭菌法、低温间歇灭菌法，气体灭菌法属于化学灭菌法。

11. 答案：A

解析：热压灭菌法是采用高压饱和水蒸气加热杀灭微生物的方法，具有很强的灭菌效果，灭菌可靠，能杀死所有细菌繁殖体和芽孢；流通蒸汽灭菌法、煮沸灭菌法、低温间歇灭菌法不能有效杀灭芽孢；干热灭菌法不适于大部分药品的灭菌。

12. 答案：B

解析：气体灭菌法适用于不耐高温、不耐辐射物品的灭菌，常用的化学灭菌剂是环氧乙烷；汽相灭菌法适用于密闭空间的内表面灭菌；液相灭菌法适用于物品包装、器具的灭菌；过滤除菌法用于气体、热不稳定溶液的除菌；辐射灭菌法适用于不耐热药物的灭菌。

13. 答案：A

解析：pH 值对苯甲酸类的抑菌效果影响很大，降低 pH 对其发挥防腐作用有利，一般 pH4 以下时防腐作用较好。

14. 答案：D

解析：杜灭芬可用作口含消毒剂；山梨酸对霉菌的抑制力强，在酸性水溶液中效果较好，虽然与聚山梨酯发生络合，可减弱其防腐效力，但最低抑菌浓度低，仍有较好的抑菌作用；新洁尔灭是具有杀菌和防腐作用的阳离子型表面活性剂；苯甲酸的防腐作用主要依靠其未解离分子，pH 值对苯甲酸类的抑菌效果影响很大，与尼泊金联合应用对防止发霉和发酵最为理想，特别适用于中药液体制剂；羟苯酯类几种合用有协同作用，是性质优良的防腐剂，酸性中作用最强，与聚山梨酯发生络合，可减弱其防腐效力，应适当增加用量。

二、B 型题

1 ～ 4. 答案：BADD

解析：2010 年版 GMP（修订版）将无菌药品生产所需洁净区分为 4 个级别：A 级为高风险操作区，如灌装区、放置胶塞桶和与无菌制剂直接接触的敞口包装容器的区域及无菌装配或连接操作的区域，应当用单向流操作台（罩）维持该区的环境状态；B 级是无菌配制和灌装等高风险操作 A 级区所处的背景区域；C 级和 D 级是生产无菌药品过程中重要程度较低的洁净操作区；洁净度动态条件下空气悬浮粒子数目不作规定的是 D 级；口服液体和固体制剂等非无菌制剂生产的暴露工序区域及直接接触药品包装材料最终处理的暴露工序区域，应参照 D 级洁净区的要求设置。

5 ～ 9. 答案：BAECD

解析：干热灭菌法用于耐高温但不宜用湿热灭菌法灭菌的物品灭菌，如玻璃制容器、陶瓷制品、固体试药、液体石蜡等的灭菌；过滤除菌法用于气体、热不稳定溶液的除菌；湿热灭菌法是热力灭菌中最有效、应用最广泛的灭菌方法，可用于药品、容器、培养基、无菌衣、胶塞以及其他遇高温和潮湿性能稳定的物品的灭菌；气体灭菌法适用于不耐高温、不耐辐射物品的灭菌，常用的化学灭菌剂是环氧乙烷；微波灭菌法适用于以水为溶剂的液体药剂、中药饮片及固体制剂的灭菌。

10 ～ 13. 答案：BCDE

解析：热压灭菌法是采用高压饱和水蒸气加热杀灭微生物的方法，具有很强的灭菌效果，灭菌可靠，能杀死所有细菌繁殖体和芽孢，适用于耐高压蒸汽的药物制剂、玻璃容器、金属容器等物品的灭菌，是制剂生产中应用最广泛的灭菌方法；流通蒸汽灭菌法适用于消毒及不耐高热的制剂的灭菌，一般作为不耐热无菌产品的辅助灭菌手段；煮沸灭菌法灭菌效果差，常用于注射器、注射针等器皿的消毒；低温间歇灭菌法需要反复操作，适用于不耐高温热敏感物料和制剂的灭菌。

三、C 型题

1. 答案：B

解析：20% 以上的乙醇具有防腐作用，但本制剂中不需加入；苯甲酸钠的防腐作用主要依靠其未解离分子，pH 值对苯甲酸类的抑菌效果影响很大，在酸性溶液中苯甲酸钠与苯甲酸防腐能力相当，适用于中药液体制剂；苯酚和甲酚常用作注射剂的防腐；洁尔灭一般用作外用溶液。

2. 答案：C

解析：干热灭菌法用于耐高温但不宜用湿热灭菌法灭菌的物品灭菌，如玻璃制容器、陶瓷制品、固体试药、液体石蜡等的灭菌；气体灭菌法适用于不耐高温、不耐辐射物品，如医疗器械、塑料制品和包装材料的灭菌；湿热灭菌法是热力灭菌中最有效、应用最广泛的灭菌方法，可用于药品、容器、培养基、无菌衣、胶塞以及其他遇高温和潮湿性能稳定的物品的灭菌；汽相灭菌法适用于密闭空间的内表面灭菌；液相灭菌法适用于物品包装、器具的灭菌。

3. 答案：D

解析：《中国药典》通则对药物制剂卫生标准进行了规定，检查项目主要包括细菌内毒素检查、微生物限度检查、无菌检查、热原检查，杂质检查不属于卫生标准检查项目。口服制剂不需要进行细菌内毒素检查、无菌检查、热原检查。

4. 答案：B

解析：《中国药典》规定，不含药材原粉的中药制剂、口服液体制剂的需氧菌总数不超过 10^2cfu/mL。

5. 答案：B

解析：流通蒸汽灭菌法适用于消毒及不耐高热的制剂的灭菌，一般作为不耐热无菌产品的辅助灭菌手段；热压灭菌法是采用高压饱和水蒸气加热杀灭微生物的方法，具有很强的灭菌效果，灭菌可靠，能杀死所有细菌繁殖体和芽孢，适用于耐高压蒸汽的药物制剂、玻璃容器、金属容器等物品的灭菌，是制剂生产中应用最广泛的灭菌方法；煮沸灭菌法灭菌效果差，常用于注射器、注射针等器皿的消毒；低温间歇灭菌法需要反复操作，适用于不耐高温热敏感物料和制剂的灭菌；干热灭菌法适用于耐高温但不宜用湿热灭菌法灭菌的物品，如玻璃制容器、陶瓷制品、固体试药、液体石蜡等的灭菌。

6. 答案：D

解析：D 值的物理意义为，在一定温度下，杀灭微生物 90% 或残存率为 10% 时所需的灭菌时间（min）；Z 值为在一定温度条件下对特定的微生物灭菌时，降低一个 $\lg D$ 值所需升高的温度数；F 值为在一系列温度 T 下给定 Z 值所产生的灭菌效力与参比温度 T_0 下给定 Z 值所产生的灭菌效力相同时，T_0 温度下所相当的灭菌时间，即整个灭菌过程的效果相当于 T_0 温度下给定 Z 值所产生的灭菌效力相当所需的灭菌时间；F_0 值表示湿热灭菌时，一定灭菌温度（T），Z 为 10℃所产生的灭菌效果与 121℃，Z 值为 10℃所产生的灭菌效力相同时所相当的时间（min），又称标准灭菌时间，计算出 F_0，可以验证灭菌效果；SAL 是无菌保证水平。

7. 答案：A

解析：2010 年版 GMP（修订版）将无菌药品生产所需洁净区分为 4 个级别：A 级为高风险操作区，如灌装区、放置胶塞桶和与无菌制剂直接接触的敞口包装容器的区域及无菌装配或连接操作的区域，应当用单向流操作台（罩）维持该区的环境状态；B 级是无菌配制和灌装等高风险操作 A 级区所处的背景区域；C 级和 D 级是生产无菌药品过程中重要程度较低的洁净操作区。无菌制剂的灌装主要在 A 级洁净区。

8. 答案：C

解析：欣弗注射剂属于无菌制剂，按照《中国药典》规定，需要进行无菌检查、热原检查等。

9. 答案：A

解析：飞行检查不得事先告知被检查单位检查行程和检查内容，指定地点集中后，第一时间直接进入检查现场；直接针对可能存在的问题开展检查；不得透露检查过程中的进展情况、发现的违法线索等相关信息；检查时应当详细记录检查时间、地点、现场状况等；检查结束后，食品药品监管部门可以根据检查结果采取限期整改、发告诫信、约谈被检查单位、监督召回产品、收回或者撤销资格认证认定证书，以及暂停研制、生产、销售、使用等风险控制措施。

四、X 型题

1. 答案：DE

解析：物理灭菌法包括射线灭菌法、过滤除菌法、热力灭菌法（干热灭菌法、湿热灭菌法），化学灭菌法包括气体灭菌法、汽相灭菌法、液相灭菌法。

2. 答案：ABD

解析：药品医疗器械飞行检查是指食品药品监督管理部门针对药品和医疗器械研

制、生产、经营、使用等环节开展的不预先告知的监督检查。飞行检查具有突击性、独立性、高效性等特点。

3. 答案：ABCDE

解析：《药品医疗器械飞行检查办法》（2015 年）规定，有下列情形之一的，食品药品监督管理部门可以开展药品医疗器械飞行检查：①投诉举报或者其他来源的线索表明可能存在质量安全风险的；②检验发现存在质量安全风险的；③药品不良反应或者医疗器械不良事件监测提示可能存在质量安全风险的；④对申报资料真实性有疑问的；⑤涉嫌严重违反质量管理规范要求的；⑥企业有严重不守信记录的；⑦其他需要开展飞行检查的情形。

4. 答案：BD

解析：单向流洁净技术由于气流的方向不同，可分为垂直单向流和水平单向流。

5. 答案：ABCDE

解析：能抑制微生物生长繁殖的化学物品称为防腐剂，中药制剂中常用的防腐剂有苯甲酸与苯甲酸钠、羟苯酯类（尼泊金类）、山梨酸、乙醇、季铵盐类、酚类等。

6. 答案：ABC

解析：《中国药典》规定，微生物限度检查项目包括需氧菌总数、霉菌和酵母菌总数及控制菌，厌氧菌总数和致病菌总数均未提及。

7. 答案：CD

解析：液相灭菌法具备灭菌能力的灭菌剂包括过氧乙酸、氢氧化钠、过氧化氢、次氯酸钠等。

8. 答案：BE

解析：药品生产中应用空气洁净技术的目的主要在于控制微粒和微生物。

五、填空题

1. 最终灭菌产品、非最终灭菌产品　　2. 环氧乙烷

3. 空气过滤、气流组织、气压控制

六、简答题

1. 答：空气洁净技术是指能创造洁净空气环境的各种技术的总称。应用主要有三方面：以控制微粒为目的的电子行业，以控制微生物为目的的医院手术室的生物洁净室，对生产环境中微粒和微生物同时加以控制的药品生产洁净厂房。按气流组织形式可分为单向流洁净技术和非单向流洁净技术。单向流洁净技术又可分为垂直单向流和水平单向流。

2. 答：主要因素有：①不同细菌的不同发育期与数量；②灭菌温度与灭菌时间；③蒸汽的性质；④介质的性质；⑤被灭菌物品的种类、大小、灭菌载量和装载方式等。

3. 答：物理灭菌法是利用加热、射线和过滤等方法杀灭或去除微生物的技术。常用的物理灭菌法有干热灭菌法、湿热灭菌法（热压灭菌法、流通蒸汽灭菌法、煮沸灭菌法

等）、紫外线灭菌法、过滤除菌法、微波灭菌法等。

4. 答：①用量小，无毒性和刺激性；②溶解度能达到有效抑菌浓度；③抑菌谱广，能抑制多种微生物生长繁殖；④性质稳定，不与制剂中其他成分起反应，对 pH 和稳定变化的适应性较强，贮存时不改变性状；⑤无特殊的不良气味与味道。

七、论述题

1. 答：中药制剂的微生物污染主要来源于生产物料的原料、辅料、包装材料，生产过程和贮藏过程中环境空气、人员、设备和器具、运输和贮藏等环节。

对原药材进行净选、加工处理，采用适当的灭菌方法，以避免或减少微生物污染；固体辅料使用前应严格按标准进行选择并做适当处理，以防止微生物带入制剂，液体辅料如饮用水应符合《生活饮用水卫生标准》，纯化水、注射用水及灭菌注射用水等制药用水应符合《中国药典》2020 年版标准；采用适当的方法对包装材料清洗、洁净，并做相应的灭菌处理。

重视生产车间的内部环境卫生，进入车间的空气必须经过净化处理，使车间洁净度级别符合 GMP 对相应剂型、工艺的要求；也要重视外部环境卫生，生产区周围无污染源，空气、土壤和水质符合生产要求；人员应严格按照 GMP 要求规定，如健康状况、个人卫生、工作服式样及清洗、人员进出洁净室程序等执行；设备和器具及时并彻底清洁，避免物料的残留，干燥也应及时彻底；药品运输和贮藏过程中，除了应注意防止包装材料的破损而引起微生物再次污染外，还应按规定条件运输和贮藏。

第四章　中药制剂原辅料

习　题

一、A 型题（最佳选择题，由一个题干和五个备选答案组成。题干在前，备选项在后。每道题备选项中，只有一个最佳答案）

1. 以下关于中药制剂原料的特点叙述错误的是（　）

A. 多样性是中药制剂原料的突出特点

B. 中药材来源的多样性常会影响中药制剂原料的质量

C. 中药制剂原料具有成分、性味、功效的多样性特征

D. 药材的品种、产地等会影响中药制剂原料的质量，运输、贮藏过程影响不大

E. 中药制剂常以复方入药，其所用原料多以配伍的形式发挥作用

2. 下列各项，其中（　）不是直接用于中药制剂生产的原料形式。

A. 中药材　B. 中药饮片　C. 植物挥发油

D. 提取物　E. 植物脂肪油

3. 提取物包括以水或醇为溶剂经提取制成的流浸膏、浸膏或干浸膏，含有一类或数类有效成分的有效部位和含量达到（　）以上的单一有效成分。

A. 10%　B. 30%　C. 50%

D. 70%　E. 90%

4. 中药制剂原料中提取物包括总提取物、有效部位和有效成分。其中，有效部位是指有效部位含量应占提取物（　）以上。

A. 10%　B. 30%　C. 50%

D. 70%　E. 90%

5. 甘草浸膏属于（　）

A. 植物油脂　B. 总提取物　C. 有效部位

D. 有效成分　E. 中药饮片

6. 广藿香油属于（　）

A. 植物挥发油　B. 植物脂肪油　C. 总提取物

D. 有效部位　E. 中药饮片

7. 蓖麻油属于（　）

A. 植物挥发油　B. 植物脂肪油　C. 总提取物　D. 有效部位　E. 中药饮片

8. 人参总皂苷属于（　）
A. 植物挥发油　B. 植物脂肪油　C. 总提取物　D. 有效部位　E. 有效成分

9. 岩白菜素属于（　）
A. 植物挥发油　B. 植物脂肪油　C. 总提取物　D. 有效部位　E. 有效成分

10. 质量控制项目中包括“功能与主治项”的中药制剂原料为（　）
A. 中药饮片　B. 植物挥发油　C. 植物脂肪油　D. 提取物　E. 以上都包括

11. 下列关于中药制剂原料的叙述错误的是（　）
A. 包括中药饮片、植物油脂和提取物等
B. 多样性是中药制剂原料的突出特点
C. 中药提取物是目前主要的中药制剂原料
D. 中药制剂原料的形式包括有效成分
E. 中药制剂原料的形式包括有效部位

12. 将中药制剂辅料分为溶液型、胶体溶液型、乳剂型等辅料的方法属于（　）
A. 按药物剂型分类法　B. 按剂型分散系统分类法　C. 按辅料的用途分类法　D. 按给药途径分类法　E. 综合分类法

13.《中国药典》（　）部对药用辅料提出了总体要求，明确了药用辅料应遵从的标准、选择的依据等。
A. 一部　B. 二部　C. 三部　D. 四部　E. 五部

14. 藿香正气水处方中广藿香油和紫苏叶油的质量标准被收载于《中国药典》（　）部。
A. 一部　B. 二部　C. 三部　D. 四部　E. 五部

二、B 型题（配伍选择题，由一组试题共用一组备选项，备选项在前，题干在后。备选项可重复选用，也可不选用。每道题只有一个最佳答案）

A. 植物油脂　B. 中药饮片　C. 有效成分　D. 总提取物　E. 有效部位

1. 熟地黄属于（　）
2. 三七总皂苷属于（　）
3. 银杏叶提取物属于（　）
4. 香果脂属于（　）

5. 黄藤素属于（　）

A. 固体剂型的辅料　B. 半固体剂型的辅料　C. 液体剂型的辅料
D. 气体剂型的辅料　E. 靶向给药系统用辅料

6. 乳膏剂用辅料属于（　）
7. 丸剂用辅料属于（　）
8. 喷雾剂用辅料属于（　）
9. 脂质体用辅料属于（　）
10. 糖浆剂用辅料属于（　）

三、C 型题（综合分析选择题，包括一个试题背景信息和一组试题，这一组试题是基于一个实例或案例背景信息逐题开展，每道题都有独立的备选项。题干在前，备选项在后。每道题备选项中，只有一个最佳答案）

三黄片具有清热解毒、泻火通便的功效。用于三焦热盛所致的目赤肿痛、口鼻生疮、咽喉肿痛、牙龈肿痛、心烦口渴、尿黄、便秘；亦用于急性胃肠炎、痢疾。处方由大黄、盐酸小檗碱、黄芩浸膏组成。

1.《中国药典》中大黄的含量测定指标有芦荟大黄素、大黄酸、大黄素、大黄酚和大黄素甲醚，其中，大黄素属于（　）化合物。

A. 黄酮类　B. 生物碱类　C. 皂苷类
D. 醌类　E. 香豆素类

2. 黄芩浸膏作为中药提取物，是制备三黄片的原料。除另有规定外，浸膏剂每 100g 相当于饮片（　）

A. 10g　B. 20g　C. 50g
D. 100g　E. 200 ～ 500g

3. 盐酸小檗碱原料的形式属于（　）

A. 中药饮片　B. 植物油脂　C. 总提取物
D. 有效部位　E. 有效成分

四、X 型题（多项选择题，由一个题干和五个备选答案组成。题干在前，备选项在后。每道题备选项中至少有两个正确答案，多选、少选、错选或不选均不得分）

1. 中药制剂原料提取物包括（　）

A. 水或醇为溶剂经提取制成的流浸膏
B. 水或醇为溶剂经提取制成的浸膏
C. 水或醇为溶剂经提取制成的干浸膏
D. 含有一类或数类有效成分的有效部位
E. 含量达到 90% 以上的单一有效成分

2. 下列关于中药制剂原料特点的叙述正确的是（　　）

A. 中药制剂原料来源的多样性

B. 性味的多重性

C. 质量影响因素的多样性

D. 成分的多样性

E. 功效的多样性

3. 下列哪些属于提取物质量控制项目（　　）

A. 性状　　B. 鉴别　　C. 检查

D. 含量测定　　E. 性味、归经

4. 中药制剂辅料的作用有（　　）

A. 可改变药物的理化性质

B. 可促进或延缓药物的吸收

C. 有利于提高制剂稳定性

D. 可提高患者临床用药的顺应性

E. 是中药制剂成型的基础

5. 下列哪些是中药制剂辅料选择的注意事项（　　）

A. 化学性质应稳定

B. 必须符合食用

C. 与药物成分之间无配伍禁忌

D. 应不影响制剂的质量检查

E. 经安全性评价对人体无毒害作用

五、填空题

1. 从古至今，__________是作为汤剂及其他剂型用药的主要原料。

2.《中国药典》2020 年版一部明确规定制剂处方中的药味，均指__________。

3. 中药制剂原料包括__________、植物油脂和__________。

4. 中药制剂的原料植物油脂分为__________与植物脂肪油两类。

5. 中药制剂原料中提取物一般分为__________、__________和有效成分三类。

6. 药用辅料系指生产药品和调配处方时使用的__________和__________。

7. 除了具有赋形剂和附加剂的作用外，中药制剂用传统辅料还具有两大显著特点__________和药引作用。

8. 目前我国已出台的药用辅料管理规定有《药用辅料注册申报资料要求》和____________________________。

9.《药品管理法》（2019 年修订）第四十五条明确规定：生产药品所用的辅料，必须符合__________要求。

10. 中药制剂原料的突出特点为__________。

六、名词解释

1. 中药制剂原料　2. 药用辅料　3. 中药饮片
4. 中药总提取物　5. 有效部位　6. 有效成分
7. 浸出物测定

七、简答题

1. 简述中药制剂原料的特点。
2. 简述中药制剂原料 – 中药饮片的质量控制。
3. 简述中药制剂原料 – 植物油脂的质量控制。
4. 简述中药制剂原料 – 提取物的质量控制。
5. 与中药饮片相比，总提取物作为中药制剂的原料具有什么特点?
6. 中药制剂辅料具有什么特点?
7. 中药制剂辅料的作用有哪些?
8. 中药制剂辅料选择的基本原则是什么?

参考答案及解析

一、A 型题

1. 答案：D

解析：多样性是中药制剂原料的突出特点，主要包括以下几个方面，来源的多样性，成分、性味、功效的多样性和质量影响因素的多样性，其中，药材的品种、产地、采收加工、运输、贮藏等均为影响中药制剂原料的因素。

2. 答案：A

解析：中药制剂原料的种类有中药饮片、植物油脂和提取物。其中，植物油脂包括植物挥发油和植物脂肪油。中药材需经过炮制加工成饮片后才可直接用于中医临床或制剂生产使用。

3. 答案：E

解析：中药制剂原料中有效成分要求含量达 90% 以上。

4. 答案：C

解析：中药制剂原料中有效部位要求含量占提取物 50% 以上。

5. 答案：B

解析：中药提取物一般分为总提取物、有效部位和有效成分三类，其中，总提取物又包括流浸膏、浸膏或干浸膏。

6. 答案：A

解析：植物油脂包括植物挥发油和植物脂肪油。广藿香油为唇形科植物广藿香的干燥地上部分经水蒸气蒸馏提取的挥发油，属于植物挥发油。

7. 答案：B

解析：植物油脂包括植物挥发油和植物脂肪油。蓖麻油为大戟科植物蓖麻的成熟种子经榨取并精制得到的脂肪油，属于植物脂肪油。

8. 答案：D

解析：中药制剂原料中提取物一般分为总提取物、有效部位和有效成分三类，人参总皂苷为五加科植物人参的干燥根及根茎经加工制成的总皂苷。

9. 答案：E

解析：中药制剂原料中提取物一般分为总提取物、有效部位和有效成分三类，岩白菜素为白色疏松的针状结晶或结晶性粉末，按干燥品计算，含岩白菜素 97.0% ～ 103.0%。

10. 答案：A

解析：中药饮片、植物油脂和提取物均有的质量控制项目为性状、鉴别、检查和含量测定等，此外，中药饮片的质量控制项目还有性味与归经、功能与主治、用法与用量。

11. 答案：C

解析：本题考查的是对中药制剂原料的全面理解，其中，中药饮片是目前主要的中药制剂原料，亦是制备植物油脂和提取物原料。

12. 答案：B

解析：溶液型、胶体溶液型、乳剂型等辅料的方法属于按剂型分散系统分类法。

13. 答案：D

解析：药用辅料被收载在《中国药典》四部。

14. 答案：A

解析：中药材和饮片、植物油脂和提取物被收载在《中国药典》一部。

二、B 型题

1 ～ 5. 答案：BEDAC

解析：中药制剂原料的种类有中药饮片、植物油脂和提取物，提取物分为总提取物、有效部位和有效成分。其中，熟地黄属于中药饮片；三七总皂苷属于有效部位；银杏叶提取物属于总提取物；香果脂为樟科植物香果树的成熟种仁压榨提取得到的固体脂肪，或成熟种子压榨提取的油脂经氢化后精制而成，属于植物油脂；黄藤素为防己科植物黄藤干燥藤茎中提取得到的生物碱，本品以干燥品计，含盐酸巴马汀不得少于 90.0%，属于有效成分。

6 ～ 10. 答案：BADEC

解析：中药制剂辅料的分类，有三种分类方法：按药物剂型及制剂物态分类、按剂型分散系统分类和按中药制剂辅料的用途分类。其中，乳膏剂用辅料属于半固体剂型的辅料，丸剂用辅料属于固体剂型的辅料，喷雾剂用辅料属于气体剂型的辅料，脂质体用辅料属于靶向给药系统用辅料，糖浆剂用辅料属于液体剂型的辅料。

三、C 型题

1. 答案：D

解析：本题考察的是对中药学专业知识的综合运用能力。大黄中的化学成分大体分为醌类、多糖类和鞣质类，其中，芦荟大黄素、大黄酸、大黄素、大黄酚和大黄素甲醚为醌类化合物。

2. 答案：E

解析：本题考察的是对中药药剂学专业知识的综合运用能力。浸膏剂系指饮片用适宜的溶剂提取有效成分，蒸去大部分或全部溶剂，调整至规定浓度而成的制剂，一般多用作制备颗粒剂、片剂、胶囊剂、丸剂等的中间体。除另有规定外，浸膏剂每 1g 相当于饮片 2 ～ 5g。相关内容见第七章浸出制剂中第七节其他浸出制剂。

3. 答案：E

解析：中药提取物一般分为总提取物、有效部位和有效成分三类。盐酸小檗碱按无水物计算，含量不得少于 97. 0%，属于有效成分。

四、X 型题

1. 答案：ABCDE

解析：中药提取物一般分为总提取物、有效部位和有效成分三类。其中，总提取物又包括流浸膏、浸膏或干浸膏。有效部位系指从中药材中提取的一类或者数类有效成分，其有效部位含量应占提取物的 50% 以上。有效成分系指起主要药效的物质，一般指化学上的单体化合物，纯度应在 90% 以上，能用分子式或结构式表示，并具有一定的理化性质。

2. 答案：ABCDE

解析：多样性是中药制剂原料的突出特点，包括来源、成分、性味、功效的多样性，以及质量影响因素的多样性。

3. 答案：ABCD

解析：中药制剂原料提取物的质量控制项目包括性状、鉴别、检查和含量测定等，不包括性味与归经。

4. 答案：ABCDE

解析：中药制剂辅料的作用包括可改变药物的理化性质、可促进或延缓药物的吸收、有利于提高制剂稳定性、可提高患者临床用药的顺应性、是中药制剂成型的基础。

5. 答案：ACDE

解析：中药制剂辅料选择的注意事项主要有：经安全性评价对人体无毒害作用；化学性质应稳定；与药物成分之间无配伍禁忌；应不影响制剂的质量检查；残留溶剂、微生物限度或无菌检查应符合要求；应注意辅料规格不同在使用时的适应证及注意事项；必须符合药用要求，而不是食用要求。

五、填空题

1. 中药饮片　2. 中药饮片　3. 中药饮片、中药提取物
4. 植物挥发油　5. 总提取物、有效部位　6. 赋形剂、附加剂
7. 药辅合一　8.《药用辅料生产质量管理规范》
9. 药用　10. 多样性

六、名词解释（略）

七、简答题

1. 答：来源的多样性，成分、性味、功效的多样性，质量影响因素的多样性。

2. 答：炮制、性味、鉴别、检查、浸出物测定、含量测定、性味与归经、功能与主治、用法与用量、注意、贮藏等。

3. 答：性状、鉴别、检查和含量测定等。检查项目主要包含重金属、乙醇不溶物的检查等。

4. 答：性状、鉴别、检查、含量测定、指纹图谱或特征图谱等。

5. 答：①可使制剂外观得到改善；②体积缩小，服用剂量减少；③有效物质含量提高，疗效增强；④有利于制剂质量标准化；⑤可使制剂的稳定性、安全性提高；⑥便于运输和贮藏。

6. 答：除了具有赋形剂和附加剂作用之外，中药制剂用传统辅料还具有两大显著特点：①“来自天然，药辅合一”，即制剂处方中某些药味，既可作配合药物成型的辅料，也可是药物。②“药引”，即引药归经，指某些药物能引导其他药物的药力到达病变部位或某一经脉，起“向导”的作用。

7. 答：①是中药制剂成型的基础；②可改变药物的理化性质；③可改变药物的给药途径和适应证；④可促进或延缓药物的吸收；⑤有利于提高制剂稳定性；⑥可促进新剂型的形成；⑦有利于提高患者临床用药的顺应性。

8. 答：①根据制剂剂型的需要选择辅料；②根据给药途径选择辅料；③根据主要药效成分的性质选择辅料。

第五章　粉碎、筛析、混合

习　题

一、A 型题（最佳选择题，由一个题干和五个备选答案组成。题干在前，备选项在后。每道题备选项中，只有一个最佳答案）

1. 以含量均匀一致为目的的单元操作称为（　）
A. 粉碎　B. 过筛　C. 混合
D. 制粒　E. 干燥

2. 下列应单独粉碎的药物是（　）
A. 牛黄　B. 大黄　C. 厚朴
D. 山茱萸　E. 桔梗

3. 干法粉碎时药材粉碎前应充分干燥，一般要求水分含量不超过（　）
A. 5%　B. 7%　C. 8%
D. 10%　E. 15%

4. 球磨机粉碎的理想转速为（　）
A. 最低转速的 32 倍　B. 临界转速　C. 临界转速的 75%
D. 临界转速的 90%　E. 最高转速的 75%

5. 乳香、没药需采用的粉碎方法为（　）
A. 串料法　B. 串油法　C. 湿法粉碎法
D. 蒸罐法　E. 串研法

6. 下列关于粉碎目的的叙述哪一个不正确（　）
A. 增加难溶性药物的溶出　B. 有利于炮制　C. 有利于发挥药效
D. 满足制剂的需要　E. 有利于浸出有效成分

7. 为什么不同中药材有不同的硬度（　）
A. 内聚力不同　B. 用药部位不同　C. 密度不同
D. 黏性不同　E. 弹性不同

8. 下列宜串料粉碎的药物是（　）
A. 鹿茸　B. 白芷　C. 山药
D. 熟地黄　E. 防己

9. 非极性晶形药材（如冰片）受力后引起变形，不易碎裂，粉碎时如何处理（　）
A. 降低温度　B. 加入粉性药材　C. 加入少量液体
D. 干燥　E. 加入脆性药材
10. 下列药物中，不宜采用加液研磨湿法粉碎的是（　）
A. 冰片　B. 牛黄　C. 麝香
D. 樟脑　E. 薄荷脑
11. 以下哪一项不是粉碎操作时应该注意的问题（　）
A. 粉碎过程中及时过筛
B. 粉碎剧毒药时应避免中毒
C. 药材入药部位必须全部粉碎
D. 药物不宜过度粉碎
E. 药料必须全部混匀后粉碎
12. 利用高速流体粉碎的是（　）
A. 柴田式粉碎机　B. 锤击式粉碎机　C. 流能磨
D. 球磨机　E. 万能粉碎机
13. 100 目筛相当于《中国药典》几号标准药筛（　）
A. 五号筛　B. 七号筛　C. 六号筛
D. 三号筛　E. 四号筛
14.《中国药典》五号标准药筛相当于工业用筛目数是（　）
A. 100 目　B. 80 目　C. 140 目
D. 20 目　E. 以上都不对
15. 最细粉是指（　）
A. 全部通过 8 号筛，并含能通过 9 号筛不少于 60% 的粉末
B. 全部通过 5 号筛，并含能通过 6 号筛不少于 95% 的粉末
C. 全部通过 6 号筛，并含能通过 7 号筛不少于 95% 的粉末
D. 全部通过 7 号筛，并含能通过 8 号筛不少于 95% 的粉末
E. 全部通过 8 号筛，并含能通过 9 号筛不少于 95% 的粉末
16. 能全部通过 4 号筛，但混有能通过 5 号筛不超过 60% 的粉末称为（　）
A. 细粉　B. 中粉　C. 粗粉
D. 最粗粉　E. 最细粉
17. 下列有关微粉特性的叙述不正确的是（　）
A. 微粉轻质、重质之分只与真密度有关
B. 堆密度指单位容积微粉的质量
C. 微粉是指固体细微粉的集合体
D. 比表面积为单位重量微粉具有的表面积
E. 真密度为微粉的真实密度，一般由气体置换法求得表面积
18. 微粉流速反映的是（　）

A. 微粉的润湿性　B. 微粉的粒密度　C. 微粉的孔隙率
D. 微粉的流动性　E. 微粉的比表面积

19. 休止角表示微粒的（　）
A. 粒子形态　B. 流动性　C. 疏松性
D. 摩擦性　E. 流速

20. 用沉降法测定的微粉粒子直径又称（　）
A. 外接圆径　B. 长径　C. 比表面积粒径
D. 定方向径　E. 有效粒径

21. 流能磨的粉碎原理是（　）
A. 不锈钢齿的撞击与研磨作用
B. 旋锤高速转动的撞击作用
C. 机械面的相互挤压作用
D. 圆球的撞击与研磨作用
E. 高速弹性流体使药物颗粒之间及颗粒与室壁之间的碰撞作用

22. 有关粉碎机械的使用叙述错误的是（　）
A. 应先加入物料再开机
B. 首先应根据物料选择适宜的机械
C. 应注意剔除物料中的铁渣和石头
D. 粉碎后要彻底清洗机械
E. 电机应加防护罩

23. 树脂类非晶型药材受力引起弹性变形，粉碎时如何处理（　）
A. 干燥　B. 加入少量液体　C. 加入脆性药材
D. 低温粉碎　E. 加入粉性药材

24. 下列宜串油粉碎的药物是（　）
A. 朱砂　B. 冰片　C. 白术
D. 大枣　E. 苏子

25. 不宜采用球磨机粉碎的药物是（　）
A. 冰片　B. 硫酸铜　C. 松香
D. 蟾酥　E. 五倍子

26. 在无菌条件下可进行无菌粉碎的是（　）
A. 锤式粉碎机　B. 球磨机　C. 石墨
D. 柴田式粉碎机　E. 羚羊角粉碎机

27. 含油脂的黏性较强的药物，宜采用哪种过筛机（　）
A. 电磁式簸动筛粉机　B. 手摇筛　C. 旋风分离器
D. 振动筛粉机　E. 悬挂式偏重筛粉机

28.《中国药典》7 号标准药筛孔内径为（　）
A.（150±6.6）μm　B.（125±5.8）μm　C.（250±9.9）μm

D.（355±13）μm　　E. 以上都不是

29. 下列哪种药物不适用于蒸罐粉碎（　）

A. 乌鸡　　B. 鹿胎　　C. 制何首乌

D. 天冬　　E. 熟地黄

30. 下列关于筛析的陈述，错误的是（　）

A. 药典筛号的划分系以筛孔内径为标准

B. 工业筛以每平方英寸长度上有多少筛孔表示

C. 编制筛易于移位，所以在交叉处固定

D. 冲眼筛多安装在粉碎机上或用于丸剂分档

E. 一号筛孔内径最大

31. 最适用于对热敏感的药物进行超微粉碎的设备是（　）

A. 万能粉碎机　　B. 万能磨粉机　　C. 球磨机

D. 流能磨　　E. 柴田式粉碎机

32. 混合的影响因素不包括（　）

A. 组分药物的比例量　　B. 组分药物的密度　　C. 组分药物的色泽

D. 组分药物的粉体性质　　E. 混合机械的类型

33. 以下哪个属于干法粉碎（　）

A. 串油粉碎　　B. 水飞法　　C. 超细粉碎

D. 加液研磨法　　E. 低温粉碎

34. 粉体粒径的测量方法不包括（　）

A. 显微镜法　　B. 筛分法　　C. 沉降法

D. 混合法　　E. 激光衍射法

35. 中药枸杞需如何粉碎（　）

A. 串油粉碎　　B. 串料粉碎　　C. 蒸罐粉碎

D. 低温粉碎　　E. 单独粉碎

二、B 型题（配伍选择题，由一组试题共用一组备选项，备选项在前，题干在后。备选项可重复选用，也可不选用。每道题只有一个最佳答案）

A. 湿法粉碎　　B. 低温粉碎　　C. 蒸罐处理

D. 混合粉碎　　E. 超微粉碎

1. 处方中性质、硬度相似的药材的粉碎方法（　）

2. 可将药材粉碎至粒径 1μm 左右的粉碎方法（　）

3. 树脂类药材和胶质较多药材的粉碎方法（　）

4. 在药料中加入适量水或其他液体进行研磨粉碎的方法（　）

A. 单独粉碎　　B. 水飞法　　C. 串料粉碎

D. 加液研磨　　E. 串油粉碎

5. 将水不溶性矿物药、贝壳类药物粉碎成极细粉应采用的方法为（ ）
6. 含大量黏性成分药料的粉碎应采用的方法为（ ）
7. 贵重药、毒性药物的粉碎应采用的方法为（ ）
8. 含大量油脂性成分药物的粉碎应采用的方法为（ ）

A. 微粒物质的真实密度 B. 微粒的流动性 C. 单位容积微粉的质量
D. 单位重量微粉具有的表面积 E. 微粒粒子本身的密度
9. 堆密度表示（ ）
10. 比表面积表示（ ）
11. 休止角表示（ ）
12. 粒密度表示（ ）

A. 增加药物表面积，使极细粉末与液体分离
B. 粗细粉末分离、混合
C. 粉碎与混合同时进行，效率高
D. 粗细粉末分离、粉末与空气分离
E. 减小物料内聚力，使药材易于破裂
13. 过筛的特点（ ）
14. 混合粉碎的特点（ ）
15. 水飞的特点（ ）
16. 加液研磨的特点（ ）

A. 朱砂 B. 杏仁 C. 斑蝥
D. 冰片 E. 玉竹
17. 药物用串料法粉碎（ ）
18. 药物用加液研磨法粉碎（ ）
19. 药物有毒需单独粉碎（ ）
20. 药物用串油法粉碎（ ）

三、C 型题（综合分析选择题，包括一个试题背景信息和一组试题，这一组试题是基于一个实例或案例背景信息逐题开展，每道题都有独立的备选项。题干在前，备选项在后。每道题备选项中，只有一个最佳答案）

牛黄解毒丸处方为人工牛黄 5g，雄黄 50g，石膏 200g，大黄 200g，黄芩 150g，桔梗 100g，冰片 25g，甘草 50g。其制法：以上八味，除人工牛黄、冰片外，雄黄水飞成极细粉；其余石膏等五味粉碎成细粉；将人工牛黄、冰片研细，与上述细粉配研，过筛，混匀。每 100g 粉末加炼蜜 100 ～ 110g 制成大蜜丸，即得。

1. 下列哪项不是常用的粉碎方法（ ）

A. 干法粉碎　　B. 湿法粉碎　　C. 减压粉碎
D. 低温粉碎　　E. 超微粉碎

2. 下列关于混合的叙述错误的是（　）
A. 混合与药效无关
B. 混合目的是使多组分物质含量均匀一致
C. 混合操作在制剂中应用广泛
D. 混合不好会出现色斑不合格现象
E. 混合是指将两种或两种以上固体粉末混合均匀的操作

3. 极细粉粒度要求为（　）
A. 全部通过 8 号筛，并含能通过 9 号筛不少于 60% 的粉末
B. 全部通过 5 号筛，并含能通过 6 号筛不少于 95% 的粉末
C. 全部通过 6 号筛，并含能通过 7 号筛不少于 95% 的粉末
D. 全部通过 7 号筛，并含能通过 8 号筛不少于 95% 的粉末
E. 全部通过 8 号筛，并含能通过 9 号筛不少于 95% 的粉末

4. 适合于黏软性、纤维性及坚硬的中药粉碎的粉碎机是哪种（　）
A. 柴田式粉碎机　　B. 万能磨粉机　　C. 球磨机
D. 流能磨　　E. 振动磨

5. 下列哪项不是过筛的器械（　）
A. 手摇筛　　B. 振动筛粉机　　C. 袋滤器
D. 悬挂式偏重筛粉机　　E. 电磁簸动筛粉机

九分散的处方为马钱子粉调制品 250g，乳香（制）250g，没药（制）250g，麻黄 250g。其制法：以上四味，麻黄、乳香（制）、没药（制）粉碎成细粉；马钱子粉与上述粉末以等量递增法配研，过筛，混匀，即得。

6. 马钱子的粉碎方法是（　）
A. 串料法　　B. 串油法　　C. 单独粉碎法
D. 蒸罐法　　E. 串研法

7. 哪种情况可以采用等量递增法混合（　）
A. 组分药物密度相差悬殊
B. 组分药物色泽相差悬殊
C. 组分药物含水量相差悬殊
D. 组分药物黏附性相差悬殊
E. 组分药物比例量相差悬殊

8. 下列哪项不是筛析的目的（　）
A. 将粉碎好的药物或颗粒分为不同等级
B. 便于制成各种剂型
C. 为制备多种剂型奠定基础

D. 保证组成均一性
E. 提高粉碎效率

9. 下列不属于袋滤器的构造的是（ ）
A. 排气管 B. 分配花板 C. 气室
D. 螺旋输送器 E. 电动机

10. 细粉的粒度要求为（ ）
A. 全部通过 8 号筛，并含能通过 9 号筛不少于 60% 的粉末
B. 全部通过 5 号筛，并含能通过 6 号筛不少于 95% 的粉末
C. 全部通过 6 号筛，并含能通过 7 号筛不少于 95% 的粉末
D. 全部通过 7 号筛，并含能通过 8 号筛不少于 95% 的粉末
E. 全部通过 8 号筛，并含能通过 9 号筛不少于 95% 的粉末

中药粉体是含有多种化学成分的混合物，其理化性质复杂，导致吸湿性强、黏性大、流动性差、荷电性强等不良物理特性，这些不良特性会直接影响固体制剂的生产和制剂质量。

11. 下列关于粉体学概念的叙述，错误的是（ ）
A. 粉体是指细小的固体粒子的集合体
B. 粒子是粉体运动的最小单元
C. 粉体的组成可以是单个粒子，也可以是多个单体粒子聚结在一起
D. 颗粒不属于粉体学范畴
E. 研究粉体的基本性质及其应用的科学称为粉体学

12. 下列关于粉体密度叙述，错误的是（ ）
A. 真密度是指除去微粒本身的空隙及粒子之间的空隙占有的容积后求得的物质容积
B. 堆密度又称松密度
C. 密度是物质单位质量的容积
D. 真密度通常采用气体置换法求得
E. 粒密度可以采用液体置换法求得

13. 下列关于粉体物性的描述，错误的是（ ）
A. 休止角小的粉体流性好
B. 粉体的粒度越小其流动性越好
C. 粉体的全孔隙率 $=V_1+V_2/V$
D. 两种粉体的密度差异大，不利于混合操作
E. 调整粉体的孔隙率可增强片剂的崩解性能

14. 下列哪项不是休止角的测定方法（ ）
A. 固定漏斗法 B. 固定圆锥槽法 C. 倾斜箱法
D. 转动圆柱体法 E. 液体置换法

15. 下列哪项不是微粒形态的表示方法（ ）

A. 扁平度　　B. 延伸度　　C. 倾斜度
D. 表面积　　E. 粒径

四、X 型题（多项选择题，由一个题干和五个备选答案组成。题干在前，备选项在后。每道题备选项中至少有两个正确答案，多选、少选、错选或不选均不得分）

1. 下列关于粉碎的陈述，正确的是（　）
A. 非极性晶形药物如樟脑、冰片等不易粉碎
B. 极性晶形药物如生石膏、硼砂等易粉碎
C. 含油性黏性成分多的药材宜单独粉碎
D. 非晶形药物如树脂、树胶等应低温粉碎
E. 药材粉碎后易溶解与吸收，稳性增强
2. 球磨机粉碎效果与下列哪些因素有关（　）
A. 装药量　　B. 转速　　C. 球磨机直径
D. 球的大小　　E. 药物性质
3. 粉碎设备的粉碎作用方式有哪些（　）
A. 截切　　B. 劈切　　C. 研磨
D. 撞击　　E. 挤压
4. 粉碎药物时应注意（　）
A. 中药材的药用部位必须全部粉碎，叶脉纤维等可挑去不粉碎
B. 工作中要注意劳动保护　　C. 粉碎过程要及时筛去细粉
D. 药物要粉碎适度　　E. 粉碎易燃、易爆药物要混合粉碎
5. 如何让药材易于粉碎（　）
A. 减小脆性　　B. 增加韧性　　C. 减小韧性
D. 降低黏性　　E. 增加脆性
6. 人参常用的粉碎方法（　）
A. 串料粉碎　　B. 低温粉碎　　C. 湿法粉碎
D. 混合粉碎　　E. 单独粉碎
7. 微粉的特性对制剂有哪些影响（　）
A. 对制剂有效性有影响　　B. 对片剂崩解有影响
C. 对分剂量、填充的准确性有影响
D. 对可压性有影响　　E. 影响混合的均一性
8.《中国药典》中粉末分等，包括下列哪些（　）
A. 粗粉　　B. 最粗粉　　C. 微粉
D. 细粉　　E. 极细粉
9. 常用于表示微粉流动性的术语有（　）
A. 堆密度　　B. 休止角　　C. 流速

D. 孔隙率　　E. 比表面积

10. 需单独粉碎的药料有（　）

A. 麝香　　B. 桂圆肉　　C. 胡桃仁

D. 磁石　　E. 轻粉

11. 需采用水飞法进行粉碎的药物有（　）

A. 牛黄　　B. 珍珠　　C. 芒硝

D. 炉甘石　　E. 朱砂

12. 下列关于粉体物性的正确描述有（　）

A. 延伸度用（b/l）表示　　B. V_p 为粉体的体积　　C. $E_{总}$为孔隙率

D. 粉体的粒径小于 10μm 可以产生胶黏性　　E. V_b 为粉体的体积

13. 下列关于粉碎原理的叙述，正确的是（　）

A. 粉碎是利用设备力破坏物质分子间的内聚力

B. 内聚力是指物质的同种分子间的吸引力

C. 内聚力不同，硬度不同

D. 粉碎是将设备能转变成表面能的过程

E. 使药物的粒径减小，表面积增大

14. 测定粉粒的休止角，可采用的方法有（　）

A. 液体置换法　　B. 固定漏斗法　　C. 固定圆锥槽法

D. 倾斜箱法　　E. 转动圆柱体法

15. 混合的机理有（　）

A. 切变混合　　B. 对流混合　　C. 扩散混合

D. 搅拌混合　　E. 转动混合

五、填空题

1. 粉碎、离析同步完成的方法是______。

2. 研磨混合不宜用于具吸湿性和______成分的混合

3. 实验室常用的混合方法有搅拌混合、研磨混合、__________。

4. 对含有剧毒药材、贵重药材或各组分混合比例相差悬殊时采用_________________的原则进行混合。

5. 湿法粉碎包括加液研磨法和______。

六、名词解释

1. 粉碎　　2. 休止角　　3. 水飞法

4. 打潮　　5. 混合

七、简答题

1. 低温粉碎的特点？

2. 药物粉碎的目的？

3. 影响药物流动性的因素有哪些？

八、论述题

1. 试述“等量递增”混合的含义、操作步骤及注意事项。

2. 粉体学主要研究固体粒子集合体的表面性质、力学性质和电学性质等，试分析中药的粉体改性技术的目的及常用的中药粉体改性方法。

参考答案及解析

一、A 型题

1. 答案：C

解析：本题考查的是混合的目的。混合的目的是使多种组分物质含量均匀一致。

2. 答案：A

解析：本题考查的是单独粉碎的应用。贵重药材需要单独粉碎，例如牛黄，主要目的是避免损失。

3. 答案：A

解析：本题考查的是干法粉碎的定义。干法粉碎系指将药物经适当干燥，使药物中的含水量降低到一定限度（一般应小于 5%）再粉碎的方法。

4. 答案：C

解析：本题考查的是球磨机的临界转速。圆球从最高的位置以最大的速度下落，这一转速的极限值称为临界转速，在实际工作中，球磨机的转速一般采用临界转速的 75%。

5. 答案：A

解析：本题考查的是串料粉碎的应用。串料粉碎是指先将处方中其他中药粉碎成粗粉，再将含有大量糖分、树脂、树胶、黏液质的中药陆续掺入，逐步粉碎成所需粒度的粉碎方法。需要串料粉碎的中药有乳香、没药、黄精、玉竹、熟地黄、山茱萸、枸杞子、麦冬和天冬等。其他选项的目的均不是该题干内容。

6. 答案：B

解析：本题考查的是粉碎目的。粉碎的目的有增加药物的表面积，促进药物的溶解和吸收，提高药物的生物利用度，便于调剂和服用，加速中药中有效成分的浸出或溶出，为制备多种剂型奠定基础，有利于药物的干燥和贮存，选项 B 不是粉碎的目的。

7. 答案：A

解析：本题考查的是药材的性质对粉碎的影响。不同药物由于内聚力不同所以药材的硬度也不同。混合粉碎时，一种药物适度地掺入另一种药物中间，粉末表面能降低，分子内聚力减小。

8. 答案：D

解析：本题考查的是串料粉碎的应用。串料粉碎是指先将处方中其他中药粉碎成粗粉，再将含有大量糖分、树脂、树胶、黏液质的中药陆续掺入，逐步粉碎成所需粒度。

9. 答案：C

解析：本题考查的是加液研磨法的操作要点。加液研磨法是在将要粉碎的药物中加入少量液体后研磨粉碎的方法，粉碎非极性的晶体药物如樟脑、冰片、薄荷脑等药物时常用该方法。

10. 答案：B

解析：本题考查的是湿法粉碎的应用。湿法粉碎系指往药物中加入适量水或其他液体并与之一起研磨粉碎的方法，适用于樟脑、冰片等药物，选项 B 不适用于湿法粉碎。

11. 答案：E

解析：本题考查的是粉碎的原则。中药粉碎过程中，应遵循几点原则：根据应用目的和药物剂型控制适当的粉碎程度；粉碎过程中应注意及时过筛，以免部分药材过度粉碎，而且也提高工效；粉碎后应保持药材的组成和药理活性不变；中药必须全部粉碎应用，较难粉碎部分（叶脉、纤维等）不应随意丢弃，选项 E 不是粉碎的原则。

12. 答案：C

解析：本题考查的是流能磨的定义。流能磨系利用高速弹性流体使药物的颗粒之间以及颗粒与室壁之间碰撞而产生强烈的粉碎作用。流能磨的动力是高速气流形成的碰撞与剪切作用。

13. 答案：C

解析：本题考查的是《中国药典》筛号、筛目的对照。一号筛：10 目；二号筛：24 目；三号筛：50 目；四号筛：65 目；五号筛：80 目；六号筛：100 目；七号筛：120 目。

14. 答案：B

解析：同上。

15. 答案：C

解析：本题考查的是粉末的分等标准。最细粉是指能全部通过 6 号筛，并含有通过 7 号筛不少于 95% 的粉末。

16. 答案：B

解析：本题考查的是粉末的分等标准。中粉是指能全部通过 4 号筛，但混有能通过 5 号筛不超过 60% 的粉末。

17. 答案：A

解析：本题考查的是粉体的特性。微粉轻质、重质之分与堆密度有关。

18. 答案：D

解析：本题考查的是粉体的流动性。流速系指粉体由一定孔径的孔或管中流出的速度，一般来说，粉体的流速快，则其流动均匀性好，即流动性好。

19. 答案：B

解析：本题考查的是粉体的流动性。粉体的流动性一般有休止角和流速两种表示方法。

20. 答案：E

解析：本题考查的是粒径大小的表示方法。用沉降法求得的粒子径，即以粒子具有球形粒子的同样沉降速度来求出，又称 Stokes 粒径或沉降粒径。

21. 答案：E

解析：本题考查的是流能磨的粉碎原理。流能磨系利用高速弹性流体使药物颗粒之间及颗粒与室壁之间的碰撞而产生强烈的粉碎作用。

22. 答案：A

解析：本题考查的是粉碎设备使用注意事项。高速运转的粉碎机开动后，待其转速稳定时再加药料粉碎，否则易烧坏电机。

23. 答案：D

解析：本题考查的是低温粉碎的应用。低温粉碎时物料脆性增加，易于粉碎，适用于在常温下粉碎困难的物料。

24. 答案：E

解析：本题考查的是串油粉碎的应用。串油粉碎指先将处方中其他中药粉碎成粗粉，再将含有大量油脂性成分的中药陆续掺入，逐步粉碎成所需粒度的粉碎方法，主要用于粉碎种子类药物。

25. 答案：A

解析：本题考查的是球磨机的应用。球磨机适用于粉碎结晶性药物、树胶、树脂、中药浸提物、刺激性药物、强吸湿性浸膏、挥发性药物、贵重药物等粉碎。

26. 答案：B

解析：本题考查的是球磨机的应用。球磨机可用在无菌条件下，进行无菌药物的粉碎和混合。

27. 答案：A

解析：本题考查的是电磁式簸动筛粉机应用。电磁式簸动筛粉机具有较强的振荡性能，适用于含油脂的黏性较强的药物。

28. 答案：B

解析：本题考查的是《中国药典》筛的筛号与内径。7 号标准药筛孔内径为（125±5.8）μm。

29. 答案：D

解析：本题考查的是蒸罐粉碎的应用。蒸罐粉碎指先将处方中其他中药粉碎成粗粉，再将用适当方法蒸制过的动物类或其他中药陆续掺入，经干燥，再粉碎成所需粒度，适用于动物皮、肉、筋、骨及部分需蒸制的植物药。中药天冬采用串料粉碎方法粉碎。

30. 答案：B

解析：本题考查的是筛析的相关知识。工业筛以每英寸长度上有多少筛孔表示。

31. 答案：D

解析：本题考查的是粉碎设备应用。流能磨粉碎过程中，由于气流在粉碎室中膨胀时的冷却效应，被粉碎物料温度不升高，适用于对热敏感的药物进行超微粉碎。

32. 答案：E

解析：本题考查的是混合的影响因素。混合影响因素有组分药物的比例量、组分药物的密度、组分药物的色泽和组分药物的粉体性质。

33. 答案：A

解析：本题考查的是干法粉碎的分类。干法粉碎包括单独粉碎和混合粉碎，混合粉碎包括串料粉碎、串油粉碎和蒸罐粉碎。

34. 答案：D

解析：本题考查的是粉体粒径的测量方法。粉体粒径的测量方法包括显微镜法、筛分法、沉降法、小孔透过法和激光衍射法。

35. 答案：B

解析：本题考查的是串料粉碎的应用。串料粉碎是指先将处方中其他中药粉碎成粗粉，再将含有大量糖分、树脂、树胶、黏液质的中药陆续掺入，逐步粉碎成所需粒度的粉碎方法。

二、B 型题

1 ～ 4. 答案：DEBA

解析：本组题目考查物料粉碎的方法。混合粉碎是指将处方中某些性质和硬度相似的中药，全部或部分混合在一起进行粉碎的方法；湿法粉碎是指在药物中加入适量水或其他液体进行研磨粉碎的方法；超微粉碎是指将粉粒物料磨碎到粒径为微米级以下的操作；低温粉碎是指在低温时物料的脆性增加，易于粉碎，适用于常温下粉碎困难的物料，如树脂、树胶和干浸膏等。

5 ～ 8. 答案：BCAE

解析：本组题目考查粉碎的方法。单独粉碎是指将一味中药单独粉碎的粉碎方法；水飞法即将药物先打成碎块，除杂，放入研钵中，加适量水，用研锤重力研磨并重复步骤的粉碎方法；串料粉碎是指先将处方中其他中药粉碎成粗粉，再将含有大量糖分、树脂、树胶、黏液质的中药陆续掺入，逐步粉碎成所需粒度的粉碎方法；串油粉碎是指先将处方中其他中药粉碎成粗粉，再将含有大量油脂性成分的中药陆续掺入，逐步粉碎成所需粒度的粉碎方法。

9 ～ 12. 答案：CDBE

解析：本组题目考查粉体的特性。堆密度表示单位容积微粉的质量；比表面积表示单位重量微粉具有的表面积；休止角表示微粒的流动性；粒密度表示微粒粒子本身的密度。

13 ～ 16. 答案：BCAE

解析：本组题目考查粉碎、筛析与混合的特点。过筛可以使粗细粉末分离、混合；混合粉碎的特点是粉碎与混合同时进行，效率高；水飞可以增加药物表面积，使极细粉末与液体分离；加液研磨的特点是减小物料内聚力而使其易于破裂。

17 ～ 20. 答案：EACB

解析：本组题目考查粉碎方法的应用。串料粉碎是指先将处方中其他中药粉碎成粗粉，再将含有大量糖分、树脂、树胶、黏液质的中药陆续掺入，逐步粉碎成所需粒度的粉碎方法；湿法粉碎是指在药物中加入适量水或其他液体进行研磨粉碎的方法，也称加液研磨法；单独粉碎是指将一味中药单独粉碎的粉碎方法；串油粉碎是指先将处方中其他中药粉碎成粗粉，再将含有大量油脂性成分的中药陆续掺入，逐步粉碎成所需粒度的粉碎方法。

三、C 型题

1. 答案：C

解析：本题考查的是粉碎的方法。常用的粉碎方法有干法粉碎、湿法粉碎、低温粉碎和超微粉碎。

2. 答案：A

解析：本题考查的是混合相关知识。混合操作是保证制剂产品质量的主要措施之一，混合不好将直接影响药效。

3. 答案：E

解析：本题考查的是粉末的分等标准。极细粉是指全部通过 8 号筛，并含能通过 9 号筛不少于 95% 的粉末。

4. 答案：A

解析：本题考查的是粉碎设备的应用。柴田式粉碎机，亦称万能式粉碎机，适合于黏软性、纤维性及坚硬的中药粉碎。

5. 答案：C

解析：本题考查的是过筛器械的分类。袋滤器是常用的离析器械。

6. 答案：C

解析：本题考查的是单独粉碎的应用。单独粉碎是指将一味中药单独粉碎，便于应用于各种复方制剂中。马钱子为毒性中药，需单独粉碎。

7. 答案：E

解析：本题考查的是等量递增法的应用。等量递增法适合于组分药物比例量相差悬殊、不易混合均匀的药物进行混合操作。

8. 答案：C

解析：本题考查的是筛析的目的。筛析的目的有将粉碎好的药物或颗粒分为不同等级，以便制成各种剂型；对药粉起混合作用，保证组成均一性；及时将符合细度要求的细粉筛出，可以避免过度粉碎，减少耗能，提高粉碎效率。

9. 答案：E

解析：本题考查的是袋滤器的构造。袋滤器由排气管、框架、滤袋、气体入口、分配花板、气室、螺旋输送器和闸门几部分组成。

10. 答案：B

解析：本题考查的是粉末的分等标准。细粉是指全部通过 5 号筛，并含能通过 6 号筛不少于 95% 的粉末。

11. 答案：D

解析：本题考查的是粉体学概念相关知识。通常说的粉末、粉粒或颗粒都属于粉体学范畴。

12. 答案：C

解析：本题考查的是粉体密度相关内容。密度是物质单位容积的质量。

13. 答案：B

解析：本题考查粉体的特性。当粉体粒径小于 10μm 可以产生胶黏性。

14. 答案：E

解析：本题考查休止角的测定方法。休止角的测定方法有固定漏斗法、固定圆锥槽法、倾斜箱法和转动圆柱体法。

15. 答案：C

解析：本题考查微粒形态的表示方法。微粒形态的表示方法有微粒的长、宽、高、扁平度、延伸度、表面积与粒径等。

四、X 型题

1. 答案：ABD

解析：本题考查粉碎的基本原理。药物的性质是影响粉碎效率和决定粉碎方法的主要因素。极性晶形物质如生石膏、硼砂均具有相当的脆性，较易粉碎。非极性晶体物质如樟脑、冰片等则脆性差，当施加一定的机械力时易产生变形而阻碍了它们的粉碎，通常可加入少量挥发性液体，当液体渗入固体分子间的裂隙时，由于能降低其分子间的内聚力，使晶体易从裂隙处分开。非晶形药物如树脂、树胶等具有一定的弹性，粉碎时一部分机械能用于引起弹性变形，最后变为热能，因而降低粉碎效率，一般可用降低温度（0℃左右）来增加非晶形药物的脆性，以利粉碎。药材粉碎后易溶解与吸收，稳性降低。含油性黏性成分多的药材采用混合粉碎，可以缓解黏性，有利于粉碎。

2. 答案：ABDE

解析：本题考查粉碎设备应用。球磨机的粉碎效果与装药量、转速、球的大小和药物性质等因素有关，与球磨机直径无关。

3. 答案：ABCDE

解析：本题考查粉碎设备的作用方式。粉碎设备的粉碎作用方式有截切、劈切、研磨、撞击、挤压等。

4. 答案：BCD

解析：本题考查粉碎原则。在中药粉碎过程中，应遵循以下几点原则：根据应用目的和药物剂型控制适当的粉碎程度；药材的药用部位必须全部粉碎，较难粉碎部分不应随意丢弃；粉碎过程中应注意及时过筛；工作中要注意劳动保护。

5. 答案：CDE

解析：本题考查粉碎的基本原理。减小药材韧性；降低药材黏性；增加药材脆性可使药物易于粉碎。

6. 答案：BE

解析：本题考查粉碎的方法。低温粉碎适用于含水、含油虽少，但富含糖分，具一定黏性的药物；单独粉碎通常应用于贵重中药。

7. 答案：ABCDE

解析：本题考查粉体学理论在药剂学中的应用。粉体的特性对制剂有效性有影响；对片剂崩解有影响；对分剂量、填充的准确性有影响；对可压性有影响；对混合的均一性有影响。

8. 答案：ABDE

解析：本题考查粉末的分等标准。《中国药典》中粉末分等包括最粗粉、粗粉、中粉、细粉、最细粉、极细粉。

9. 答案：BC

解析：本题考查粉体的特性。粉体的流动性表示方法有很多，一般用休止角和流速表示。

10. 答案：ADE

解析：本题考查单独粉碎的应用。通常需要单独粉碎的中药包括贵重中药、毒性或刺激性强中药、氧化性强与还原性强中药，以及质地坚硬不便与其他药物混合粉碎的中药。

11. 答案：BDE

解析：本题考查粉碎的应用。湿法粉碎是指在药物中加入适量水或其他液体进行研磨粉碎的方法，也称加液研磨法。朱砂、珍珠、炉甘石等采用传统的水飞法。

12. 答案：CDE

解析：本题考查粉体学理论在药剂学中的应用。粉体延伸度用（l/b）表示，Vp 为粉体本身的体积。

13. 答案：ABCDE

解析：本题考查粉碎的原理。粉碎是利用设备力破坏物质分子间的内聚力。内聚力是指物质的同种分子间的吸引力，内聚力不同，硬度不同。粉碎是将设备能转变成表面能的过程。粉碎可以使药物的块粒减小，表面积增大。

14. 答案：BCDE

解析：本题考查休止角测定方法。休止角表示微粒间作用力的主要方法之一，其测定方法有固定漏斗法、固定圆锥槽法、倾斜箱法和转动圆柱体法。

15. 答案：ABC

解析：本题考查混合的机理。混合可分为切变混合、对流混合和扩散混合。

五、填空题

1. 水飞法　2. 爆炸性　3. 过筛混合
4. 等量递增混合　5. 水飞法

六、名词解释（略）

七、简答题

1. 答：①适用于在常温下粉碎困难的物料，软化点低、熔点低及热可塑性物料，如树脂、树胶、干浸膏等；②适用于含水、含油虽少，但富含糖分，具一定黏性的药物；③可获得更细粉末；④能保留挥发性成分。

2. 答：①增加药物的表面积，促进药物的溶解与吸收，提高药物的生物利用度；②便于调剂和服用；③加速药材有效成分的浸出或溶出；④为制备多种剂型奠定基础，如混悬液、散剂、片剂、丸剂、胶囊剂等；⑤有利于药物的干燥与贮存。

3. 答：①粉体的流动性与粒子间作用力、粒度、粒度分布、粒子形态及表面摩擦力等因素有关。②粉体流动性的表示方法有很多，一般用休止角和流速等表示。③休止角是表示微粒间作用力的主要方法之一，休止角与粒子表面有关，粒子表面愈粗糙，愈不规则，休止角愈大；休止角越小，说明摩擦力越小，流动性越好。④流速系指粉体由一定孔径的孔或管中流出的速度。流速是粉体的重要性质之一，它能反映粉体的粒度和均匀性。一般来说，粉体的流速快，则其流动均匀性好，即流动性好。

八、论述题

1. 答："等量递增法"混合的含义：两种组分药物比例量相差悬殊时，取量小的组分与等量的量大组分，同时置于混合器中混匀，再加入与混合物等量的量大组分稀释均匀，如此倍量增加至加完全部量大的组分为止，混匀，过筛。该法又称"配研法"。操作步骤：①先用少量量大组分饱和混合器械，倒出；②加入量小的组分；③取与量小的组分等量的量大组分共同研磨混合；④再加入与混合粉等量的量大组分混匀，如此反复加入混合，直至量大组分加完，混匀。

注意事项：该法通常用量大组分饱和研钵，以减弱或消除研钵的吸附作用，避免量小的组分损失，该法特别适用于毒性药物制备倍散。

2. 答：中药粉体改性的目的：改善崩解溶出性能、掩盖不良气味、降低吸湿性、改善流动填充性等，使中药粉体满足特定的制剂学性质。常用的中药粉体改性方法有物理改性技术和化学改性技术。物理改性技术根据改变粉体粒子形貌、大小又可分为超微粉碎技术和表面包覆技术。超微粉碎技术是把普通粉体中大多数完整细胞粉碎成细胞级粉体，所得粉体的流动性和吸湿性等性质发生明显的改变，对制剂的成型和体内外性质产生明显影响。表面包覆又称表面涂覆或表面涂层，表面改性剂与粒子表面无化学反应，包覆物与粒子间依靠物理方法或范德华力而连接。化学改性是指通过改性剂与粉体进行物理化学反应以改变粉体性质的一种改性方法。中药粉体化学改性常用机械力化学改性法，利用强烈的机械力对粉体压缩、剪切、摩擦、延伸、弯曲、冲击等，促进粉体与改性剂进行物理、化学反应。机械力化学改性又可分为湿法机械力化学改性和干法机械力化学改性。湿法机械力化学改性是指粉体与改性剂在固液两相环境下，受到机械力的挤压、剪切、冲击等作用，活化粉体表面，进而与改性剂发生物理、化学反应。干法机械力化学改性是指粉体与改性剂在单一固相环境下进行的物理、化学反应。

第六章 浸提、分离、精制、浓缩与干燥

习 题

一、A 型题（最佳选择题，由一个题干和五个备选答案组成。题干在前，备选项在后。每道题备选项中，只有一个最佳答案）

1. 下列关于中药浸提溶剂的陈述，错误的是（　）
   A. 浸提溶剂应最大限度地浸出有效成分
   B. 用水煎煮中药，亦会煎出脂溶性成分
   C. 高浓度乙醇能够浸出较多的强极性成分
   D. 溶剂中加入表面活性剂能提高浸出效率
   E. 本身应性质稳定，比热小
2. 影响浸出效果的最关键因素是（　）
   A. 中药粒度　B. 浸提温度　C. 浸提时间
   D. 浓度梯度　E. 溶剂 pH
3. 浸提时加入适量的酸维持一定 pH 值的目的是（　）
   A. 促进生物碱的浸出　B. 稳定鞣质　C. 除去碱不溶性杂质
   D. 增加挥发油的溶解度　E. 增加药材的润湿性
4. 下列关于浸渍法特点的陈述，错误的是（　）
   A. 浸渍时溶剂是相对静止的
   B. 浸渍法的浸提效率较渗漉法低
   C. 适用于遇热易破坏和易挥发成分的提取
   D. 适用于黏性药材及无组织结构的药材的提取
   E. 当溶剂的量一定时，浸提效果与浸提次数无关
5. 乙醇含量在 50% ～ 70% 时，适于浸提（　）
   A. 挥发油　B. 叶绿素　C. 生物碱
   D. 树脂　E. 有机酸
6. 当药液中含醇量达到 50% ～ 60% 时，可主要除去哪一类杂质（　）
   A. 淀粉　B. 蛋白质　C. 鞣质
   D. 水溶性色素　E. 树脂

7. 用碱作为浸提辅助剂时，应用最多的是（　）

A. 氢氧化钠　B. 氨水　C. 碳酸钠

D. 碳酸钙　E. 氢氧化钙

8. 下列关于浸提辅助剂的陈述中，错误的是（　）

A. 加酸可使生物碱类成盐，促进浸出

B. 加甘油可增加鞣质稳定性与浸出

C. 加表面活性剂可促进中药的润湿

D. 浸提辅助剂多用于中药复方制剂的浸提

E. 加碱可增加偏酸性有效成分的溶出

9. 溶剂量相同时，下列浸提方法能保持最大浓度梯度的是（　）

A. 浸渍法　B. 渗漉法　C. 煎煮法

D. 回流热浸法　E. 回流冷浸法

10. 根据 Fick's 扩散定律，生产时最重要的是（　）

A. 药材粒度越细越好　B. 浓度梯度越大越好　C. 浸出液黏度越小越好

D. 浸出温度越高越好　E. 浸出时间越长越好

11. 下列关于渗漉法的陈述，错误的是（　）

A. 适用于贵重中药的提取

B. 适用于毒性中药的提取

C. 适用于树脂类中药的提取

D. 可直接制备高浓度的制剂

E. 适用于有效成分含量较低的药材的浸提

12. 下列关于渗漉法的陈述，正确的是（　）

A. 为了提高浸提效率，中药宜粉碎成细粉

B. 中药粉碎后即可装入渗漉筒中

C. 中药装筒后，加入浸提溶剂即可收集渗漉液

D. 加入的溶剂必须始终保持浸没药粉表面

E. 渗漉的速度应越快越好

13. 制备毒性、贵重药材或高浓度浸出制剂，常选用的浸提方法是（　）

A. 煎煮法　B. 浸渍法　C. 溶解法

D. 加液研磨法　E. 渗漉法

14. 黏性及无组织结构的药材，若制成酊剂，宜选用的浸提方法是（　）

A. 渗漉法　B. 回流法　C. 水醇法

D. 浸渍法　E. 煎煮法

15. 提取挥发油宜选用（　）

A. 常压蒸馏　B. 水蒸气蒸馏　C. 分馏

D. 精馏　E. 减压蒸发

16. 下列关于微孔滤膜的陈述，错误的是（　）

A. 膜的孔隙率高，孔径均匀
B. 膜的质地薄，滤过时吸液少
C. 滤过速度快且不易堵塞
D. 滤过时无介质脱落，不污染药液
E. 可滤除大于 50nm 的细菌

17. 能用于分子分离的方法是（　）
A. 垂熔漏斗滤过法　B. 离心分离法　C. 微孔滤膜滤过法
D. 超滤膜滤过法　E. 沉降分离法

18. 下列不能提高药液滤过效率的措施是（　）
A. 增大滤过面积　B. 降低料液温度　C. 加压或减压
D. 加助滤剂　E. 趁热滤过

19. 下列关于水提醇沉法操作的陈述，错误的是（　）
A. 水提液必须浓缩后再加乙醇处理
B. 应将浓缩液放凉后再加乙醇
C. 应将浓缩液慢慢加入乙醇中
D. 含醇药液应逐渐降温，静置冷藏
E. 慢加快搅有助于杂质的去除

20. 盐析法主要适用于分离纯化的药物成分是（　）
A. 蛋白质　B. 淀粉　C. 多糖
D. 黏液质　E. 鞣质

21. 下列干燥设备中利用热气流达到干燥目的的是（　）
A. 鼓式薄膜干燥器　B. 微波干燥器　C. 远红外干燥器
D. 喷雾干燥器　E. 吸湿干燥器

22. 下列属于用升华原理干燥的是（　）
A. 真空干燥　B. 冷冻干燥　C. 喷雾干燥
D. 沸腾干燥　E. 微波干燥

23. 喷雾干燥与沸腾干燥的最大区别是（　）
A. 喷雾干燥是流化技术　B. 适用于液态物料的干燥　C. 干燥产物可为颗粒状
D. 适用于连续化批量生产　E. 设备清洗较麻烦

24. 下列关于减压蒸发的陈述错误的是（　）
A. 沸点低，减少热敏物质分解
B. 传热温度差提高，强化蒸发
C. 不断排除溶剂蒸气，利于蒸发
D. 较常压浓缩消耗蒸气少
E. 沸点降低，可利用低压蒸气加热

25. 下列关于薄膜蒸发的陈述，错误的是（　）
A. 浓缩速度快，受热时间短

B. 受液体静压和过热影响
C. 能将溶剂回收重复使用
D. 可在常压或减压下进行
E. 成分不易被破坏

26. 干燥过程不能除去（　）
A. 全部结合水　B. 部分结合水　C. 全部非结合水
D. 自由水分　E. 部分非结合水

27. 下列有关蒸馏、浓缩、干燥的陈述，错误的是（　）
A. 生产中浓缩设备与蒸馏设备常常是通用的
B. 热传导、对流传热、辐射传热往往同时进行
C. 干燥时加热温度越高，液体气化越快，干燥就越快
D. 薄膜浓缩的原理是增加液体气化表面，加速蒸发
E. 蒸发是浓缩药液的重要手段

28. 在物料干燥的初期，决定干燥速率的最关键因素是（　）
A. 表面水分气化程度　B. 物料热稳定性大小　C. 物料结构的疏密度
D. 内部水分迁移速度　E. 物料的湿含量

29. 抗生素、疫苗等生物制品及中药粉针剂，最适宜的干燥方法是（　）
A. 冷冻干燥　B. 沸腾干燥　C. 减压干燥
D. 喷雾干燥　E. 微波干燥

30. 颗粒剂、片剂制备过程中，湿颗粒的干燥常选用（　）
A. 喷雾干燥　B. 微波干燥　C. 沸腾干燥
D. 红外线干燥　E. 烘箱干燥

31. 中药膜剂的干燥常选用（　）
A. 吸湿干燥　B. 冷冻干燥　C. 沸腾干燥
D. 喷雾干燥　E. 鼓式干燥

二、B 型题（配伍选择题，由一组试题共用一组备选项，备选项在前，题干在后。备选项可重复选用，也可不选用。每道题只有一个最佳答案）

A. 浸渍法　B. 渗漉法　C. 水蒸气蒸馏法
D. 超临界流体提取法　E. 酶法

1. 最适用于亲脂性、分子量小的物质的浸提方法是（　）
2. 适用于贵重药材、毒性药材及高浓度制剂的浸提方法是（　）
3. 适用于黏性药材、芳香性药材的浸提方法是（　）
4. 常用于挥发油的浸提方法是（　）

A. 沉降分离法　B. 离心分离法　C. 滤过分离法
D. 水提醇沉法　E. 盐析法

5. 适用于蛋白质的分离纯化方法是（　）
6. 适用于溶液中固体微粒多而质重的粗分离的是（　）
7. 广泛用于去除蛋白质、黏液质、树脂等杂质的分离纯化方法是（　）
8. 适用于含不溶性微粒的粒径很小或黏度很大的滤浆的分离方法是（　）

A. 微波干燥法　B. 喷雾干燥法　C. 沸腾干燥法
D. 冷冻干燥法　E. 鼓式干燥法

9. 适用于天花粉、淀粉止血海绵的干燥方法是（　）
10. 适用于湿粒性物料的干燥方法是（　）
11. 常用于中药膜剂的干燥方法是（　）
12. 适用于含有一定水分且对热稳定药物的干燥方法是（　）

A. 常速离心机　B. 高速离心机　C. 超高速离心机
D. 板框压滤机　E. 垂熔玻璃容器

13. 适用于黏度大的滤浆及乳状液的分离的是（　）
14. 适用于黏度较低、含渣较少的液体密闭滤过的预滤仪器是（　）
15. 适用于微生物及抗生素发酵液的分离的是（　）

A. 水提醇沉法　B. 醇提水沉法　C. 酸碱法
D. 大孔树脂吸附法　E. 盐析法

16. 适用于去除中药提取液中的重金属和农药残留的方法是（　）
17. 广泛用于中药水提液的精制方法是（　）
18. 针对中药提取液中单体成分的溶解度和酸碱度有关的性质而采用的精制方法是（　）

三、C 型题（综合分析选择题，包括一个试题背景信息和一组试题，这一组试题是基于一个实例或案例背景信息逐题开展，每道题都有独立的备选项。题干在前，备选项在后。每道题备选项中，只有一个最佳答案）

鞣质多被认为是无效成分，但大黄中的鞣质能缓和大黄的泻下作用，大黄流浸膏比单独服用大黄蒽醌苷泻下作用缓和，副作用小。

1. 无效成分是指（　）
　A. 本身没有药效，无生物活性的物质
　B. 本身没有药效，但有生物活性的物质
　C. 一些构成药材细胞或其他的不溶性物质
　D. 本身没有特殊药效，但能增强有效成分作用的成分
　E. 本身没有特殊药效，但能缓和有效成分作用的成分
2. 下列说法错误的是（　）

A. 中药提取液中的蛋白质、鞣质、淀粉等多被认为是无效成分
B. 某些无效成分的存在会影响浸提效果、制剂质量、稳定性等
C. “无效”和“有效”应进行绝对地划分
D. “无效”和“有效”是相对的概念
E. 大黄中的鞣质可被认为是有效成分

3. 以下关于流浸膏的说法正确的是（　　）
A. 大黄流浸膏剂和大黄浸膏剂均为澄清液体
B. 大黄流浸膏每 1mL 相当于原饮片 2 ～ 5g
C. 流浸膏多以水为溶剂提取而得
D. 流浸膏多用渗漉法制备
E. 大黄流浸膏多作为制备颗粒剂、片剂、胶囊剂等的中间体

某制剂制法为：取川芎、天麻饮片适量，加水煎煮两次，煎液滤过，滤液合并，浓缩，加入三倍量 90% 乙醇，搅匀，静置，取上清液，回收乙醇至无醇味，加入苯甲酸钠 2g，混匀，加水至 1000mL，搅匀，滤过，分装。

4. 该制剂所采用的精制方法是（　　）
A. 煎煮法　　B. 水提醇沉法　　C. 回流法
D. 水醇双提法　　E. 醇提水沉法

5. 苯甲酸钠的作用是（　　）
A. 增溶剂　　B. 潜溶剂　　C. 酸碱调节剂
D. 防腐剂　　E. 矫味剂

6. 该制剂的剂型可能是（　　）
A. 汤剂　　B. 酒剂　　C. 酊剂
D. 流浸膏剂　　E. 口服液

三七总皂苷的制备工艺为：取三七粉碎成粗粉，用 70% 乙醇提取，滤过，滤液减压浓缩，滤过，过苯乙烯型非极性或弱极性共聚体大孔吸附树脂柱，用水洗涤，水洗液弃去，以 80% 的乙醇洗脱，洗脱液减压浓缩，脱色，精制，减压浓缩至浸膏，干燥，即得。

7. 三七总皂苷属于（　　）
A. 有效成分　　B. 有效部位　　C. 辅助成分
D. 无效成分　　E. 组织物质

8. 三七总皂苷的精制方法是（　　）
A. 醇提法　　B. 醇沉法　　C. 大孔树脂吸附法
D. 水沉法　　E. 水醇双提法

9. 三七总皂苷属于（　　）
A. 流浸膏剂　　B. 浸膏剂　　C. 散剂

D. 颗粒剂　　E. 粉剂

大黄流浸膏的制备方法为：取大黄（最粗粉）1000g，用 60% 乙醇作溶剂，浸渍 24 小时后，以 1 ～ 3mL/min 的速度缓缓渗漉，收集初漉液 850mL，另器保存，继续渗漉，至渗漉液色淡为止，收集渗漉液，浓缩至稠膏状，加入初漉液，混匀，用 60% 乙醇稀释至 1000mL，静置，待澄清，滤过，即得。

10. 以下关于渗漉法说法错误的是（　）
A. 渗漉法是动态浸提
B. 适用于贵重药材、毒性药材及高浓度制剂的制备
C. 可用于有效成分含量较低的药材的浸提
D. 渗漉过程所需时间较短
E. 提取不宜用水为溶剂

11. 以下关于大黄粉碎成最粗粉的说法错误的是（　）
A. 过粗不宜压紧，浸提效果差
B. 粉碎过粗，粉柱会增高，溶剂耗量大
C. 过细易堵塞，吸附性增强，浸提效果差
D. 粉碎越细，比表面积越大，提取效率越高
E. 粉碎粒度应根据药物性质、浸提效果等综合考虑

12. 以下不属于流浸膏的检查项目的是（　）
A. 性状　　B. 乙醇量　　C. 甲醇量
D. 装量　　E. 溶化性

四、X 型题（多项选择题，由一个题干和五个备选答案组成。题干在前，备选项在后。每道题备选项中至少有两个正确答案，多选、少选、错选或不选均不得分）

1. 根据扩散公式，下列关于中药浸提的陈述，正确的是（　）
A. 适当减小中药粒度可提高浸出率
B. 适当延长浸提时间可提高浸出率
C. 适当提高浸提温度可提高浸出率
D. 溶剂相等，分多次浸提浸出率高
E. 植物药与阿胶合煎，浸出速率提高

2. 下列关于影响浸提效果的陈述，正确的是（　）
A. 中药粉碎越细，越利于浸提
B. 浸提时间越长，越利于浸提
C. 浸提温度越高，越利于浸提
D. 浓度差增大利于成分的浸提
E. 酸性溶剂利于生物碱的浸提

3. 下列措施中，哪些有助于提高浸提效果（　　）
A. 将中药粉碎成极细粉
B. 强制浸出液循环流动
C. 用酸或碱调节浸提溶剂的 pH 值
D. 渗漉时让浸出液快速流出
E. 在浸提过程中不断搅拌
4. 多能式中药提取器浸提的特点是（　　）
A. 可在常压或加压、减压下浸提
B. 可用水或乙醇等溶剂浸提
C. 可提取挥发油或回收溶剂
D. 可用气压自动排渣，方便安全
E. 生产效率高，可组织流水线生产
5. 下列关于浸渍法应用特点的陈述，错误的是（　　）
A. 适用于易膨胀中药的浸提
B. 适用于黏性中药的浸提
C. 适用于贵重中药的浸提
D. 适用于毒性中药的浸提
E. 可用于制备高浓度的制剂
6. 下列关于渗漉法的陈述，正确的是（　　）
A. 中药应粉碎成适宜的粒度
B. 中药粉碎后即可装渗漉筒
C. 装筒后直接添加溶剂渗漉
D. 浸渍 24 ～ 48 小时后开始渗漉
E. 制流浸膏先收集药量 85% 初漉液
7. 下列药物可采用渗漉法提取的是（　　）
A. 人参　　B. 乳香　　C. 没药
D. 丹参　　E. 芦荟
8. 下列关于回流浸提法的陈述，正确的是（　　）
A. 回流浸提分回流热浸和回流冷浸
B. 回流冷浸装置的原理同索氏提取器
C. 回流冷浸溶剂能循环利用，不断更新
D. 回流冷浸溶剂用量小，浸出完全
E. 回流冷浸适于热敏性中药的浸提
9. 下列关于水蒸气蒸馏法的陈述，正确的是（　　）
A. 水蒸气蒸馏法多用于提取挥发油
B. 该法的基本原理是道尔顿定律
C. 混合液的总压大于任一蒸气分压

D. 混合液的沸点小于任一组分的沸点
E. 蒸馏次数不宜过多

10. 下列关于水提醇沉法操作的陈述，正确的是（　　）
A. 水提液必须浓缩后再加乙醇处理
B. 尽可能采用减压低温浓缩法
C. 浓缩前后可视情况调整 pH 值
D. 浓缩程度应根据成分性质决定
E. 应将浓缩液慢慢加到乙醇中

11. 下列关于分离技术的陈述，正确的是（　　）
A. 固体与液体密度相差悬殊可用沉降分离法
B. 固体与液体密度相差不大应用离心分离法
C. 密度不同且不相溶的混合液用离心分离法
D. 不溶物粒径小，料液黏度大，用离心分离法
E. 滤过困难或发生乳化的料液用离心分离法

12. 下列关于离心机的陈述，正确的是（　　）
A. 分离因数 $\alpha < 3000$ 为常速离心机
B. 分离因数 $\alpha = 3000 \sim 50000$ 为高速离心机
C. 分离因数 $\alpha > 50000$ 为超高速离心机
D. 常速离心机用于混悬滤浆的分离
E. 高速离心机用于黏度大的滤浆的分离

13. 下列关于影响浓缩效率的陈述，正确的是（　　）
A. 生产中浓缩是在沸腾状态下进行蒸发
B. 沸腾蒸发效率以蒸发器生产强度表示
C. 提高加热蒸气压力可提高传热温度差
D. 减压蒸发可以降低传热温度差
E. 料液预热后进入薄膜蒸发器可加速蒸发

14. 下列关于干燥的陈述，正确的是（　　）
A. 干燥过程可分为等速干燥和降速干燥阶段
B. 物料湿含量大于临界湿含量出现等速干燥
C. 物料湿含量小于临界湿含量出现降速干燥
D. 等速干燥阶段为物料表面气化控制阶段
E. 降速干燥阶段为物料内部迁移控制阶段

15. 下列关于喷雾干燥的陈述，错误的是（　　）
A. 适于耐热性液态物料的干燥
B. 瞬间干燥，制品是松脆颗粒或粉末
C. 制品溶解性好，保持色、香、味
D. 制品粗细度和含水量可调控

E. 热能消耗少，设备易清洗

16. 下列关于冷冻干燥的陈述，正确的是（　）
A. 冷冻干燥是利用冰的升华性能
B. 物料是在高度真空和低温下干燥
C. 特别适于极不耐热物料的干燥
D. 干燥制品多孔疏松，易于溶解
E. 含水量 1% ～ 3%，利于长期贮存

17. 下列关于沸腾干燥的陈述，正确的是（　）
A. 适于湿颗粒性物料的干燥
B. 气流阻力小，热利用率高
C. 干燥速度快，制品湿度均匀
D. 不需要人工翻料和出料
E. 消耗热能大，清洗设备麻烦

18. 下列关于减压干燥的陈述，正确的是（　）
A. 干燥温度低，速度快
B. 减少药物的污染和氧化
C. 产品呈海绵状，易粉碎
D. 适用于热敏性物料的干燥
E. 生产能力小，劳动强度大

五、填空题

1. 中药的浸提过程包括润湿与渗透、__________________及成分扩散等几个相互联系的阶段。
2. 可用作超临界流体的气体很多，但只有______________最常用。
3. 增加药材浸出液的蒸发量，提高浓缩速度可采用减压浓缩和____________。
4. 随着蒸发时间的延长，料液浓度增加，其沸点逐渐升高，会使 Δt_m________。
5. 物料干燥速率取决于物料内部水分的扩散速率和____________速率。
6. 干燥初期，水分从物料内部向外扩散的速率大于表面气化速率，出现______________的干燥。

六、名词解释

1. 渗漉法
2. 超临界流体提取法
3. 离心分离法
4. 水提醇沉法
5. 大孔树脂吸附法
6. 喷雾干燥法
7. 沸腾干燥法

七、简答题

1. 对具有完整细胞结构的中药来说，其成分提取需经过几个阶段？

2. 影响药效成分浸提效果的因素有哪些？
3. 单渗漉法的工艺流程是什么？
4. 重渗漉法有何优点？
5. 用多能式中药提取罐提取有何特点？
6. 大孔树脂吸附法的优点是什么？
7. 浓缩与蒸馏有什么不同？
8. 薄膜蒸发有何特点？
9. 物料中水的存在方式有几种？干燥过程除去何种水分？
10. 什么是减压蒸发？ 其有何特点？
11. 减压干燥有何特点？
12. 什么是冷冻干燥？ 其有何特点？
13. 沸腾干燥有何特点？
14. 鼓式薄膜干燥有何特点？

八、论述题

1. 以下为两种药酒的制备方法：

（1）三两半药酒的制备方法：取处方饮片，粉碎成粗颗粒，用白酒 2400mL 与黄酒 8000mL 的混合液作溶剂，浸渍 48 小时后，缓缓渗漉，收集渗漉液，加入蔗糖 840g，搅拌使溶解后静置，滤过，即得。

（2）冯了性风湿跌打药酒的制备方法：除乳香、五灵脂、木香、没药、麻黄、桂枝、白芷、小茴香、羌活、猪牙皂外，其余丁公藤等十七味混匀，蒸 2 小时，取出，放冷，与上述乳香等十味合并，置容器内，加入白酒 10kg，密闭浸泡 30 ～ 40 天，滤过，即得。

三两半药酒和冯了性风湿跌打药酒的剂型均为药酒，但提取方法不同，请根据案例分析这两种药酒提取方法的异同。

2. 采用超临界流体提取法提取川芎中的主要药效成分，萃取温度 60℃，萃取压力 25MPa，二氧化碳流速 1L/min，夹带剂（无水乙醇）质量分数 8%。结果表明川芎中的药效成分瑟丹酸内酯、阿魏酸松柏酯、藁本内酯和总内酯的产率明显高于《中国药典》记载的回流提取法。

请分析超临界流体提取法的川芎总药效成分产率高于《中国药典》中回流提取法的原因。

3. 丹参注射液在制备时，先用水煎煮提取，然后于浓缩液中加乙醇使含醇量达 75%，静置冷藏 40 小时以上，双层滤纸抽滤，滤液回收乙醇并浓缩，再加乙醇使含醇量达 85%，静置冷藏 40 小时以上，滤过，滤液回收乙醇，浓缩至适量，再进行后续操作。

请根据此案例分析丹参注射液制备时所采用的水提醇沉法主要除去哪些杂质，操作时应注意哪些问题。

4. 黄芩提取物的制备方法：取黄芩，加水煎煮，合并煎液，浓缩至适量，用盐酸调节 pH 值至 1.0 ～ 2.0，80℃保温，静置，滤过，沉淀物加适量水搅匀，用 40% 氢氧化钠调节 pH 值至 7.0，加等量乙醇，搅拌使溶解，滤过，滤液用盐酸调节 pH 值至 1.0 ～ 2.0，60℃保温，静置，滤过，沉淀依次用适量水及不同浓度的乙醇洗至 pH 值至中性，挥尽乙醇，减压干燥，即得。

请分析黄芩提取物制备过程中所用到的纯化方法及应用特点。

九、计算题

1. 有中药浓缩液 100mL，用醇处理精制，欲使药液的含醇量达到 75%，问需要加入 95% 乙醇多少？

2. 某中药水煎浓缩液 1000mL，欲调整含醇量达 70%，沉淀去除杂质，已有回收 80% 乙醇 2000mL，还需 95%乙醇多少？

3. 有中药浓缩液 150mL，用梯度递增法醇沉 3 次，要求药液的含醇量依次为 50%、65%、80%，每次醇沉时各需加入 95% 乙醇多少？

4. 精取 20℃左右的水 400mL，置 500mL 量筒中，滴加正在浓缩的稠膏至 500mL，搅匀后，用波美计测得其波美度为 10.7 度，此时该稠膏的相对密度是多少？

参考答案及解析

一、A 型题

1. 答案：C

解析：本题考查的是常用浸提溶剂的应用特点。乙醇为半极性溶剂，既可以溶解水溶性的某些成分，如生物碱及其盐类、苷、糖、苦味质等，又能溶解非极性溶剂所溶解的一些成分，如树脂、挥发油、内酯、芳烃类化合物等。乙醇的浓度越高，鞣质、蛋白质、糖类等强极性成分浸出越少。

2. 答案：D

解析：本题考查的是影响浸提的因素。从扩散公式可以看出，扩散速率与扩散面、扩散过程中的浓度梯度和温度成正比；与扩散物质分子半径和液体的黏度成反比。但在浸出实践中，这些因素受到一定条件的限制，不能像固体纯化学物质在溶剂中的扩散那样简单，且植物中药的间歇式浸出过程是属于不稳定扩散，即系统内任一点的物质浓度随时间而变化。中药粒度、浸提温度、浸提时间、溶剂 pH 只能依据实际情况适当掌握，扩散系数也随中药而变化。因此，生产中最重要的是保持最大的浓度梯度，如果没有浓度梯度，其他的因素都将失去作用。

3. 答案：A

解析：本题考查的是浸提辅助剂的相关应用。浸提时加酸的主要目的是促进生物碱的浸出；提高部分生物碱的稳定性；使有机酸游离，便于用有机溶剂浸提；除去酸不溶性杂质等。而加入适宜的表面活性剂可促进药材表面的润湿性，利于某些药材成分的浸提。对于鞣质，甘油是鞣质的良好溶剂，有稳定鞣质的作用。

4. 答案：E

解析：当溶剂的量一定时，分多次浸渍可以减少药渣吸附浸液所引起的中药成分的损失量，提高浸提效果。设浸渍次数为 m 次，x 为中药成分的总浸出量，α 为药渣吸附的浸液量，n 为首次分离出的浸液量，则经 m 次浸渍后留在药渣中成分的损失量 r_m 应为：

$$r_m=x\frac{\alpha^m}{(n+\alpha)(n+2\alpha)^{m-1}}$$

若有中药 10g，用溶剂 300mL 浸提，设中药成分的总浸出量为 x，药渣吸附溶剂量 α 为 10mL，那么，溶剂 300mL 作 1 次浸提时，留在药渣中的成分损失量为（1/30）x；作 2 次浸提，每次 150mL，则留在药渣中的成分损失量为（1/240）x；作 3 次浸提，每次 100mL，则留在药渣中的成分量仅为（1/1210）x。实际生产中，一般浸渍 2 ～ 3 次，浸渍次数过多并无实用意义。

5. 答案：C

解析：乙醇浓度在 90% 以上时，挥发油、叶绿素、有机酸、树脂等非极性成分才能较完全浸出。

6. 答案：A

解析：含醇量达 75% 以上时，蛋白质、鞣质、水溶性色素、树脂等大部分杂质均可以沉淀去除。

7. 答案：B

解析：氨水是一种挥发性弱碱，对成分的破坏作用小，且易于控制其用量。

8. 答案：D

解析：浸提辅助剂系指为提高浸提效能，增加浸提成分的溶解度，增加制剂的稳定性，以及去除或减少某些杂质，而特地加入浸提溶剂中的物质。在生产中一般只用于单味药材的浸提，而较少用于复方制剂的浸提。

9. 答案：B

解析：渗漉法为动态提取，溶剂的利用率高，能保持最大浓度梯度。

10. 答案：B

解析：根据 Fick's 扩散定律，浸提时的主要影响因素包括药材粒度、浸提温度、浸提时间、浓度梯度等，其中，浓度梯度是渗透或扩散的推动力，是生产中最重要的影响因素。如果没有浓度梯度，其他的因素都将失去作用。

11. 答案：C

解析：渗漉法属动态浸出，即溶剂相对药粉流动浸出，溶剂的利用率高，有效成分浸出完全。故适用于贵重中药、毒性中药及高浓度制剂，也可用于有效成分含量较低的中药的提取。但对树脂类等无组织结构的中药，因其黏性极强，无法让溶剂通过，故不宜选用。

12. 答案：D

解析：用渗漉法浸出中药成分，中药的粒度应适宜，过细易堵塞，吸附性增强，浸出效果差。药粉在装渗漉筒前应先用浸提溶剂润湿，使其充分膨胀，避免在筒内膨胀，造成装筒过紧，影响渗漉操作的进行。中药装筒后，加入浸提溶剂浸渍 24 ～ 48 小时，使溶剂充分渗透扩散，才可收集渗漉液。在制备高浓度制剂时这一点更为重要。渗漉的速度应适当，若太快，则有效成分来不及浸出和扩散，药液浓度低；太慢则影响设备利用率和产量。

13. 答案：E

解析：渗漉法适用于贵重中药、毒性中药及高浓度制剂，也可用于有效成分含量较低的中药的提取。

14. 答案：D

解析：浸渍法适用于黏性药材、无组织结构的药材、新鲜及易于膨胀的药材、芳香性药材。

15. 答案：B

解析：水蒸气蒸馏法适用于具有挥发性，能随水蒸气蒸馏而不被破坏，与水不发生反应，又难溶或不溶于水的化学成分的浸提、分离，常用于挥发油的提取。

16. 答案：C

解析：微孔滤膜的孔径高度均匀，滤过精度高度准确；孔隙率高，一般占薄膜总体积 70% 以上，故滤速快；滤膜质地薄，对料液的滤过阻力小，滤速快，且吸附损失非常小；滤过时无介质脱落，对药液不污染；但易堵塞，故料液必须先经预滤处理。

17. 答案：D

解析：超滤是一种能够将溶液进行净化、分离或者浓缩的膜透过法分离技术。超滤非对称结构的多孔膜孔径为 1 ～ 20nm，主要滤除直径 5 ～ 100nm 的颗粒。所以超滤又是在纳米数量级进行选择性滤过的技术。

18. 答案：B

解析：在滤过的初期，滤过速度与滤器的面积成正比，增大滤过面积能提高药液滤过效率。滤速与料液黏度成反比，黏稠性愈大，滤速愈慢。因此，常采用趁热滤过或保温滤过。若降低料液温度，黏度增大，滤速变慢。滤渣层两侧的压力差愈大，则滤速愈快。因此常用加压或减压滤过法，提高药液滤过效率。对黏性物料或胶体物料常在料液中加助滤剂，以降低黏度，提高药液滤过效率。

19. 答案：C

解析：水提取液应经浓缩后再加乙醇处理，可减少乙醇的用量，使沉淀完全。将浓缩液放凉后再加乙醇，可减少乙醇的挥发损失。应将乙醇慢慢地加入浓缩药液中，慢加快搅，使含醇量逐步提高，有利于除去杂质，减少杂质对有效成分的包裹而被一起沉出，造成损失。含醇药液慢慢降至室温时，再移至冷库中，于 5 ～ 10℃下静置 12 ～ 24 小时，若含醇药液降温太快，微粒碰撞机会减少，沉淀颗粒较细，难于滤过。

20. 答案：A

解析：盐析法系指在含某些高分子物质的溶液中加入大量的无机盐，使其溶解度降低沉淀析出，而与其他成分分离的一种方法。适用于蛋白质的分离纯化。

21. 答案：D

解析：鼓式薄膜干燥是将湿物料涂布在金属转鼓上，将蒸气导入鼓内，经热传导方式提供气化所需热量，使物料得到干燥。微波干燥是用915MHz和2450MHz的高频波，使物料得到干燥。远红外干燥是利用红外线辐射器产生的电磁波被含水物料吸收后，直接转变为热能，使物料得到干燥。喷雾干燥是将液态物料浓缩至适宜的相对密度后，使雾化成细小雾滴，与一定流速的热气流进行热交换，使物料得到干燥。吸湿干燥是用吸水性很强的物质作干燥剂，使物料得到干燥的一种方法。

22. 答案：B

解析：升华是物质由固态直接变为气态。冷冻干燥是将被干燥液体物料冷冻成固体，在低温减压条件下利用冰的升华性能，使物料低温脱水而达到干燥的目的。

23. 答案：B

解析：喷雾干燥与沸腾干燥都是流化技术在干燥上的应用，干燥产物均为颗粒状（喷雾干燥也可为粉末状），皆可以组织连续化批量生产。但是喷雾干燥适用于液态物料的干燥，而沸腾干燥适用于湿颗粒的干燥。

24. 答案：D

解析：减压蒸发料液沸点降低，其气化潜热随之增大，即减压蒸发比常压蒸发消耗的加热蒸气的量要多。

25. 答案：B

解析：薄膜浓缩又称薄膜蒸发。其不受料液静压和过热影响，受热时间短，成分不易被破坏。

26. 答案：A

解析：物料中所含的总水分为自由水分与平衡水分之和，在干燥过程中可以除去的水分只能是自由水分（包括全部非结合水和部分结合水），不能除去平衡水分（即结合水中不能除去的那一部分水分）。

27. 答案：C

解析：干燥过程明显地分为等速阶段和降速阶段。在等速阶段，干燥速率与物料湿含量无关，加热温度越高，越有利于内部水分的扩散和表面气化，干燥速率快。但是当物料湿含量小于临界湿含量时，由于物料内部水分的扩散速率小于表面气化速率，物料表面没有足够的水分满足表面气化的需要，干燥出现降速阶段。此时如果加热温度高，物料表面就会迅速干燥，而引起表面呈现假干现象或龟裂现象，不利于继续干燥。

28. 答案：A

解析：在物料干燥的初期，由于水分从物料内部向外扩散速率大于表面气化速率，物料表面停留一层非结合水。此时水分的蒸气压恒定，表面气化的推动力保持不变，干燥速率主要取决于表面气化速率。干燥一开始使用较高温度可提高表面气化速率，有利于水分的干燥。

29. 答案：A

解析：冷冻干燥的特点是物料在高度真空及低温条件下干燥，适用于极不耐热物品的干燥，如抗生素、疫苗等生物制品及中药粉针剂。

30. 答案：C

解析：沸腾干燥的特点是适用于湿粒性物料，如片剂、颗粒剂制备过程中湿颗粒的干燥。

31. 答案：E

解析：鼓式干燥法干燥面大，常用于中药浸膏的干燥和膜剂的制备。

二、B 型题

1 ～ 4. 答案：DBAC

解析：本组题目考查不同提取方法的应用特点。浸渍法适用于黏性药材、无组织结构的药材、新鲜及易于膨胀的药材、芳香性药材的浸提；渗漉法适用于贵重中药、毒性中药及高浓度制剂，也可用于有效成分含量较低的中药的提取；水蒸气蒸馏法适用于挥发油的提取；超临界流体提取法适用于亲脂性、分子量小的物质的浸提。

5 ～ 8. 答案：EADB

解析：本组题目考查不同分离纯化方法的应用特点。沉降分离法适用于溶液中固体微粒多而质重的粗分离；离心分离法适用于沉降分离法和一般的滤过分离难以进行或不易分开的分离及含水量较高、含不溶性微粒的粒径很小或黏度很大的滤浆的分离；水提醇沉法广泛用于中药水提液的精制，可去除蛋白质、黏液质、树脂等杂质；盐析法常用于蛋白质的分离纯化。

9 ～ 12. 答案：DCEA

解析：本组题目考查不同干燥方法的应用特点。微波干燥法适用于含有一定水分且对热稳定药物的干燥或灭菌；沸腾干燥法适用于湿粒性物料的干燥；冷冻干燥法适用于极不耐热物品的干燥，如天花粉、淀粉止血海绵的干燥；鼓式干燥法常用于中药膜剂的干燥和中药浸膏的干燥。

13 ～ 15. 答案：BDC

解析：本组题目考查不同分离仪器的应用特点。高速离心机适用于细粒子、黏度大的滤浆及乳状液的分离；超高速离心机适用于微生物及抗生素发酵液、动物生化制品等的固 – 液两相的分离；板框压滤机适用于黏度较低、含渣较少的液体密闭滤过，以达到澄清等预滤或半精滤的要求。

16 ～ 18. 答案：DAC

解析：本组题目考查不同分离纯化方法的应用特点。水提醇沉法广泛用于中药水提液的精制；酸碱法是针对中药提取液中单体成分的溶解度和酸碱度有关的性质而采用的精制方法，常在溶液中加入适量酸或碱，调节 pH 值至一定范围，使单体成分溶解或析出，而达到分离目的；大孔树脂吸附法可选择性地吸附中药浸出液中的有效成分、去除无效成分，适用于去除中药提取液中的重金属和农药残留。

三、C 型题

1. 答案：A

解析：无效成分是指本身没有药效，无生物活性的物质。

2. 答案：C

解析："无效"与"有效"是相对的，随着科学的发展，过去认为无效的成分，现在可能有新的生物活性。

3. 答案：D

解析：流浸膏为澄清液体，但浸膏剂为半固体或粉末状；流浸膏每 1mL 相当于原饮片 1g；流浸膏多以不同浓度的乙醇为溶剂；流浸膏多作为配制酊剂、合剂、糖浆剂或其他制剂的中间体。

4. 答案：B

解析：水提醇沉法是该制剂采用的精制方法，先用水煎煮提取，再用一定浓度的乙醇沉淀去除提取液中的杂质。

5. 答案：D

解析：苯甲酸钠是常用的防腐剂。

6. 答案：E

解析：该制剂的剂型可能是口服液。汤剂制备时直接用水煎煮提取即可；酒剂需用蒸馏酒提取；酊剂应用规定溶度的乙醇提取或溶解；流浸膏剂也多用不同浓度的乙醇为溶剂，多采用渗漉法制备而得，故可能的剂型是口服液。

7. 答案：B

解析：三七总皂苷属于有效部位，由多种成分组成，是一种总苷。

8. 答案：C

解析：制备工艺中用到了过苯乙烯型非极性或弱极性共聚体大孔吸附树脂，属于大孔树脂吸附法。

9. 答案：B

解析：最后浓缩到浸膏的状态，并进行干燥，属于浸膏剂（干浸膏）的范畴。

10. 答案：D

解析：渗漉过程需经过 24 ～ 48 小时甚至更长的浸渍时间，故所需时间较长。

11. 答案：D

解析：粉碎的粒度应适宜，粉碎过细，易堵塞，吸附性增强，浸提效果差。

12. 答案：E

解析：流浸膏的检查项目包括性状、乙醇量、甲醇量、装量等。溶化性为颗粒剂的检查项目。

四、X 型题

1. 答案：ABCD

解析：植物药与阿胶合煎，浸出速率会降低。因为阿胶可使浸提液黏度增加，不利于成分扩散。

2. 答案：DE

解析：粉碎得过细的植物中药粉末，不适于浸出。原因在于：①过细的粉末吸附作用增强，使扩散速度受到影响。②粉碎过细，使大量细胞破裂，致使细胞内大量高分子物质（如树脂、黏液质等）胶溶进入浸出液中，而使中药外部溶液的黏度增大，扩散系数降低，浸出杂质增加。③过细的粉末给浸提操作带来不便。如浸提液滤过困难，产品易浑浊；若用渗漉法浸提时，由于粉末之间的空隙太小，溶剂流动阻力增大，容易造成堵塞，使渗漉不完全或渗漉发生困难。

当扩散达到平衡后，延长浸提时间，对浸提效果并不起作用，且长时间的浸提会导致某些有效成分分解。

浸提温度升高，可使分子的运动加剧，植物组织软化，促进膨胀，从而加速溶剂对中药的渗透及对药物成分的解吸、溶解，同时促进药物成分的扩散，提高浸出效果。而且温度适当升高，可使细胞内蛋白质凝固破坏，杀死微生物，有利于浸出和制剂的稳定性。但是，浸提温度高能使中药中某些不耐热成分或挥发性成分分解、变质或挥发散失。此外，高温浸提液中，往往无效杂质较多，放冷后会因溶解度降低和胶体变化而出现沉淀或浑浊，影响制剂质量和稳定性。因此浸提过程中，要适当控制温度。

浸提过程中，溶液的浓度差是扩散作用的主要动力。若能始终保持较大的浓度梯度，将大大加速中药内成分的浸出。

酸性溶剂可使游离生物碱成盐，增加在水中的溶解度，提高其浸出效果。

3. 答案：BCE

解析：中药粉碎得过细，不适于浸出。

浸提过程中的不断搅拌、经常更换新鲜溶剂、强制浸出液循环流动，或采用流动溶剂渗漉法等，这些均是为了增大浓度梯度，提高浸出效果。

在中药浸提过程中，调节适当的 pH 值将有助于中药中某些弱酸、弱碱性有效成分在溶剂中的解吸和溶解，如用酸性溶剂提取生物碱，可使生物碱成盐，增加在水中的溶解度，提高其浸出效果。渗漉时让浸出液快速流出，不能提高浸提效果。因为渗漉速度过快，不利于溶剂向细胞内渗透，药效成分向细胞外扩散。

4. 答案：ABCDE

解析：多能式中药提取器的特点：①可进行常压常温提取，也可以高压高温提取，或减压低温提取；②无论水提、醇提、提油、蒸制、回收药渣中溶剂等均能适用；③采用气压自动排渣，操作方便，安全可靠；④提取时间短，生产效率高；⑤设有集中控制台，控制各项操作，有利于组织流水线生产。

5. 答案：CDE

解析：浸渍法不适于浸提贵重中药、毒性中药及制备高浓度的制剂。因为溶剂的用量大且呈静止状态，溶剂的利用率较低，有效成分浸出不完全。即使采用重浸渍法，加强搅拌，或促进溶剂循环，只能提高浸出效果，也不能直接制得高浓度的制剂。

6. 答案：ADE

解析：药粉在装渗漉筒前应先用浸提溶剂润湿，使其充分膨胀，避免在筒内膨胀，造成装筒过紧，影响渗漉操作的进行。

装渗漉筒后加盖放置 24 ～ 48 小时后收集渗漉液，使充分渗透、扩散。

若用渗漉法制备流浸膏、浸膏时，先收集中药量 85% 的初漉液另器保存，续漉液低温浓缩后与初漉液合并，调整至规定标准。这对稳定产品质量和简化操作是有利的。因为一般渗漉液量为中药量的 4 ～ 5 倍，绝大部分成分存在于最初渗漉液中，所以，只对续漉液浓缩能最大限度地防止成分受热破坏损失。

7. 答案：AD

解析：乳香、没药、芦荟是无组织结构的中药，黏性强，不宜采用渗漉法提取。

8. 答案：ABCD

解析：回流冷浸装置的原理同索氏提取器，浸提液中溶剂挥发，而中药成分（溶质）不挥发。因蒸发锅中浸提液受连续长时间加热，故热敏性中药不宜采用本法浸提。

9. 答案：ABCDE

解析：水蒸气蒸馏法的基本原理是：道尔顿定律，相互不溶也不起化学作用的液体混合物的蒸气总压，等于该温度下各组分饱和蒸气压（即分压）之和。当混合液的总压大于任一组分的蒸气分压，则混合液的沸点比任一组分液体单独存在时为低。水蒸气蒸馏法多用于提取挥发油，蒸馏次数不宜过多，以免挥发油中某些成分氧化或分解。

10. 答案：ABCD

解析：应将乙醇慢慢地加入浓缩药液中，边加边搅拌，使含醇量逐步提高，这样做有利于除去杂质，减少杂质对有效成分的包裹而被一起沉出的损失。

11. 答案：ABCDE

解析：沉降分离法适用于固体与液体密度相差悬殊的物料，可采用虹吸法吸取上层澄清液，使固体与液体分离。当用沉降分离法和一般的滤过分离难以进行或不易分开时，可考虑离心分离法，离心分离法适用于固液分离、两种密度不同且不相混溶的液体混合物的分离、含水量较高、含不溶性微粒的粒径很小或黏度很大的滤浆的分离。当用高速离心机进行分离时，其可用于细粒子、黏度大的滤浆及乳状液的分离。

12. 答案：ABCDE

解析：按照分离因数（α）的大小，离心机可分为：①常速离心机：$\alpha < 3000$。②高速离心机：$\alpha = 3000 \sim 50000$。③超高速离心机：$\alpha > 50000$。其中常速离心机适用于易分离的混悬滤浆的分离及物料的脱水。高速离心机主要用于细粒子、黏度大的滤浆及乳状液的分离。

13. 答案：ABCE

解析：减压蒸发，适当降低冷凝器中二次蒸气的压力，可以降低料液的沸点和提高传热温度差，有利于蒸发过程顺利进行。

14. 答案：ABCDE

解析：干燥曲线的折点所示的物料湿含量是临界湿含量 C_0。当物料湿含量大于 C_0 时，干燥过程属于等速干燥阶段；当物料湿含量小于 C_0 时，干燥过程属于降速干燥阶段。等速干燥阶段为表面气化控制阶段。降速干燥阶段为内部迁移控制阶段。

15. 答案：AE

解析：喷雾干燥是瞬间干燥，特别适于热敏性液态物料的干燥。喷雾干燥不足之处是热能消耗大，进风温度较低时，热效率只有 30% ～ 40%；设备清洗较麻烦。

16. 答案：ABCDE

解析：冷冻干燥的原理可以用水的相图来说明，主要是利用冰的升华性能。其特点是物料在高度真空及低温条件下干燥，可避免成分因高热而分解变质，适用于极不耐热物品的干燥。干燥制品外观优良，质地多孔疏松，易于溶解，且含水量低，一般为 1% ～ 3%，利于长期贮存。

17. 答案：ABCDE

解析：沸腾干燥法适于湿粒性物料，是流态化的动态干燥，沸腾床干燥的气流阻力小，热利用率较高；干燥速度快，产品质量好；制品干湿度均匀，没有杂质带入；干燥时不需翻料，且能自动出料。但热能消耗大，清扫设备较麻烦。

18. 答案：ABCDE

解析：减压干燥的特点是：①干燥温度低，干燥速度快；②减少了物料与空气的接触机会，避免污染或氧化变质；③产品呈海绵状，蓬松，易粉碎；④适用于热敏性或高温下易氧化物料的干燥。但生产能力小，劳动强度大。

五、填空题

1. 解吸与溶解　　2. 二氧化碳　　3. 薄膜浓缩
4. 变小　　5. 表面气化　　6. 等速阶段

六、名词解释（略）

七、简答题

1. 答：具有完整细胞结构的中药，其成分的提取需经过浸润渗透阶段、解吸与溶解阶段、扩散阶段。

2. 答：下列因素可影响药效成分的浸提效果：①中药粒度；②浸提温度；③浸提时间；④浸提压力；⑤浓度梯度。

3. 答：单渗漉法的工艺流程为：粉碎中药→润湿中药→中药装筒→排除气泡→浸渍中药→收集渗漉液。

4. 答：重渗漉法中一份溶剂能多次利用，溶剂用量较单渗漉法少；渗漉液中有效成分浓度高，可不必再加热浓缩，可制得高浓度制剂（1∶1），因而可避免有效成分受热分解或挥发损失，成品质量较好。

5. 答：多能中药提取罐提取的特点：①提取时间短，生产效率高；②可常压常温提取，也可加压高温提取，或减压低温提取；③无论水提、醇提、提油、蒸制、回收药渣中溶剂等均能适用；④采用气压自动排渣，操作方便，安全可靠；⑤设有集中控制台，控制各项操作，减轻劳动强度；⑥利于组织流水线生产。

6. 答：大孔树脂吸附法的优点：选择性地吸附中药浸出液中的有效成分、去除无效成分，是一种新的纯化方法。具有高度富集药效成分、减少杂质、降低产品吸潮性、有效去除重金属和农药残留、再生简单等优点。

7. 答：浓缩与蒸馏的异同点：①皆是在沸腾状态下，经传热过程，将挥发性不同的物质进行分离；②浓缩只能把不挥发或难挥发的物质与在该温度下具有挥发性的溶剂分离至某种程度，得到具有一定相对密度的浓缩液，并不以收集挥散的蒸气为目的；③蒸馏是把挥发性不同的物质尽可能彻底分离，并以蒸气再凝结成液体为目的，即必须收集挥散的蒸气。

8. 答：薄膜蒸发的特点：①蒸发速度快，受热时间短；②不受料液静压和过热影响，成分不易被破坏；③可在常压或减压下连续操作；④能将溶剂回收，重复利用。

9. 答：物料中水的存在方式有三种：结合水、结晶水、非结合水。干燥过程除去全部非结合水和部分结合水。

10. 答：减压蒸发是在密闭的容器内，抽真空降低内部压力，使料液的沸点降低而进行蒸发的方法，又称减压浓缩。

减压蒸发的特点：①能防止或减少热敏性物质的分解；②增大传热温度差（Δt_m），强化蒸发操作；③能不断地排除溶剂蒸气，有利于蒸发顺利进行；④沸点降低，可利用低压蒸气或废气加热；⑤料液沸点降低，气化潜热增大，即减压蒸发比常压蒸发消耗的加热蒸气的量要多。

11. 答：减压干燥的特点：①适于热敏性或高温下易氧化，排出的气体有使用价值、有毒害、有燃烧性等物料；②干燥的温度低，干燥速度快；③减少了物料与空气的接触机会，避免污染或氧化变质；④产品呈松脆的海绵状，易于粉碎；⑤挥发性液体可以回收利用；⑥生产能力小，间歇操作，劳动强度大。

12. 答：冷冻干燥是将被干燥液体物料冷冻成固体，在低温减压条件下利用冰的升华性能，使物料低温脱水而达到干燥目的的一种方法，故又称升华干燥。

冷冻干燥的特点：①物料在高度真空及低温条件下干燥，故对某些极不耐热物品的干燥很适合，如血浆、血清、抗生素等生物制品，天花粉针和淀粉止血海绵等；②能避免药品因高温分解变质；③干燥制品多孔疏松，易于溶解；④含水量低，一般为1%～3%，有利于药品长期贮存；⑤需要高度真空与低温，耗能大，成本高。

13. 答：沸腾干燥的特点：①适于湿粒性物料，如片剂、颗粒剂制备过程中湿粒的干燥和水丸的干燥；②沸腾床干燥的气流阻力较小，物料磨损较轻，热利用率较高；③干燥速度快，产品质量好，一般湿颗粒流化干燥时间为20分钟左右，制品干湿度均匀，没有杂质带入；④干燥时不需翻料，且能自动出料，节省劳动力；⑤适于大规模生产，组织片剂生产的流水线作业；⑥热能消耗大，清扫设备较麻烦，尤其是有色颗粒干燥时给清洁工作带来困难。

14. 答：鼓式薄膜干燥的特点：①适于浓缩药液及黏稠液体的干燥；②可连续生产，根据需要调节药液浓度、受热时间（鼓的转速）和温度（蒸气）；③对热敏性药物液体可在减压情况下使用；④干燥物料呈薄片状，易于粉碎。

八、论述题

1. 答：三两半药酒的提取方法主要为渗漉法，冯了性风湿跌打药酒的提取方法是浸渍法。浸渍法与渗漉法的主要异同：①浸渍法为静态提取，溶剂利用率低，有效成分浸出不完全；渗漉法为动态提取，溶剂利用率高，有效成分浸出完全。②常根据药物的性质选择不同的提取方法。浸渍法适用于黏性药物、无组织结构的中药、新鲜及易于膨胀的中药、价格低廉的芳香性中药；渗漉法适用于贵重中药、毒性中药、有效成分含量较低的中药。③浸渍法不能直接制得高浓度制剂；渗漉法可直接制得高浓度制剂。④渗漉法与浸渍法不宜用水作浸出溶剂。通常用不同浓度的乙醇或白酒，故应防止溶剂的挥发损失。

2. 答：①利用二氧化碳处于超临界状态下具有的高密度、低黏度和扩散系数大的性质提取有效成分，然后再应用降压的方法将溶解于流体中的溶质分离，起到提取与蒸馏双重作用，提取率高，操作周期短。②川芎中的主要药效成分在高温下不稳定，而二氧化碳具有惰性，$T\mathrm{c}$ 为 31.05℃，可在常温下操作，能较有效地防止热敏性成分和化学不稳定成分的氧化和分解；$P\mathrm{c}$ 为 7390kPa，较易达到操作要求。③该技术主要用 CO_2 作萃取剂，必要时加入改性剂。CO_2 在分离过程中已变成气体进入循环，出料时不残留有机溶剂 CO_2，产品符合卫生标准，可节约大量有机溶剂。④该技术是一种省力、节能、降耗、对环境无污染的技术。CO_2 价廉易得，一般可回收 80% 左右，且无燃烧性。但是生产过程应防止高压系统降压时 CO_2 中的微量水分或杂质因节流降温结冰而造成堵塞；若在最高工作压力 32MPa 的萃取釜装置上进行超过允许压力的生产运行，则很容易发生危险；超压泄放装置除了安全阀外还应设置防爆破片。⑤该技术主要适合于提取亲脂性、分子量小的物质，对分子量大、极性大的化合物提取需加改性剂，大幅度地提高提取压力，而目前国内萃取釜最高工作压力以 32MPa 居多，这就给应用带来了一定的难度。

3. 答：通常认为，水提醇沉法料液中含醇量达 75% 以上，可除去蛋白质、多糖、树脂等，但鞣质、水溶性色素等不能完全去除。

具体操作时应注意以下问题：

（1）药液的浓缩：水提取液应经浓缩后再加乙醇处理，浓缩时最好采用减压低温，浓缩前后可酌情调节 pH 以保留更多的有效成分，尽可能去除无效物质。浓缩程度应适宜，若药液浓度太大，经醇沉回收乙醇后，如再进行滤过处理，则成分损失量大。

（2）加醇的方式：用逐步提高乙醇浓度的方法进行醇沉，有利于除去杂质，减少杂质对有效成分的包裹而被一起沉出的损失。应将乙醇慢慢地加入浓缩药液中，边加边搅拌，使含醇量逐步提高。分次醇沉，每次回收乙醇后再加乙醇调至规定含醇量，可减少乙醇的用量，但操作较麻烦。丹参注射液采用梯度递增法醇沉，共进行了2次醇沉操作，可以更好地除去杂质。

（3）醇量的计算：调药液含醇量达某种浓度时，只能将计算量的乙醇加入药液中，而用乙醇计直接在含醇的药液中测量的方法是不正确的。乙醇计的标准温度为20℃，测量乙醇本身的浓度时，如果温度不是20℃，应做温度校正。实际生产中对浓缩药液和浓乙醇体积，用量取法很不方便，均用称重法。生产中常用回收乙醇来沉淀杂质，其量不够时再用浓乙醇补足。

（4）冷藏与处理：加乙醇时药液的温度不能太高，加至所需含醇量后，将容器口盖严，以防乙醇挥发。含醇药液慢慢降至室温时，再移至冷库中，于5～10℃下静置12～24小时，若含醇药液降温太快，微粒碰撞机会减少，沉淀颗粒较细，难于滤过。充分静置冷藏后，先虹吸上清液，可顺利滤过，下层稠液再慢慢抽滤。

4. 答：黄芩提取物制备过程中所用到的纯化方法主要为酸碱法。

应用特点：①酸碱法是针对单体成分的溶解度与酸碱度有关的性质，在溶液中加入适量酸或碱，调节pH至一定范围，使单体成分溶解或析出，以达到分离目的的一种方法。本案例中，加入盐酸后，可使黄芩苷以游离形式从提取液中析出，得粗品，再加碱后可使黄芩苷成钠盐溶解，达到除杂目的，最后再加酸，调节pH，再次纯化，可得较纯提取物。②纯化过程中应注意温度和碱度的控制，过高易破坏黄芩苷的结构。

九、计算题

1. 已知：V=100mL，C_1=95%，C_2=75%

设：需要加入95%乙醇的量为X

根据公式：$C_2 \cdot (V+X) = C_1 \cdot X$

解：$X = (C_2 \cdot V) \div (C_2 - C_1) = 75 \times 100 \div (95-75) = 375$（mL）

答：需要加入95%乙醇375mL。

2. 已知：V_1=1000mL，V_2=2000mL，C_1=95%，C_2=80%，C_3=70%

设：加入回收乙醇后药液的含醇量为C_4，需要加入95%乙醇的量为X

解：因为$(V_1+V_2+X) \times C_3 = V_2 \times C_2 + C_1X$

所以$(1000+2000+X) \times 0.7 = 2000 \times 0.8 + 0.95X$

X=2000（mL）

答：还需加入95%乙醇约2000mL才能使药液的含醇量达到70%。

3.

解：根据公式：$X_n = \dfrac{(V+X_1+X_2+\cdots\cdots+X_{n-1})(C_N - C_{N-1})}{C_n - C_N}$

可计算出各次醇沉时所需加入95%乙醇的量（X_n）：

$X_1 = 150 \times 50 \div (95-50) = 166.7$（mL）

$X_2 = (150+166.7) \times (65-50) \div (95-65) = 158.35$（mL）

X_3=（150+166.7+158.35）×（80−65）÷（95−80）=475.05（mL）

答：3 次醇沉中所加 95% 乙醇的量依次为 166.7mL、158.35mL、475.05mL。

4. 设：稠膏的相对密度为 D；稠膏稀释至 5 倍的波美度为 d。

解：d=144.3 ÷（144.3−10.7）=144.3 ÷ 133.6=1.08

D=（d−1）×n+1

=（1.08−1）×5+1

=1.40

答：此时该稠膏的相对密度是 1.40。

第七章 浸出制剂

习 题

一、A 型题（最佳选择题，由一个题干和五个备选答案组成。题干在前，备选项在后。每道题备选项中，只有一个最佳答案）

1. 按浸提过程和成品情况分类，流浸膏剂属于（ ）

A. 水浸出剂型　B. 含醇浸出剂型　C. 含糖浸出剂型　D. 无菌浸出剂型　E. 精制浸出剂型

2. 汤剂的制法是（ ）

A. 煎煮法　B. 渗漉法　C. 浸渍法　D. 回流法　E. 水蒸气蒸馏法

3. 制备汤剂时，苦杏仁应（ ）

A. 先煎　B. 后下　C. 包煎　D. 烊化　E. 另煎

4. 制备汤剂时，附子应（ ）

A. 先煎　B. 后下　C. 包煎　D. 烊化　E. 另煎

5. 关于糖浆剂的叙述，正确的是（ ）

A. 蔗糖的水溶液称为单糖浆

B. 糖浆剂中含蔗糖量应不低于 45%（g/mL）

C. 糖浆剂配液的溶剂是饮用水

D. 热溶法配制糖浆时应保持微沸 1 小时以上，以达灭菌目的

E. 糖浆剂易染菌长霉发酵，故应进行热压灭菌

6. 属于中药合剂质量检查项目的是（ ）

A. 水分　B. 相对密度　C. 乙醇量　D. 甲醇量　E. 无菌

7. 饮片用水煎煮，取煎煮液浓缩，加炼蜜或糖（或转化糖）制成的半流体制剂称为（ ）

A. 糖浆剂　B. 流浸膏剂　C. 浸膏剂

D. 煎膏剂　E. 汤剂

8. 属于含糖浸出剂型的是（　）

A. 浸膏剂　B. 煎膏剂　C. 合剂

D. 酒剂　E. 汤剂

9. 制备汤剂时，宜另煎的饮片是（　）

A. 珍珠母　B. 附子　C. 薄荷

D. 人参　E. 旋覆花

10. 制备煎膏剂炼糖时，一般控制糖的转化率为（　）

A. 30% ～ 35%　B. 40% ～ 50%　C. 55% ～ 60%

D. 65% ～ 70%　E. 75% ～ 80%

11. 关于流浸膏剂的陈述，正确的是（　）

A. 每 1g 流浸膏相当于原饮片 2g

B. 流浸膏的含水量一般为 15% ～ 20%

C. 流浸膏常用渗漉法制备

D. 制备流浸膏时常用甘油作稀释剂调整药物成分的含量

E. 流浸膏属于含糖浸出剂型

12. 中药糖浆剂含糖量（g/mL）应不低于（　）

A. 40%　B. 45%　C. 50%

D. 55%　E. 60%

13. 质检项目中包含乙醇量测定的剂型是（　）

A. 糖浆剂　B. 合剂　C. 混悬剂

D. 酊剂　E. 茶剂

14. 饮片用水或其他溶剂，采用适宜的方法提取制成的口服液体制剂称为（　）

A. 合剂　B. 酊剂　C. 茶剂

D. 浸膏剂　E. 流浸膏剂

15. 中药口服液的制备工艺流程是（　）

A. 浸提→精制→配液→浓缩→滤过→分装→灭菌

B. 浸提→浓缩→精制→配液→灭菌→滤过→分装

C. 浸提→精制→浓缩→配液→滤过→分装→灭菌

D. 浸提→浓缩→精制→灭菌→配液→滤过→分装

E. 浸提→浓缩→精制→配液→滤过→灭菌→分装

16. 制备煎膏剂时炼糖的目的不包括（　）

A. 减少水分　B. 杀灭微生物　C. 去除杂质

D. 防止煎膏返砂　E. 调节煎膏的相对密度

17. 关于茶剂的质量检查，叙述正确的是（　）

A. 含饮片细粉的含糖块状茶剂不进行溶化性检查

B. 袋装茶剂应检查重量差异

C. 含糖块状茶剂的水分不得过 12.0%
D. 块状茶剂应检查装量差异
E. 各种类型的茶剂均应检查微生物限度

18. 将原料药物用规定浓度的乙醇提取或溶解而制成的澄清液体制剂，称为（　）
A. 合剂　　B. 酊剂　　C. 茶剂
D. 浸膏剂　　E. 流浸膏剂

19. 除另有规定外，流浸膏剂每 1mL 相当于原饮片（　）
A. 1g　　B. 2g　　C. 5g
D. 10g　　E. 20g

二、B 型题（配伍选择题，由一组试题共用一组备选项，备选项在前，题干在后。备选项可重复选用，也可不选用。每道题只有一个最佳答案）

A. 汤剂　　B. 合剂　　C. 酊剂
D. 浸膏剂　　E. 煎膏剂

1. 属于含醇浸出剂型的是（　）
2. 属于含糖浸出剂型的是（　）

A. 先煎　　B. 烊化　　C. 后下
D. 包煎　　E. 另煎

3. 制备汤剂时，阿胶应（　）
4. 制备汤剂时，人参应（　）
5. 制备汤剂时，蒲黄应（　）
6. 制备汤剂时，钩藤应（　）

A. 水分　　B. 相对密度　　C. 无菌
D. 乙醇量　　E. 融变时限

7. 属于糖浆剂质量检测项目的是（　）
8. 属于流浸膏剂质量检测项目的是（　）
9. 属于煎膏剂质量检测项目的是（　）

A. 10%　　B. 20%　　C. 45%
D. 60%　　E. 85%

10. 合剂中添加蔗糖矫味时，除另有规定外，含蔗糖量（g/mL）一般不高于（　）
11. 糖浆剂中含蔗糖量（g/mL）应不低于（　）
12. 单糖浆中含蔗糖量（g/mL）为（　）

三、C 型题（综合分析选择题，包括一个试题背景信息和一组试题，这一组试题是基于一个实例或案例背景信息逐题开展，每道题都有独立的备选项。题干在前，备选项在后。每道题备选项中，只有一个最佳答案）

麻黄杏仁甘草石膏汤出自汉代张仲景所著《伤寒论》，处方由麻黄、杏仁、炙甘草、石膏组成，制成汤剂服用，具有辛凉疏表、清肺平喘功能。

1. 制备该汤剂时，石膏应（　）

A. 先煎　　B. 后下　　C. 包煎

D. 烊化　　E. 另煎

2. 关于汤剂制备的叙述，正确的是（　）

A. 煎药器具宜选用导热性能好的铁制容器

B. 煎煮火候应沸前武火、沸后文火

C. 每次煎煮时间 40 ～ 60 分钟为宜

D. 煎煮次数通常为 1 次，随煎随服

E. 加水量不影响药效成分的煎出效率

小青龙合剂的处方组成包括麻黄、桂枝、白芍、干姜、细辛、炙甘草、法半夏、五味子。其制法是提取细辛、桂枝的挥发油另器保存；药渣与白芍、麻黄、五味子、炙甘草加水煎煮，煎液浓缩；法半夏、干姜用 70% 乙醇作溶剂渗漉提取，提取液回收乙醇并浓缩至适量，与水煎浓缩液合并，静置，滤过，加入苯甲酸钠与挥发油配液，即得。

3. 细辛、桂枝的挥发油提取方法应选用（　）

A. 煎煮法　　B. 渗漉法　　C. 回流法

D. 浸渍法　　E. 水蒸气蒸馏法

4. 苯甲酸钠在合剂中的作用是（　）

A. 调节药液的渗透压　　B. 调节药液的 pH 值　　C. 抑制微生物繁殖

D. 改善药液的口感　　E. 增加药液的黏度

川贝枇杷糖浆由桔梗、枇杷叶加水煎煮，煎液浓缩后加入蔗糖使溶解，滤过，滤液与采用渗漉法制备的川贝母流浸膏混合，放冷，加入薄荷脑和适量杏仁香精，加水搅匀制得。

5. 糖浆剂的质量检查项目不包括（　）

A. 相对密度　　B. 乙醇量　　C. 性状

D. 微生物限度　　E. 装量

6. 关于渗漉法制备流浸膏的叙述，正确的是（　）

A. 饮片应适当粉碎后渗漉提取

B. 药料装筒后应先加溶剂，待充分润湿后渗漉

C. 渗漉时溶剂用量一般为饮片量的 10 倍

D. 渗漉速度越慢，越有利于药效成分的提取

E. 渗漉结束后，将全部渗漉液混匀后减压浓缩至规定量

四、X 型题（多项选择题，由一个题干和五个备选答案组成。题干在前，备选项在后。每道题备选项中至少有两个正确答案，多选、少选、错选或不选均不得分）

1. 汤剂的特点有（　）

A. 组方灵活，可随证加减用药　B. 制法简单易行　C. 可以大批量生产
D. 奏效较为迅速　E. 难溶性成分浸提不完全

2. 中药合剂的特点有（　）

A. 发挥多成分综合疗效　B. 吸收快，奏效迅速　C. 可以大批量生产
D. 能随症加减药味　E. 携带、服用方便

3. 中药糖浆剂的配制方法有（　）

A. 热溶法　B. 混合法　C. 稀释法
D. 冷溶法　E. 分散法

4. 中药酊剂的配制方法有（　）

A. 溶解法　B. 渗漉法　C. 稀释法
D. 浸渍法　E. 水蒸气蒸馏法

5. 影响汤剂质量的制备工艺条件有（　）

A. 浸泡时间　B. 加水量　C. 煎煮火候
D. 煎煮时间　E. 煎煮次数

6. 属于含醇浸出剂型的有（　）

A. 汤剂　B. 合剂　C. 酒剂
D. 流浸膏剂　E. 茶剂

7. 属于含糖浸出剂型的有（　）

A. 汤剂　B. 煎膏剂　C. 酒剂
D. 流浸膏剂　E. 糖浆剂

8. 既可内服也可外用的剂型有（　）

A. 合剂　B. 煎膏剂　C. 酒剂
D. 糖浆剂　E. 酊剂

9. 制备汤剂时，应先煎的饮片有（　）

A. 水牛角　B. 牡蛎　C. 附子
D. 车前子　E. 西洋参

10. 属于酒剂质量检查项目的是（　）

A. 水分　B. 相对密度　C. 乙醇量
D. 甲醇量　E. 微生物限度

五、填空题

1.《中国药典》规定，生产内服药酒应以______酒为原料。
2. 煎膏制备时，糖经过炼制，控制适宜的转化率可以防止煎膏剂产生______现象。
3. 煎膏剂除另有规定外，加炼蜜或糖量，一般不超过清膏量的____倍。
4. 酒剂系指饮片用______酒提取制成的澄清液体制剂。
5. 除另有规定外，流浸膏剂每 1mL 相当于饮片____ g。
6. 中药糖浆剂的配制方法有__________、__________、__________。
7. 以中药流浸膏为原料，可采用______法配制酊剂。
8. 中药糖浆剂一般含糖量应不低于____%（g/mL）。
9. 除另有规定外，含有毒剧药品的中药酊剂，每 100mL 应相当于原饮片____ g。
10. 中药流浸膏剂除少数品种采用煎煮法、稀释法制备外，多用______法制备。

六、名词解释

1. 汤剂
2. 合剂
3. 糖浆剂
4. 煎膏剂
5. 酊剂
6. 酒剂
7. 茶剂

七、简答题

1. 简述影响汤剂质量的主要因素。
2. 制备汤剂时，特殊中药的处理方法有哪些？
3. 简述中药合剂的制备工艺流程。
4. 简述中药糖浆剂的配制方法。
5. 简述煎膏剂的制备工艺流程。
6. 简述采用渗漉法制备中药流浸膏的工艺流程。

八、论述题

1. 试述浸出制剂的特点。
2. 试述中药糖浆剂易产生沉淀的原因及解决办法。
3. 试述中药煎膏剂“返砂”的原因及预防的措施。
4. 试述药酒与酊剂的主要区别。
5. 试述流浸膏剂与浸膏剂的主要区别。

九、计算题

1. 某企业生产的川贝雪梨膏，按《中国药典》规定进行相对密度检查。取川贝雪梨膏 10g，加水 20g 稀释后，依据《中国药典》中比重瓶法测定相对密度为 1.11，该川贝雪梨膏的相对密度是多少？

2. 已知单糖浆的相对密度为 1.313，欲配制单糖浆 2000g，需蔗糖及水各多少克？

参考答案及解析

一、A 型题

1. 答案：B

解析：流浸膏剂属于含醇浸出剂型。

2. 答案：A

解析：汤剂采用煎煮法制备。

3. 答案：B

解析：制备汤剂时苦杏仁应后下，避免久煎疗效降低。

4. 答案：A

解析：制备汤剂时附子应先煎以降低毒性。

5. 答案：B

解析：《中国药典》规定，糖浆剂中含蔗糖量应不低于 45%（g/mL）。

6. 答案：B

解析：《中国药典》规定，中药合剂应检查相对密度。

7. 答案：D

解析：本题考查煎膏剂的含义。

8. 答案：B

解析：煎膏剂制备时需加入炼蜜或糖（或转化糖），因此煎膏剂属于含糖浸出剂型。

9. 答案：D

解析：人参属于贵重药，入汤剂宜另煎。

10. 答案：B

解析：炼糖时，控制糖的转化率为 40% ～ 50%，可防止煎膏剂产生“返砂”现象。

11. 答案：C

解析：流浸膏剂属于含醇浸出剂型。除另有规定外，每 1mL 流浸膏相当于原饮片 1g。流浸膏常用渗漉法制备。

12. 答案：B

解析：《中国药典》规定，糖浆剂中含蔗糖量应不低于 45%（g/mL）。

13. 答案：D

解析：《中国药典》规定，酊剂应测定乙醇量。

14. 答案：A

解析：本题考查合剂的含义。

15. 答案：C

解析：本题考查中药口服液的制备工艺流程。

16. 答案：E

解析：制备煎膏剂时炼糖的目的在于去除杂质，杀灭微生物，减少水分，控制糖的适宜转化率以防止煎膏剂产生“返砂”现象。

17. 答案：A

解析:《中国药典》规定，含饮片细粉的含糖块状茶剂不进行溶化性检查。

18. 答案：B

解析：本题考查酊剂的含义。

19. 答案：A

解析:《中国药典》规定，除另有规定外，流浸膏剂每 1mL 相当于原饮片 1g。

二、B 型题

1 ～ 2. 答案：CE

解析：酊剂属于含醇浸出剂型，煎膏剂属于含糖浸出剂型。

3 ～ 6. 答案：BEDC

解析：制备汤剂时，阿胶应烊化，人参应另煎，蒲黄应包煎，钩藤应后下。

7 ～ 9. 答案：BDB

解析：糖浆剂应检查相对密度，流浸膏剂应检查乙醇量，煎膏剂应检查相对密度。

10 ～ 12. 答案：BCE

解析:《中国药典》规定，合剂中添加蔗糖矫味时，除另有规定外，含蔗糖量（g/mL）一般不高于 20%，糖浆剂中含蔗糖量（g/mL）应不低于 45%，单糖浆中含蔗糖量（g/mL）为 85%。

三、C 型题

1. 答案：A

解析：石膏为矿物药，先煎有利于提高药物成分的溶出量。

2. 答案：B

解析：煎药器具宜选用砂锅或不锈钢容器；加水量会影响药效成分的溶出量；煎煮时间应根据方剂的功能主治和药物的功效确定；煎煮次数通常为 2 ～ 3 次；煎煮火候一般选择沸前武火、沸后文火。

3. 答案：E

解析：水蒸气蒸馏法适用于提取中药中的挥发油，油水分离后挥发油可另器保存。

4. 答案：C

解析：苯甲酸钠是合剂中常用的防腐剂。

5. 答案：B

解析:《中国药典》规定，糖浆剂无需检查乙醇量。

6. 答案：A

解析：饮片适度粉碎有利于提高渗漉效率。药料应在装筒前加适量溶剂，待充分润湿后装筒渗漉。渗漉时溶剂用量一般为饮片量的 4 ～ 8 倍。渗漉速度过快或过慢均不适宜。渗漉法制备流浸膏剂时，通常收集 85% 饮片量的初漉液另器保存，续漉液低温浓缩后与初漉液合并。

四、X 型题

1. 答案：ABDE

解析：汤剂组方灵活，可随证加减用药，无法大批量生产。

2. 答案：ABCE

解析：合剂处方固定，不能随症加减药味。

3. 答案：ABD

解析：中药糖浆剂的配制方法有热溶法、冷溶法、混合法。

4. 答案：ABCD

解析：化学药物及中药有效部位或提纯品酊剂的制备可采用溶解法，以中药流浸膏为原料制备酊剂可采用稀释法，以中药饮片为原料制备酊剂常采用渗漉、浸渍等方法。

5. 答案：ABCDE

解析：影响汤剂质量的制备工艺条件包括饮片浸泡时间、加水量、煎煮火候、煎煮时间、煎煮次数。

6. 答案：CD

解析：酒剂、流浸膏剂均属于含醇浸出剂型。

7. 答案：BE

解析：煎膏剂、糖浆剂均属于含糖浸出剂型。

8. 答案：CE

解析：酒剂与酊剂均为既可内服也可外用的剂型。

9. 答案：ABC

解析：水牛角、牡蛎、附子应先煎，车前子应包煎，西洋参应另煎。

10. 答案：CDE

解析：《中国药典》规定，酒剂应检查乙醇量、甲醇量、微生物限度。

五、填空题

1. 谷类　2. 返砂　3. 3
4. 蒸馏　5. 1　6. 热溶法，冷溶法，混合法
7. 稀释　8. 45　9. 10
10. 渗漉

六、名词解释（略）

七、简答题

1. 答：①饮片质量；②饮片粒径；③煎药器具；④煎煮用水及加水量；⑤煎药火候；⑥煎煮时间；⑦煎煮次数；⑧特殊中药的处理。

2. 答：①先煎；②后下；③包煎；④烊化；⑤另煎；⑥冲服。

3. 答：浸提→精制→浓缩→配液→滤过→分装→灭菌→成品。

4. 答：①热溶法，适用于单糖浆及对热稳定的药物糖浆的配制；②冷溶法，适用于对热不稳定或挥发性药物糖浆的制备；③混合法，中药糖浆剂多用此法制备。

5. 答：煎煮→浓缩→收膏→分装→成品。

6. 答：浸渍→渗漉→浓缩→调整含量→成品。

八、论述题

1. 答：①体现方药多种浸出成分的综合疗效与特点。与单体化合物相比，浸出药剂呈现方药多种浸出成分的综合疗效。②服用量较少，使用方便。浸出药剂由于去除了部分无效成分和组织物质，提高了有效成分的浓度，故与原方药相比，减少了服用量，便于服用。③部分浸出药剂可作为其他制剂的原料。浸出药剂中流浸膏剂、浸膏剂常用作原料，供进一步制备其他中药剂型，如中药丸剂、片剂、颗粒剂等。

2. 答：中药糖浆剂产生沉淀的原因：①药液中所含高分子杂质在贮存过程中因胶态粒子"陈化"聚集析出沉淀。②糖浆的贮存温度低于配制温度，使某些成分溶解度降低而析出。③贮存过程中糖浆 pH 值改变，使某些成分的稳定性降低而析出。

解决办法：①选用质量合格的原料、辅料进行生产。②采用适宜的精制方法（如醇沉、离心、超滤等），尽可能除去药液中的杂质。③灌装前采用热处理冷藏法，加速杂质絮凝，滤除沉淀。④若沉淀为有效物质，可通过调节 pH 值或增加溶解度的方法促使其溶解。

3. 答：中药煎膏剂"返砂"的原因：①总糖量过高。总糖量超过单糖浆的浓度，过饱和溶液中结晶核生成的速度和结晶长大的速度快。②糖转化率不适宜。糖的转化程度过高或过低都可能出现"返砂"现象。

预防"返砂"的措施：①煎膏中炼蜜和糖或转化糖的加入量一般不超过清膏量的 3 倍，控制总糖含量在 85% 以下为宜。②炼糖时控制糖的转化率在 40% ～ 50% 为宜。

4. 答：①浸提溶剂：酒剂中溶剂为蒸馏酒，酊剂中溶剂为不同浓度的乙醇。②制法：药酒可用浸渍法、渗漉法、回流法制备。酊剂除这些方法外，根据药物原料不同还可用溶解法和稀释法制备。③含药量：《中国药典》中，酒剂的含药量无通则性规定；酊剂含药量，除另有规定外，每 100mL 相当于原饮片 20g。含有毒剧药品的中药酊剂，每 100mL 应相当于原饮片 10g；其有效成分明确者，应根据其半成品的含量加以调整，使符合各酊剂项下的规定。④质量要求：《中国药典》中，酒剂要求检查总固体，酊剂无此要求。

5. 答：①性状：流浸膏剂为液体；浸膏剂包括稠浸膏与干浸膏，稠浸膏为稠膏状，干浸膏为固体。②制法：流浸膏剂大多用渗漉法浸提，浸提液浓缩除去部分溶剂制得。浸膏剂制备时可采用渗漉、煎煮、回流或浸渍法浸提，浸提液浓缩或干燥除去大部分或全部溶剂制得。③含药量：除另有规定外，流浸膏每 1mL 相当于原饮片 1g，浸膏每 1g 相当于原饮片 2 ～ 5g。④质量要求：流浸膏为含醇浸出剂型，《中国药典》规定应检查乙醇量、甲醇量；浸膏剂无此要求。⑤应用：流浸膏剂多用于配制酊剂、合剂、糖浆剂等，浸膏剂多用于制备片剂、散剂、胶囊剂、颗粒剂、丸剂等。

九、计算题

1. 设 W_1 为比重瓶内供试品溶液的重量，W_2 为比重瓶内水的重量，则 $W_1/W_2=1.11$
$f=20/(10+20)=2/3$

$$\text{川贝雪梨膏相对密度}=\frac{W_1-W_1\times f}{W_2-W_1\times f}=\frac{\frac{W_1}{W_2}\times(1-f)}{1-\frac{W_1}{W_2}\times f}=\frac{1.11\times(1-\frac{2}{3})}{1-1.11\times\frac{2}{3}}=1.42$$

2. 单糖浆中含蔗糖量为 85%（g/mL），欲配制单糖浆 2000g，则

①需蔗糖为：2000 ÷ 1.313×85%=1294.7（g）

②加水量为：2000–1294.7=705.3（g）

第八章 液体制剂

习 题

一、A 型题（最佳选择题，由一个题干和五个备选答案组成。题干在前，备选项在后。每道题备选项中，只有一个最佳答案）

1. 下列辅料中，可作为液体制剂抑菌剂的是（　　）
   A. 羧甲基纤维素钠　B. 琼脂　C. 甲酚皂
   D. 甘油　E. 脂肪酸
2. 液体制剂按分散系统可分为（　　）
   A. 溶液剂和溶胶剂
   B. 均相液体制剂和非均相液体制剂
   C. 乳剂和混悬剂
   D. 混悬液和乳浊液
   E. 内服液体制剂和外用液体制剂
3. 下列属于均相液体制剂的是（　　）
   A. 高分子溶液剂　B. 乳剂　C. 溶胶剂
   D. 混悬剂　E. 注射剂
4. 高分子溶液的渗透压大小与下列哪个因素有关（　　）
   A. 温度　B. 溶液导电性　C. 溶液浓度
   D. 溶液质量　E. 溶液黏度
5. 乳剂的制备方法中，油相加至含乳化剂的水相中的方法是（　　）
   A. 两相交替加入法　B. 湿胶法　C. 干胶法
   D. 直接混合法　E. 机械法
6. 根据《中国药典》（2020 年版），口服混悬剂的质量检查不包括（　　）
   A. 崩解度测定　B. 装量测定　C. 沉降体积比
   D. 干燥失重　E. 微生物限度
7. 下列不属于液体制剂常用防腐剂的是（　　）
   A. 羟苯酯类　B. 枸橼酸　C. 山梨酸
   D. 苯扎溴铵　E. 醋酸氯己定

8. 有关高分子溶液剂的叙述，错误的是（　）
A. 高分子溶液剂系指高分子药物溶解于溶剂中制成的均匀分散的液体制剂
B. 制备高分子溶液剂要经过有限溶胀和无限溶胀过程
C. 无限溶胀过程可加以搅拌或加热
D. 高分子溶液分散相大小为＞500nm
E. 亲水性高分子溶液与溶胶不同，有较高的渗透压

9. 不可作为混悬液助悬剂的是（　）
A. 糖浆　B. 阿拉伯胶　C. 二氧化硅
D. 琼脂　E. 尼泊金类

10. 表面活性剂不可用作（　）
A. 抑菌剂　B. 增溶剂　C. 起泡剂
D. 乳化剂　E. 稀释剂

11. 下列表面活性剂中，具有昙点的是（　）
A. 苯扎溴铵　B. 吐温 60　C. 司盘 40
D. 十二烷基硫酸钠　E. 卵磷脂

12. 下列表面活性剂，其 *HLB* 值具有加和性的为（　）
A. 非离子表面活性剂　B. 阳离子表面活性剂　C. 阴离子表面活性剂
D. 两性离子表面活性剂　E. 以上都有

13. 下列哪种表面活性剂不含聚氧乙烯基（　）
A. 聚山梨酯　B. 月桂醇硫酸钠　C. 卖泽
D. 苄泽　E. 泊洛沙姆

14. 下列关于乳剂稳定性的叙述，错误的是（　）
A. 乳剂的稳定性与相比例、乳化剂及界面膜强度密切相关
B. 外加物质使乳化剂性质发生改变或加入相反性质乳化剂可引起乳剂转相
C. 乳剂的合并是分散相液滴可逆的凝聚现象
D. 乳剂的絮凝属于可逆过程
E. 乳剂分层是由于分散相与分散介质存在密度差，属于可逆过程

15. 下列关于乳剂质量评价的叙述，错误的是（　）
A. 乳剂合并速度常数 K 值愈大，乳剂愈不稳定
B. 常用的乳剂粒径测定方法有显微镜法、库尔特计数器法、激光散射光谱法、透射电镜法等
C. 乳剂的分层速度符合 Stoke's 定律
D. 乳剂属于非牛顿流体
E. 乳剂的稳定常数 K_e 值愈大，表示乳剂愈不稳定

16. 下列关于吐温 80 的叙述，错误的是（　）
A. 吐温 80 的昙点为 93℃
B. 吐温 80 为水溶性的表面活性剂

C. 吐温 20 比吐温 80 的溶血作用弱

D. 吐温 80 可溶于水、乙醇，但不溶于油

E. 吐温 80 的 *HLB* 值为 15.0

17. 下列表面活性剂中，具有昙点的表面活性剂是（ ）

A. 苯扎溴铵 B. 吐温 80 C. 泊洛沙姆

D. 十二烷基磺酸钠 E. 甜菜碱

18. 下面表面活性剂中含有季铵盐结构的是（ ）

A. 苯扎溴铵 B. 甜菜碱 C. 司盘 40

D. 吐温 80 E. 卵磷脂

19. 下列关于表面活性剂的叙述，正确的是（ ）

A. 含有聚氧乙烯基的表面活性剂均有昙点

B. 非离子表面活性剂无毒性

C. 非离子表面活性剂的聚氧乙烯链越长、碳氢链越短，则其昙点越低

D. Krafft 点是表面活性剂使用温度的上限

E. 当温度升高至 Krafft 点时，表面活性剂的溶解度急剧增大

20. 下列属于阴离子表面活性剂的是（ ）

A. 洁尔灭 B. 卵磷脂 C. 十二烷基硫酸钠

D. 苄泽 E. 司盘 60

21. 下列属于阳离子表面活性剂的是（ ）

A. 苄泽 B. 月桂醇硫酸钠 C. 吐温 20

D. 十八烷基硫酸钠 E. 苯扎溴铵

22. 下列属于肥皂类阴离子表面活性剂的是（ ）

A. 油酸钠 B. 十八烷基硫酸钠 C. 十二烷基苯磺酸钠

D. 氯化十六烷基吡啶 E. 鲸蜡醇硫酸钠

23. 具有 Krafft 点的表面活性剂是（ ）

A. 月桂山梨坦 B. 聚山梨酯 80 C. 蔗糖脂肪酸酯

D. 十二烷基苯磺酸钠 E. 泊洛沙姆 188

24. 下述哪种方法不能增加药物的溶解度（ ）

A. 加入阳离子表面活性剂 B. 加入非离子表面活性剂 C. 制成盐类

D. 加入反絮凝剂 E. 升高温度

25. 下列 *HLB* 值的表面活性剂中最适合作润湿剂的是（ ）

A. 1 ～ 4 B. 4 ～ 8 C. 7 ～ 9

D. 9 ～ 14 E. 14 ～ 18

26. 大部分消泡剂的 *HLB* 值是（ ）

A. 0.8 ～ 3 B. 3 ～ 8 C. 7 ～ 9

D. 8 ～ 10 E. 9 ～ 12

27. 下列关于表面活性剂的叙述，正确的是（ ）

A. 吐温类表面活性剂中，吐温 20 的溶血作用最小
B. 非离子型表面活性剂较阴离子型表面活性剂具有更大的毒性
C. 阴离子型表面活性剂较阳离子型表面活性剂具有更大的毒性
D. 吐温类表面活性剂可用于静脉注射
E. 卵磷脂可用作注射剂的附加剂

28. 下列表面活性剂中，具有抑菌活性的是（　）
A. 吐温　B. 十二烷基硫酸钠　C. 泊洛沙姆
D. 西北林　E. 卖泽

29. 吐温类表面活性剂的溶血能力正确排序是（　）
A. 吐温 20 ＞吐温 40 ＞吐温 80 ＞吐温 40
B. 吐温 20 ＞吐温 40 ＞吐温 60 ＞吐温 80
C. 吐温 20 ＞吐温 60 ＞吐温 40 ＞吐温 80
D. 吐温 80 ＞吐温 60 ＞吐温 40 ＞吐温 20
E. 吐温 80 ＞吐温 40 ＞吐温 20 ＞吐温 60

30. 与表面活性剂增溶作用直接相关的性质是（　）
A. Krafft 值　B. 具有昙点　C. 形成包合物
D. *HLB* 值　E. 临界胶束浓度

31. 下列表面活性剂可用于静脉注射乳剂附加剂的是（　）
A. 司盘类　B. 卵磷脂　C. 季铵盐类
D. 吐温类　E. 磺酸化物

32. 吐温类表面活性剂的化学名称是（　）
A. 十二烷基硫酸盐类　B. 三油酸甘油酯类
C. 聚氧乙烯失水山梨醇脂肪酸酯类
D. 磺酸化物类　E. 失水山梨醇脂肪酸酯类

33. 炉甘石洗剂属于哪一种类型的液体制剂（　）
A. 高分子溶液剂　B. 低分子溶液剂　C. 乳剂
D. 混悬剂　E. 溶胶剂

34. 以下哪种附加剂能使混悬剂中微粒的 ξ 电位值降低（　）
A. 絮凝剂　B. 反絮凝剂　C. 增溶剂
D. 乳化剂　E. 助悬剂

35. 下列关于表面活性剂性质的叙述，错误的是（　）
A. 表面活性剂开始形成胶束的浓度称为临界胶束浓度
B. 阴离子表面活性剂的毒性比阳离子表面活性剂大
C. 聚氧乙烯烷基醚类的溶血作用强于吐温类
D. 吐温 60 的溶血作用强于吐温 80
E. 表面活性剂可能破坏蛋白质二级结构中的盐键、氢键和疏水键，使蛋白变性

36. 下列关于司盘类表面活性剂的叙述正确的是（　）

A. 属于聚山梨酯类
B. 其 *HLB* 值在 9 ～ 12 之间
C. 在酸、碱、酶的作用下容易水解
D. 可用于 O/W 型乳剂的乳化剂
E. 化学名称为山梨醇脂肪酸酯

37. 下列关于絮凝与反絮凝的叙述，错误的是（　）
A. 在混悬剂中加入适量电解质，调整 ξ 电位在 20 ～ 25mV，可使微粒发生絮凝
B. 通过升高混悬剂微粒的 ξ 电位，可使微粒发生絮凝
C. 同一电解质可因用量不同，在混悬剂中起絮凝或反絮凝剂作用
D. 絮凝时乳滴的聚集和分散是可逆的
E. 调整微粒间的 ξ 电位，使其斥力略小于引力，微粒间就会发生絮凝

38. 混悬剂中加入的触变胶是（　）
A. 增溶剂　B. 防腐剂　C. 助悬剂
D. 助溶剂　E. 润湿剂

39. 决定乳剂类型的主要因素是（　）
A. 乳化时间　B. 乳化温度　C. 乳化设备
D. 乳化剂性质　E. 乳化工艺

40. 关于乳剂特点的叙述，正确的是（　）
A. 微乳粒径一般在 0.1 ～ 1μm
B. 乳剂液滴的分散度大，吸收较快，生物利用度高
C. 一般 O/W 型乳剂选择 *HLB* 值 3 ～ 8 的表面活性剂作为乳化剂
D. 一般 W/O 型乳剂选择 *HLB* 值 8 ～ 18 的表面活性剂作为乳化剂
E. 注射乳剂属于均相分散体系的液体制剂

二、B 型题（配伍选择题，由一组试题共用一组备选项，备选项在前，题干在后。备选项可重复选用，也可不选用。每道题只有一个最佳答案）

A. 十二烷基硫酸钠　B. 卵磷脂　C. 油酸山梨坦
D. 聚山梨酯 80　E. 苯扎溴铵

1. 除具有良好的表面活性作用，还具有很强的杀菌作用的是（　）
2. 乳化性较强，主要用作外用软膏的乳化剂的是（　）
3. 可作为注射用乳剂附加剂的是（　）
4. 亲油性较强，一般用作 W/O 型乳化剂的是（　）

A. 真溶液　B. 高分子溶液　C. 溶胶
D. 混悬液　E. 乳浊液

5. 热力学稳定体系，扩散慢，能透过滤纸，不能透过半透膜（　）
6. 热力学稳定体系，扩散快，能透过滤纸和某些半透膜（　）

7. 分散相大于 500nm，动力学不稳定体系，显微镜下可见（　）
8. 分散相大于 100nm，热力学不稳定体系，显微镜下可见（　）

A. 0.8 ～ 3　　B. 3 ～ 8　　C. 7 ～ 9
D. 8 ～ 16　　E. 15 ～ 18

9. 作增溶剂的表面活性剂的 *HLB* 值为（　）
10. 作润湿剂与铺展剂的表面活性剂的 *HLB* 值为（　）
11. 作 O/W 乳化剂的表面活性剂的 *HLB* 值为（　）

A. 反絮凝剂　　B. 助悬剂　　C. 助溶剂
D. 潜溶剂　　E. 增溶剂

12. 制备混悬剂时，加入的枸橼酸盐是作为（　）
13. 为了改善复方丹参注射液的澄明度，加入聚山梨酯 80 是作为（　）
14. 桔梗皂苷在 80% 的乙醇溶液中溶解度最大，80% 的乙醇溶液是作为（　）
15. 制备复方碘溶液时，加入的碘化钾是作为（　）

A. 阿拉伯胶　　B. 卵磷脂　　C. 硬脂酸镁
D. 泊洛沙姆 188　　E. 单硬脂酸甘油酯

16. 增加油相黏度的辅助乳化剂是（　）
17. 作为亲油性固体粉末，乳化时可形成 W/O 型乳剂的是（　）
18. 可作注射剂的天然两性离子型乳化剂是（　）
19. 无毒、无溶血性的非离子型乳化剂是（　）

A. 分层　　B. 转相　　C. 絮凝
D. 酸败　　E. 破裂

20. 乳剂中分散相与连续相之间密度差导致的不稳定现象是（　）
21. 乳剂中 ζ 电位降低，乳滴聚集成团的现象是（　）
22. 乳剂由 O/W 型转成 W/O 型或者相反的变化称为（　）
23. 乳剂中分散相乳滴合并，振摇后也不能恢复到原来状态的现象是（　）

A. 絮凝剂　　B. 反絮凝剂　　C. 助悬剂
D. 润湿剂　　E. 防腐剂

24. 增加混悬液中分散介质的黏度，降低药物微粒沉降速度的是（　）
25. 升高药物微粒 ζ 电位，阻碍微粒之间碰撞聚集的是（　）

三、C型题（综合分析选择题，包括一个试题背景信息和一组试题，这一组试题是基于一个实例或案例背景信息逐题开展，每道题都有独立的备选项。题干在前，备选项在后。每道题备选项中，只有一个最佳答案）

炉甘石洗剂的处方为：炉甘石 150g，氧化锌 50g，甘油 50mL，羧甲基纤维素钠 2.5g，蒸馏水加至 1000mL。炉甘石洗剂用于急性瘙痒性皮肤病。

1. 按照分散系统分类，炉甘石洗剂属于（　）
A. 真溶液型　B. 高分子溶液型　C. 混悬溶液型
D. 乳浊液剂　E. 溶胶型

2. 下列关于混悬剂的叙述正确的是（　）
A. 属于动力学和热力学稳定体系
B. 分散相的大小在 1 ～ 100nm 之间
C. 分散介质大多为水，也可用植物油
D. 扩散快
E. 可透过半透膜

3. 下列哪一项不影响混悬剂的物理稳定性（　）
A. 微粒间的排斥力与吸引力　B. 混悬微粒的沉降　C. 微粒成长与晶型转变
D. 添加矫味剂　E. 混悬微粒的 ζ 电位

4. 处方中的甘油和羧甲基纤维素钠的作用是（　）
A. 润湿剂　B. 乳化剂　C. 助悬剂
D. 絮凝剂　E. 反絮凝剂

5. 下列哪一项是混悬剂的制备方法（　）
A. 干胶法　B. 浓配法　C. 分散法
D. 乳化法　E. 稀释法

液状石蜡乳处方：液体石蜡 12mL，阿拉伯胶 4g，西黄蓍胶 0.5g，5% 尼泊金乙酯醇溶液 0.1mL，1% 糖精蒸馏水加至 30mL。

6. 按照分散系统分类，液体石蜡乳属于（　）
A. 真溶液型　B. 高分子溶液型　C. 混悬溶液型
D. 乳浊液剂　E. 溶胶型

7. 处方中作为乳化剂的是（　）
A. 液体石蜡　B. 阿拉伯胶和西黄蓍胶　C. 尼泊金
D. 糖精　E. 蒸馏水

8. 分散相乳滴合并，与连续相分离的不可逆现象是（　）
A. 分层　B. 絮凝　C. 酸败
D. 转相　E. 破裂

9. 液体石蜡乳的制备方法是（　）

A. 干胶法　　B. 湿胶法　　C. 新生皂法
D. 两相交替加入法　　E. 机械法

10. 处方中加入 5% 尼泊金乙酯醇溶液是阻止哪类不稳定现象（　）
A. 分层　　B. 絮凝　　C. 酸败
D. 转相　　E. 破裂

表面活性剂是制剂中常用的附加剂，其可用作增溶剂、润湿剂、乳化剂、起泡剂及消泡剂、去污剂、消毒剂及杀菌剂等。

11. 制备疏水性药物的混悬剂时，可加入聚山梨酯类、烷芳基硫酸盐类表面活性剂用作（　）
A. 增溶剂　　B. 润湿剂　　C. 乳化剂
D. 去污剂　　E. 消毒剂

12. 作为增溶剂的表面活性剂，其最适 *HLB* 范围是（　）
A. 0.8 ～ 3　　B. 3 ～ 8　　C. 7 ～ 9
D. 8 ～ 16　　E. 15 ～ 18

13. 注射用乳剂中常用的乳化剂是（　）
A. 十二烷基硫酸钠　　B. 苯扎溴铵　　C. 聚山梨酯 20
D. 泊洛沙姆 188　　E. 油酸山梨坦

14. 可形成 W/O 型乳剂的表面活性剂是（　）
A. 聚山梨酯 80　　B. 苯扎溴铵　　C. 油酸山梨坦
D. 十二烷基硫酸钠　　E. 泊洛沙姆 188

15. 下列关于表面活性剂的叙述，错误的是（　）
A. 含有聚氧乙烯基的表面活性剂没有昙点
B. Kafft 点是表面活性剂使用温度的下限
C. 表面活性剂用于静脉给药的毒性大于口服
D. 十二烷基硫酸钠乳化性较强，主要用作外用软膏的乳化剂
E. *HLB* 值在 3 ～ 8 的表面活性剂常作 O/W 型乳化剂

根据药物性质和临床用途的不同，液体制剂制备时应选择合适的溶剂和附加剂，以提高制剂的有效性、稳定性和安全性。

16. 薄荷水处方中滑石粉的作用是（　）
A. 增溶剂　　B. 分散剂和助滤剂　　C. 稀释剂
D. 防腐剂　　E. 乳化剂

17. 液体石蜡乳处方中西黄蓍胶的作用是（　）
A. 增溶剂　　B. 助溶剂　　C. 助悬剂
D. 防腐剂　　E. 乳化剂

18. 在混悬型液体制剂中加入三氯化铝的作用是（　）

A. 润湿剂　B. 助悬剂　C. 絮凝剂
D. 增溶剂　E. 抑菌剂

19. 酮咯酸氨丁三醇注射液的处方中加有 10% 乙醇，其作用是（　）
A. 润湿剂　B. 潜溶剂　C. 絮凝剂
D. 增溶剂　E. 助溶剂

20. 在提取山楂总黄酮时加入十二烷基硫酸钠的作用是（　）
A. 增溶剂　B. 潜溶剂　C. 润湿剂
D. 乳化剂　E. 助溶剂

处方：对乙酰氨基酚 30g，聚乙二醇 400 70mL，L- 半胱氨酸盐酸盐 0.3g，糖浆 200mL，甜蜜素 1g，香精 1mL，8% 羟苯丙酯：羟苯乙酯（1∶1）乙醇溶液 4mL，纯水加至 1000mL。

21. 该处方制剂属于（　）
A. 糖浆剂　B. 溶液剂　C. 溶胶剂
D. 芳香水剂　E. 混悬剂

22. 上述处方中作为主药的是（　）
A. L- 半胱氨酸盐酸盐　B. 羟苯丙酯　C. 对乙酰氨基酚
D. 糖浆　E. 聚乙二醇

23. 聚乙二醇 400 的作用是（　）
A. 增溶剂和潜溶剂　B. 助悬剂和稳定剂　C. 增溶剂和稳定剂
D. 助溶剂和稳定剂　E. 潜溶剂和助溶剂

24. 糖浆和香精的作用分别是（　）
A. 矫味剂、矫味剂　B. 黏合剂、矫味剂　C. 矫味剂、矫嗅剂
D. 稀释剂、芳香剂　E. 增黏剂、芳香剂

25. 羟苯丙酯的作用是（　）
A. 防腐剂　B. 矫味剂　C. 增溶剂
D. 助溶剂　E. 助悬剂

四、X 型题（多项选择题，由一个题干和五个备选答案组成。题干在前，备选项在后。每道题备选项中至少有两个正确答案，多选、少选、错选或不选均不得分）

1. 下列关于液体制剂的叙述，正确的是（　）
A. 高分子化合物以单分子形式分散于水中构成的溶液称为亲水胶体
B. 药物在液体分散介质中分散度越大，吸收越快
C. 真溶液型液体制剂分散相大小为 1 ～ 100nm
D. 溶液剂的药物吸收速度大于混悬剂
E. 水性液体制剂在储存过程中易发生霉变

2. 液体制剂的优点包括（　）
A. 药物分散度大、吸收快　B. 给药途径多　C. 大幅提高药物的稳定性
D. 适用于婴幼儿和老年患者　E. 能减少药物的刺激性

3. 下列关于混悬剂的叙述，正确的是（　）
A. 毒剧药物或剂量小的药物不宜制成混悬剂
B. 根据用途不同，混悬剂中微粒大小有不同要求
C. 混悬剂有一定的黏度要求
D. 药物的化学性质稳定，在使用或贮存期间含量符合要求
E. 外用混悬剂应容易涂布

4. 下列剂型的稳定性考察项目不包括检查沉降容积比的是（　）
A. 混悬剂　B. 甘油剂　C. 乳剂
D. 露剂　E. 注射剂

5. 下列制剂中，属于真溶液型液体制剂的是（　）
A. 樟脑醑剂　B. 布洛芬混悬滴剂　C. 碘甘油
D. 薄荷水　E. 对乙酰氨基酚口服溶液

6. 表面活性剂的增溶机制不包括（　）
A. 复合物　B. 络合物　C. 胶束
D. 离子对　E. 包合物

7. 表面活性剂在液体制剂中的应用包括（　）
A. 增溶剂　B. 乳化剂　C. 润湿剂
D. 助悬剂　E. 消泡剂

8. 常用的矫味剂是（　）
A. 苯扎溴铵　B. 糖精钠　C. 薄荷油
D. 单糖浆　E. 甜菊苷

9. 下列哪些是溶胶剂的性质（　）
A. 外观透明有乳光　B. 丁达尔现象　C. 布朗运动
D. 界面动电现象　E. 热力学稳定体系

10. 下列关于高分子溶液的叙述，正确的是（　）
A. 高分子溶液具有高黏度、高渗透压
B. 高分子溶液有陈化现象
C. 溶胶具有丁达尔效应
D. 蛋白质溶液带电性质与 pH 值有关
E. 高分子溶液可发生胶凝

五、填空题

1. 醑剂系指挥发性药物的__________溶液，可供内服、外用。
2. 表面活性剂按解离情况及解离后有表面活性的部分所带电荷的不同可分为______

型、______型、______型和______型。

3. 乳化剂的作用有________________、________________、________________。

4. 液体制剂按分散系统可分为______和_______两大类。

5. 复方碘溶液中的碘化钾起______作用。

6. 制备高分子溶液要经过___________和_____________2个过程。

7. 乳剂由______、______和______三部分组成。

六、名词解释

1. 表面活性剂
2. 昙点
3. Krafft 点
4. 临界胶束浓度
5. *HLB* 值
6. 混悬剂
7. 芳香水剂
8. 露剂
9. 助溶剂
10. 潜溶剂
11. 增溶剂
12. 甘油剂
13. 液体制剂
14. 沉降体积比
15. 灌肠剂
16. 含漱剂
17. 润湿剂

七、简答题

1. 简述表面活性剂在中药制剂中的应用。
2. 简述 *HLB* 值的应用。
3. 简述增溶、助溶与潜溶的区别。
4. 增加药物溶解度的方法有哪些?
5. 简述混悬剂的制备条件。
6. 简述混悬剂中的絮凝与反絮凝现象。
7. 简述影响混悬剂稳定性的因素。
8. 简述液体制剂的分类。
9. 简述乳剂常见的制备方法。
10. 常用的矫味剂有哪几类?
11. 简述影响乳剂稳定性的因素。
12. 简述乳剂不稳定现象。
13. 表面活性剂按照其水中解离性可分为哪几类?
14. 简述芳香水剂、露剂、酊剂的区别。
15. 简述增加混悬剂稳定性、减小沉降速度的主要方法。
16. 简述混悬剂的质量要求。
17. 简述助溶剂助溶的机理。

八、分析与论述题

1. 复方碘溶液

碘 50g，碘化钾 100g，蒸馏水加至 1000mL。

请进行处方分析，并简述制备方法。

2. 薄荷水

薄荷油 2mL，滑石粉 15g，纯化水加至 1000mL。

请进行处方分析，并简述制备方法。

3. 鱼肝油乳

鱼肝油 100mL，阿拉伯胶 125g，西黄蓍胶 7g，挥发杏仁油 1mL，糖精钠 0.1g，尼泊金乙酯 0.5g，蒸馏水加至 1000mL。

请进行处方分析，并简述制备方法。

4. 复方硫黄洗剂

沉降硫黄 3g，硫酸锌 3g，樟脑醑 25mL，甲基纤维素 5g，甘油 10mL，纯化水加至 100mL。

请进行处方分析，并简述制备方法。

5. 炉甘石洗剂

炉甘石 150g，氧化锌 50g，甘油 50mL，羧甲基纤维素钠 2.5g，蒸馏水加至 1000mL。

请进行处方分析，并简述制备方法。

6. 樟脑醑

樟脑 100g，乙醇适量共制成 1000mL。

请进行处方分析，并简述制备方法。

九、计算题

1. 计算用 45% Span–60（HLB=4.7）和 55% Tween–60（HLB = 14.9）组成的混合乳化剂 HLB 的值。

2. 在某一处方中，设乳化剂为 5g，其 HLB 值为 10.5，现有 Span–80（HLB = 4.3）和 Tween–80（HLB = 15.0），求欲配得该乳化剂，需取 Span–60 和 Tween–80 各多少？

参考答案及解析

一、A 型题

1. 答案：C

解析：大多数阳离子型表面活性剂可用作抑菌剂，机理为表面活性剂与细菌生物膜的蛋白质发生相互作用，使蛋白变性或破坏，如甲酚皂、苯扎溴铵。

2. 答案：B

解析：药物以分子状态分散在介质中形成均相液体制剂，药物以微粒状态分散在介质中形成非均相液体制剂。

3. 答案：A

解析：高分子溶液是以分子或离子分散的澄清液体，属于均相液体制剂。

4. 答案：C

解析：溶液渗透压可用公式表示：$\pi/C=RT(1/M+BC)$，π 为渗透压，C 为溶液的浓度，R 为气体常数，T 为绝对温度，M 为分子量，B 为特定常数。高分子溶液渗透压与高分子溶液的浓度有关。

5. 答案：B

解析：湿胶法又称水中乳化剂法。湿胶法先将乳化剂分散于水相中研匀，再将油加入，用力搅拌形成初乳。

6. 答案：A

解析：根据《中国药典》(2020 年版)，口服混悬剂应进行装量、沉降体积比、干燥失重、微生物限度检查。

7. 答案：B

解析：羟苯酯类又称尼泊金类防腐剂；山梨酸对霉菌、酵母菌和好氧性细菌增殖具有抑制作用；苯扎溴铵和醋酸氯己定属于阳离子表面活性剂，可与细菌生物膜的蛋白质发生相互作用，使蛋白变性或破坏。

8. 答案：D

解析：高分子溶液分散相大小为 1 ～ 100nm。

9. 答案：E

解析：尼泊金类物质常用于制剂的防腐。

10. 答案：E

解析：表面活性剂在药剂中的应用包括增溶剂、乳化剂、润湿剂、起泡剂、消泡剂、抑菌剂、去污剂。

11. 答案：B

解析：对于某些含有聚氧乙烯基的非离子型表面活性剂，当温度上升到某一程度时，聚氧乙烯链与水之间的氢键断裂，发生强烈脱水和收缩，使增溶空间减小，增溶能力下降，溶解度急剧下降和析出，溶液出现混浊的现象称为起昙或起浊，此时的温度称为昙点或浊点。吐温 60 分子中存在聚氧乙烯结构。

12. 答案：A

解析：非离子型表面活性剂 *HLB* 值具有加和性。

13. 答案：B

解析：月桂醇硫酸钠又称十二烷基硫酸钠，属于阴离子型表面活性剂中的高级脂肪醇硫酸酯类。

14. 答案：C

解析：乳剂中乳滴周围有乳化膜的存在，乳化膜破裂导致乳滴变大，称为合并，是不可逆过程。

15. 答案：C

解析：Stoke's 定律是根据理想状态推导出来的，即液体分散系中的微粒是大小均一的球体，沉降时不发生湍流，各不干扰，也不受器壁影响，在这样的条件下微粒沉降的速度才符合 Stoke's 定律的公式。因此多数乳剂不能符合这些条件，不能准确用 Stoke's 定律计算乳滴的沉降速度，但能根据其分析影响乳滴沉降速度的因素，并为寻找降低沉降速度的方法提供理论依据。

16. 答案：C

解析：吐温类表面活性剂溶血能力顺序为吐温 20 ＞吐温 60 ＞吐温 40 ＞吐温 80。

17. 答案：B

解析：吐温 80 分子结构中有聚氧乙烯基。对于某些含有聚氧乙烯基的非离子型表面活性剂，当温度上升到某一程度时，聚氧乙烯链与水之间的氢键断裂，发生强烈脱水和收缩，使增溶空间减小，增溶能力下降，溶解度急剧下降和析出，溶液出现混浊的现象称为起昙，此时的温度称为昙点。

18. 答案：A

解析：阳离子型表面活性剂的分子结构中含有五价氮原子，称为季铵化合物，如苯扎溴铵、苯扎氯铵、度米芬等。

19. 答案：E

解析：有的含有聚氧乙烯基的表面活性剂没有昙点，如泊洛沙姆 188。非离子表面活性剂有溶血作用，较为轻微。在聚氧乙烯链相同时，碳氢链越长，昙点越低；在碳氢链相同时，聚氧乙烯链越长，昙点越高。对于离子型表面活性剂，当温度升高至 Krafft 点时，其溶解度急剧增大。

20. 答案：C

解析：阴离子型表面活性剂可分为肥皂类、硫酸化物类、磺酸化物类。十二烷基硫酸钠属于硫酸化物类。

21. 答案：E

解析：常用的阳离子型表面活性剂有苯扎氯铵、苯扎溴铵、赐福路、度米芬等。

22. 答案：A

解析：肥皂类阴离子表面活性剂的脂肪酸烃链一般在 C_{11} ～ C_{18} 之间，以硬脂酸、油酸、月桂酸等较为常用。

23. 答案：D

解析：Krafft 点是离子型表面活性剂特征值。

24. 答案：D

解析：加入表面活性剂，可能通过形成胶束，提高药物溶解度；温度对表面活性剂的增溶作用有三个方面影响：促进胶束形成、促进增溶剂溶解和提升表面活性剂溶解度。一些难溶性弱酸、弱碱，可制成盐增加其溶解度。

25. 答案：C

解析：润湿剂与铺展剂的 *HLB* 值为 7 ～ 9。

26. 答案：A

解析：大部分消泡剂的 *HLB* 值是 0.8 ～ 3。

27. 答案：E

解析：一般阳离子型表面活性剂毒性最大，其次是阴离子型表面活性剂，非离子型表面活性剂毒性最小。吐温具有溶血作用，不可用于静脉注射。吐温类表面活性剂溶血能力顺序为吐温 20 ＞吐温 60 ＞吐温 40 ＞吐温 80。

28. 答案 D

解析：西北林属于阳离子表面活性剂。

29. 答案：C

解析：根据脂肪酸的不同，吐温可分为吐温 20、吐温 40、吐温 60、吐温 80 等不同型号，毒性存在差异。

30. 答案：E

解析：表面活性剂开始形成胶束时的浓度为临界胶束浓度，非极性物质进入胶束核中被增溶。

31. 答案：B

解析：卵磷脂是天然的两性离子型表面活性剂，是目前制备注射用乳剂的主要附加剂。

32. 答案：C

解析：聚山梨酯为聚氧乙烯失水山梨醇脂肪酸酯类，这类表面活性剂是在司盘的剩余羟基上，再结合聚氧乙烯基制得，商品名为吐温。

33. 答案：D

解析：炉甘石洗剂为淡粉色混悬液，放置后能沉淀，振摇后可恢复成均匀混悬液，属于混悬剂。

34. 答案：A

解析：混悬剂中加入适量电解质，使 ξ 电位值降低到一定程度，即微粒间排斥力稍微低于吸引力，微粒呈疏松的絮状聚集体，这个现象叫絮凝，所加入的电解质称为絮凝剂。

35. 答案：B

解析：一般阳离子型表面活性剂毒性最大，其次是阴离子型表面活性剂，非离子型表面活性剂毒性最小。

36. 答案：C

解析：司盘是由山梨醇与各种不同的脂肪酸组成的酯类化合物，其 *HLB* 值在 4.3 ～ 8.6 之间，亲油性较强，一般用于 W/O 型乳剂的乳化剂和 W/O 型乳剂的助乳化剂。

37. 答案：B

解析：通过降低混悬剂微粒的 ξ 电位，使微粒间排斥力稍微低于吸引力，可使微粒发生絮凝。

38. 答案：C

解析：加入触变胶可提高混悬液中分散介质的黏度，进而形成凝胶，防止微粒沉降。

39. 答案：D

解析：根据乳化膜学说，各种类型的乳化剂通过降低水侧或油测的界面张力，形成不同类型的乳剂。

40. 答案：B

解析：微乳粒径一般在 0.01 ～ 0.1μm。一般 O/W 型乳剂选择 *HLB* 值 8 ～ 18 的表面活性剂作为乳化剂，W/O 型乳剂选择 *HLB* 值 3 ～ 8 的表面活性剂作为乳化剂。乳剂属于非均相分散体系的液体制剂。

二、B 型题

1 ～ 4. 答案：EABC

解析：本组题目考察不同类型表面活性剂的性质特点与用途。阳离子型表面活性剂如苯扎溴铵、苯扎氯铵、氯化十六烷基吡啶等，除具有良好的表面活性作用外，还具有杀菌作用，主要用于杀菌和防腐；阴离子型表面活性剂如十二烷基硫酸钠，主要用作外用软膏的乳化剂；两性离子型表面活性剂如卵磷脂，是目前可用于注射用的常用乳化剂；非离子型表面活性剂中，脂肪酸山梨坦类如油酸山梨坦，亲油性较强，一般用作 W/O 型乳化剂。

5 ～ 8. 答案：BADE

解析：本组题目考察液体制剂按分散系统的分类与性质特点。根据分散相粒子的大小及分散情况不同，液体制剂可分为真溶液体系、胶体溶液体系、混悬液型、乳浊液型四类。其中，真溶液体系属于热力学稳定体系，扩散快，能透过滤纸和某些半透膜；胶体溶液型的高分子溶液，属于热力学稳定体系，扩散慢，能透过滤纸，不能透过半透膜；混悬液型的体系，分散相大于 500nm，属于动力学不稳定体系，显微镜下可见；乳浊液型的体系，分散相大于 100nm，属于热力学不稳定体系，显微镜下可见。

9 ～ 11. 答案：ECD

解析：本组题目考察表面活性剂的亲水亲油平衡值（*HLB*）。表面活性剂的 *HLB* 值愈高，其亲水性愈强；*HLB* 值愈低，其亲水性愈弱。不同 *HLB* 值的表面活性剂适合于不同的用途，如增溶剂 *HLB* 值的最适范围是 15 ～ 18；润湿剂与铺展剂的 *HLB* 值 7 ～ 9；O/W 乳化剂的 *HLB* 值为 8 ～ 16。

12 ～ 15. 答案：AEDC

解析：本组题目考察液体制剂的附加剂类别和选用。液体药剂的种类不同，选用的附加剂亦不同。在混悬型液体药剂中，可加入枸橼酸盐作为反絮凝剂提高混悬型体系的稳定性；表面活性剂聚山梨酯 80 作为增溶剂可改善中药注射剂的澄明度；乙醇常与水组成潜溶剂提高苯巴比妥的溶解度；制备复方碘溶液时，加入的碘化钾易与碘形成络合物，提高碘在水中的溶解度。

16 ～ 19. 答案：ECBD

解析：本组题目考察乳化剂的种类与选用。乳化剂的种类包括表面活性剂、天然或合成乳化剂、固体粉末等。硬脂酸镁为亲油性固体粉末，可作 W/O 型乳化剂；卵磷脂作为天然乳化剂，可形成 O/W 型乳化，纯品可作注射用；泊洛沙姆 188 作为非离子型表面活性剂，其无毒、无溶血性，可用于注射型乳剂的制备；为了增加乳剂的稳定性，有时还要加一些辅助乳化剂，如单硬脂酸甘油酯。

20 ～ 23. 答案：ACBE

解析：本组题目考察乳剂不稳定现象。乳剂不稳定现象包括分层、絮凝、转相、破裂、酸败等。乳剂中分散相与连续相之间密度差导致的分散相聚集于顶部或底部的不稳定现象称为分层，振摇后可恢复；乳剂中 ζ 电位降低，乳滴聚集成团的现象称为絮凝；乳剂由 O/W 型转成 W/O 型或者相反的变化称为转相；乳剂絮凝后分散相乳滴合并，与连续相分离且不可恢复的现象是破裂；乳剂体系中油或乳化剂变质的现象称为酸败。

24 ～ 25. 答案：CB

解析：本组题目考察混悬剂的稳定剂。混悬剂的稳定剂主要起润湿、助悬、絮凝或反絮凝等作用，以使混悬剂稳定。制备混悬剂时，加入助悬剂能够增加分散介质的黏度，降低药物微粒的沉降速度并能防止药物微粒互相聚集或结晶转型；混悬剂中加入适量的反絮凝剂，能够提高药物微粒 ζ 电位，阻碍微粒之间碰撞聚集而有利于混悬剂的稳定。

三、C 型题

1. 答案：C

解析：炉甘石、氧化锌为难溶性固体药物，分散于水中形成的非均相液体制剂，属于混悬溶液型。

2. 答案：C

解析：难溶性固体药物以微粒状态分散于分散介质中形成的非均相液体制剂，属于热力学和动力学不稳定体系，微粒大小一般在 0.5 ～ 10μm 之间，扩散慢，不可透过半透膜。

3. 答案：D

解析：混悬剂的物理稳定性与微粒间的排斥力及吸引力、微粒的沉降、微粒的成长及晶型的转变、絮凝及反絮凝、分散相的温度及浓度等相关，与添加矫味剂无关。

4. 答案：C

解析：润湿剂、助悬剂、絮凝剂及反絮凝剂都属于混悬剂的稳定剂。甘油可作为低分子助悬剂，羧甲基纤维素钠作为高分子助悬剂，两者都可以提高分散介质的黏度、降低药物微粒的沉降速度而提高混悬剂的稳定性。

5. 答案：C

解析：分散法是将粗颗粒的药物粉碎成符合混悬剂微粒要求的粒度，再分散于分散介质中制成混悬剂的方法。

6. 答案：D

解析：液体石蜡是与水不相溶的有机液体，液体石蜡乳中，其以细小液滴分散于水中形成非均相液体制剂，属于乳浊液型液体制剂。

7. 答案：B

解析：阿拉伯胶和西黄蓍胶属于天然的高分子乳化剂。

8. 答案：E

解析：乳剂分散相乳滴合并，且与连续相分离成不相混溶的两层液体的现象是破裂，且不可逆。

9. 答案：A

解析：阿拉伯胶和西黄蓍胶属于天然的高分子乳化剂，扩散到界面较慢，乳化作用较弱，需先用高浓度的乳化剂分散在油中，加入一定比例水制成初乳，再加水稀释至全量，此法为干胶法。

10. 答案：C

解析：乳剂易受微生物的作用导致油相或乳化剂变质，该现象称为酸败。可在体系中加入尼泊金等防腐剂加以阻止。

11. 答案：B

解析：润湿剂指能增加疏水性药物微粒被水湿润的附加剂，如甘油、表面活性剂类物质（包括聚山梨酯类、烷芳基硫酸盐类等）。

12. 答案：E

解析：不同 *HLB* 值的表面活性剂适合于不同的用途。增溶剂的表面活性剂的最适 *HLB* 范围是 15 ～ 18。

13. 答案：D

解析：注射用乳剂中常用的乳化剂主要有泊洛沙姆 188、卵磷脂等毒性及溶血性小的表面活性剂。选项中十二烷基硫酸钠、苯扎溴铵、聚山梨酯 20、油酸山梨坦等不适合用于注射剂。

14. 答案：C

解析：选项中油酸山梨坦属于司盘类非离子型表面活性剂，其 *HLB* 值为 4.3，亲油性较强，一般用作 W/O 型乳剂的乳化剂。其他选项均可作为 O/W 型乳剂的乳化剂。

15. 答案：E

解析：*HLB* 值在 3 ～ 8 的表面活性剂常作 W/O 型乳化剂；*HLB* 值在 8 ～ 16 的表面活性剂常作 O/W 型乳化剂。

16. 答案：B

解析：薄荷水为薄荷油的饱和水溶液，处方用量是其溶解量的 4 倍，滑石粉起到分散剂、吸附剂和助滤剂的作用。

17. 答案：E

解析：液体石蜡乳属于乳浊液型液体药剂，处方中的阿拉伯胶和西黄蓍胶发挥乳化剂的作用。

18. 答案：C

解析：在混悬剂中加入适量的电解质，如三氯化铝可作为絮凝剂降低微粒的 ζ 电位，微粒呈疏松的絮状聚集体，经振摇又可恢复成均匀的混悬剂。

19. 答案：B

解析：有些药物在混合溶剂中的溶解度要比在各单一溶剂中的溶解度大，这种现象称为潜溶。酮咯酸氨丁三醇在 10% 乙醇溶液中的溶解度和稳定性较好。

20. 答案：A

解析：十二烷基硫酸钠作为表面活性剂可降低表面张力，增加溶剂对大黄的润湿和渗透性，还可形成胶束增加有效成分的溶解度。

21. 答案：B

解析：该处方制剂是药物溶解于溶剂中形成的澄明液体制剂。

22. 答案：C

解析：对乙酰氨基酚是具有解热镇痛功效的药物。

23. 答案：C

解析：对乙酰氨基酚在聚乙二醇 400 与水的混合溶剂中溶解度和稳定性较好。

24. 答案：C

解析：糖浆和香精是液体制剂中常用的矫味剂、矫嗅剂。

25. 答案：A

解析：羟苯丙酯具有杀菌和防腐作用。

四、X 型题

1. 答案：ABDE

解析：真溶液型液体制剂分散相大小为＜ 1nm。

2. 答案：ABDE

解析：液体制剂的药物分散度大；受分散介质影响，易引起药物的化学降解。

3. 答案：ABCDE

解析：毒剧药或剂量小的药物不应制成混悬剂使用。混悬剂的质量要求应严格，药物本身化学性质应稳定，在使用或贮存期间含量应符合要求。混悬剂中微粒大小根据用途不同而有不同的要求，粒子的沉降速度应很慢，沉降后不应有结块现象，轻摇后应迅速均匀分散。

4. 答案：BCDE

解析：口服混悬剂按照《中国药典》（2020 年版）四部通则沉降体积比检查法检查，沉降体积比应不低于 0.90。

5. 答案：ACDE

解析：真溶液型液体制剂系指药物以小分子或离子状态分散在溶剂中形成的供内服或外用的液体制剂。主要包括溶液剂、芳香水剂、甘油剂、酊剂等剂型。

6. 答案：ABDE

解析：表面活性剂增溶机制为表面活性剂浓度达到临界胶束浓度，形成胶束增溶。

7. 答案：ABCE

解析：表面活性剂在药剂中的应用包括增溶剂、乳化剂、润湿剂、起泡剂与消泡剂、抑菌剂、去污剂。

8. 答案：BCDE

解析：苯扎溴铵属于阳离子型表面活性剂，具有抑菌作用，无矫味作用。

9. 答案：ABCD

解析：溶胶外观透明，具有丁达尔现象，是一种高度分散的热力学不稳定体系。由于其质点小、分散度大，存在强烈的布朗运动，能克服重力作用不下沉，具有动力学稳定性。

10. 答案：ABCDE

解析：高分子溶液是黏稠性的流动液体，黏稠性大小用黏度表示。高分子溶液有较高的渗透压，渗透压的大小与高分子溶液的浓度有关。高分子溶液在放置过程中会自发地聚集而沉淀，称为陈化现象。蛋白质分子中含有羧基和氨基，在水溶液中随 pH 值不同，可带正电或负电。

五、填空题

1. 浓乙醇　　2. 非离子、阳离子、阴离子、两性离子

3. 降低界面张力、形成界面膜、形成电子屏障

4. 均相液体制剂、非均相液体制剂

5. 助溶　　6. 有限溶胀、无限溶胀　　7. 水相、油相、乳化剂

六、名词解释（略）

七、简答题

1. 答：表面活性剂常用作增溶剂、起泡剂、消泡剂、去污剂、抑菌剂或消毒剂、乳化剂、润湿剂等。

2. 答：不同 *HLB* 值的表面活性剂的应用不同，*HLB* 值在 13 ～ 18，用作增溶剂；*HLB* 值在 13 ～ 16，用作去污剂；*HLB* 值在 8 ～ 16，用作 O/W 型乳化剂；*HLB* 值在 7 ～ 9，用作润湿剂；*HLB* 值在 3 ～ 6，用作 W/O 型乳化剂；*HLB* 值在 1 ～ 3，用作消泡剂等。

3. 答：增溶是指某些难溶性药物在表面活性剂的作用下，在溶剂中增加溶解度并形成溶液的过程，具有增溶能力的表面活性剂称为增溶剂；助溶剂系指难溶性药物与加入的第三种物质在溶剂中形成可溶性分子间的络合物、复盐或缔合物等，以增加药物在溶剂（主要是水）中的溶解度，这第三种物质称为助溶剂；潜溶是指当混合溶剂中各溶剂达某一比例时，药物的溶解度比在各单纯溶剂中溶解度出现极大值的现象，这种溶剂称潜溶剂。

4. 答：加入增溶剂、助溶剂、制成盐类、使用潜溶剂、适当提高温度、使用微粉化技术减少粒径以及使用包合技术等新技术方法。

5. 答：①难溶性药物需制成液体制剂供临床应用。②药物的剂量超过了溶解度而不

能制成溶液剂。③两种溶液混合时药物的溶解度降低而析出固体药物。④为了使药物达到缓控、长效作用等，都可以考虑制成混悬剂。但为安全起见，毒剧药或剂量小的药物不应制成混悬剂使用。

6. 答：絮凝：ζ 电位降低到一定程度后，混悬剂中的微粒形成疏松的絮凝状聚集体，使混悬剂处于稳定状态。混悬微粒形成絮状聚集体的过程称为絮凝，加入的电解质称为絮凝剂。为了得到稳定的混悬剂，一般应控制 ζ 电位在 20 ～ 25mV 范围内，使其恰好能产生絮凝作用，形成的絮凝物疏松、不易结块，而且易于分散。

反絮凝：向絮凝状态的混悬剂中加入电解质，使絮凝状态变为非絮凝状态的这一过程称为反絮凝，加入的电解质称为反絮凝剂。反絮凝剂所用的电解质与絮凝剂相同。

7. 答：①混悬粒子的沉降速度；②微粒的荷电与水化；③絮凝和反絮凝作用；④结晶微粒的生长；⑤分散相的浓度和温度。

8. 答：①按分散系统分类：根据分散介质中药物粒子大小不同，液体制剂分为真溶液型、胶体溶液型、乳状液型、混悬液型四种分散体系。②按给药途径分类：分为内服液体制剂和外用液体制剂。

9. 答：干胶法、湿胶法、新生皂法、两相交替加入法、机械法、二步乳化法。

10. 答：甜味剂、芳香剂、胶浆剂和泡腾剂。

11. 答：①乳化剂的性质与用量；②分散相的浓度与乳滴大小；③油相、水相的密度差；④ ζ 电位；⑤黏度与温度。

12. 答：分层、絮凝、转相、合并与破裂、酸败。

13. 答：表面活性剂通常按其解离情况分为离子型和非离子型两大类，离子型表面活性剂又可按离子的种类分为阳离子表面活性剂、阴离子表面活性剂和两性离子表面活性剂。

14. 答：共同之处：药物均为挥发性，不宜久贮；制备方法为溶解法和蒸馏法。不同之处：芳香水剂和露剂为水溶液，酊剂为浓乙醇溶液。

15. 答：①尽量减小微粒粒径；②增加分散介质的黏度；③减小固体微粒与分散介质间的密度差。

16. 答：①药物本身的化学性质应稳定，在使用或贮存期间含量应符合要求；②混悬剂中微粒大小根据用途不同而有不同要求；③粒子的沉降速度应缓慢，沉降后不应有结块现象，轻摇后应迅速均匀分散；④混悬剂应有一定的黏度要求；⑤外用混悬剂应容易涂布。

17. 答：①助溶剂与难溶性药物形成可溶性络合物；②形成有机分子复合物；③通过复分解而形成可溶性盐类。

八、分析与论述题

1. 答：【处方分析】碘为主药，碘化钾为助溶剂。

【制法】用少量乙醇溶解碘化钾，加入碘（先用乳钵研碾细）搅拌使之完全溶解，再加蒸馏水至 1000mL 即得。

2. 答:【处方分析】本品为薄荷油的饱和水溶液，薄荷油为主药，滑石粉为分散剂，可增加药物的分散度，以加速薄荷油的溶解，并可吸附剩余的薄荷油，且有助滤的作用，以利于溶液澄清。

【制法】取滑石粉置研钵中，加入薄荷油，研匀，移至细口瓶中，加入纯化水，加盖，振摇10分钟后，滤过至澄清；再由滤器上添加适量纯化水，使成1000mL，即得。

3. 答:【处方分析】鱼肝油为药物、油相，阿拉伯胶为O/W型乳化剂，西黄蓍胶为辅助乳化剂，杏仁油、糖精钠为矫味剂，尼泊金乙酯为防腐剂，蒸馏水为水相。

【制法】将阿拉伯胶、西黄蓍胶与鱼肝油研匀；一次性加入25mL纯化水，用力沿一个方向研磨制成初乳；加糖精钠水溶液、挥发杏仁油、尼泊金乙酯溶液及纯化水至全量，研匀，即得。

4. 答:【处方分析】沉降硫黄、樟脑醑、硫酸锌为主药，甲基纤维素为助悬剂，甘油为润湿剂，水为分散介质。

【制法】取沉降硫黄置乳钵中，加甘油研磨成细腻糊状；硫酸锌溶于20mL水中；另将甲基纤维素用20mL水制成胶浆，在搅拌下缓缓加入乳钵中研匀，移入量器中；搅拌下加入硫酸锌溶液，搅匀，在搅拌下以细流加入樟脑醑，加纯化水至全量，搅匀，即得。

5. 答:【处方分析】炉甘石、氧化锌为主药，甘油为润湿剂，羧甲基纤维素钠为助悬剂，水为分散介质。

【制法】取炉甘石、氧化锌，加甘油和适量蒸馏水共研成糊状，另取羧甲基纤维素钠加蒸馏水溶胀后，分次加入上述糊状液中，随加随搅拌，再加蒸馏水使成1000mL，搅匀，即得。

6. 答:【处方分析】樟脑为主药，乙醇为分散介质。

【制法】取樟脑溶于800mL乙醇中，再加乙醇制成全量，即得；必要时滤过，滤过时先用乙醇冲洗滤器与滤材，再进行滤过。

九、计算题

1. 计算混合乳化剂 *HLB* 值的公式为：

$$HLB_{混合乳化剂}=\frac{W_A \cdot HLB_A+W_B \cdot HLB_B}{W_A+W_B}$$

计算结果为：$HLB_{混合乳化剂}=4.7\times45\%+14.9\times55\%=10.31$

2. 设 Span–80 为 x 份，Tween–80 为（$1-x$）份

得：$4.3x+15(1-x)=10.5$

解：$x=0.42$

故取 Span–80 为 $5\times0.42=2.1$（g），Tween–80 为 $5-2.1=2.9$（g）

第九章 注射剂

习 题

一、A 型题（最佳选择题，由一个题干和五个备选答案组成。题干在前，备选项在后。每道题备选项中，只有一个最佳答案）

1. 以下叙述中不属于热原基本性质的是（　）

A. 水溶性　B. 渗透性　C. 被活性炭等的吸附性
D. 不挥发性　E. 滤过性

2. 以下方法中，可用于去除含热敏性成分中药注射液中热原的方法是（　）

A. 热压灭菌法　B. 高温法　C. 酸碱法
D. 针用活性炭吸附法　E. 0.45μm 微孔滤膜滤过法

3. 下列有关制药用水叙述不正确的是（　）

A. 注射用水作为配制注射剂的溶剂
B. 是饮用水经蒸馏所得的制药用水
C. 灭菌注射用水为注射用水灭菌所得的制药用水
D. 灭菌注射用水主要用作注射用无菌粉末的溶剂
E. 注射用水可作为滴眼剂配制的溶剂

4. 药剂上认为产生致热能力最强的热原微生物是（　）

A. 革兰阳性杆菌　B. 革兰阴性杆菌　C. 铜绿假单胞菌
D. 金黄色葡萄球菌　E. 沙门杆菌

5. 下列关于纯化水叙述错误的是（　）

A. 纯化水不得用于注射剂的配制与稀释
B. 纯化水是用饮用水采用电渗析法、反渗透法等方法处理制成
C. 纯化水经蒸馏可制备成注射用水
D. 纯化水用于注射剂的配制与稀释
E. 纯化水常用作中药注射剂饮片的提取溶剂

6. 关于注射用水的说法，错误的是（　）

A. 为纯化水经蒸馏所得的水
B. 用作配制注射剂的溶剂

C. 用作配制滴眼剂的溶剂
D. 用作注射剂容器的精洗
E. 用作注射用无菌粉末的溶剂

7. 以有效成分制成的中药注射剂，其有效成分的纯度应达到（　）
A. 70% 以上　B. 60%　C. 90%以上
D. 75% 以上　E. 45% 以上

8. 配制注射剂、滴眼剂等的溶剂或稀释剂是（　）
A. 纯化水　B. 饮用水　C. 注射用水
D. 蒸馏水　E. 去离子水

9. 下列关于乳状液型注射液的叙述错误的是（　）
A. 抗癌药物制成静脉注射用乳剂以增强药物与癌细胞亲和力，提高抗癌疗效
B. 为油 / 水型或复合（水 / 油 / 水）型的可供注射给药的乳状液
C. 不得用于椎管注射
D. 80% 应在 1μm，不得有大于 5μm 的微粒
E. 静脉用乳状液型注射剂中乳滴的粒度 90% 应在 1μm，不得有大于 5μm 的微粒

10. 氯化钠等渗当量是指（　）
A. 与 100g 药物成等渗效应的氯化钠的量
B. 与 10g 药物成等渗效应的氯化钠的量
C. 与 10g 氯化钠成等渗效应的药物的量
D. 与 1g 药物成等渗效应的氯化钠的量
E. 与 1g 氯化钠成等渗效应的药物的量

11. 混悬型注射液中原料药物粒径应控制在（　）以下。
A. 20μm　B. 15μm　C. 25μm
D. 50μm　E. 10μm

12. 静脉用乳状液型注射液中 90%的乳滴粒径应控制在（　）以下。
A. 2μm　B. 1.5μm　C. 1μm
D. 5 μm　E. 10μm

13. 以下关于注射剂的叙述，错误的是（　）
A. 药效迅速，作用可靠　B. 适用于不宜口服的药物
C. 适用于不宜口服药物的患者
D. 使用方便　E. 可以产生局部或全身作用

14. 临床用于皮试的给药途径是（　）
A. 静脉注射　B. 肌内注射　C. 皮下注射
D. 皮内注射　E. 椎管内注射

15. 制备双黄连注射剂时，煎煮金银花、连翘所选用的制药用水是（　）
A. 纯化水　B. 饮用水　C. 注射用水
D. 灭菌的注射用水　E. 深井水

16. 以下不属于注射剂质量检查项目的是（ ）

A. 无菌　B. 热原　C. 溶散时限

D. 不溶性微粒　E. 金属及有害元素

17. 临床溶解注射用无菌粉末的制药用水是（ ）

A. 纯化水　B. 饮用水　C. 注射用水

D. 灭菌的注射用水　E. 蒸馏水

18. 以下关于注射剂玻璃容器质量要求的叙述错误的是（ ）

A. 无色透明（棕色瓶除外）B. 膨胀系数低　C. 具有足够的物理强度

D. 瓶壁没有气泡、麻点等　E. 熔点较高

19. 适用于注射剂用安瓿的灭菌方法是（ ）

A. 热压灭菌法　B. 干热灭菌法　C. 微波灭菌法

D. 辐射灭菌法　E. 微孔滤膜滤过法

20. 适用于葡萄糖输液的灭菌方法是（ ）

A. 热压灭菌法　B. 干热灭菌法　C. 流通蒸汽灭菌法

D. 辐射灭菌法　E. 红外灭菌法

21. 灌封后注射剂应及时灭菌，一般注射剂从配制到灭菌的时间是（ ）

A. 8 小时内完成　B. 12 小时内完成　C. 16 小时内完成

D. 24 小时内完成　E. 48 小时内完成

22. 眼用制剂中，需要检查金属性异物的剂型是（ ）

A. 滴眼剂　B. 洗眼剂　C. 眼膏剂

D. 眼丸剂　E. 眼膜剂

23. 有关眼用制剂的叙述错误的是（ ）

A. 眼用制剂可分为眼用液体、眼用半固体制剂

B. 多剂量眼用制剂，应加适当抑菌剂

C. 眼用溶液剂应与泪液等渗

D. 药液刺激性大，影响药物的吸收与利用而降低药效

E. 增加滴眼剂的黏度，有利于药物的吸收

24. 影响眼用制剂药物吸收的错误表述是（ ）

A. 滴眼剂溶液的表面张力大小可影响药物被吸收

B. 角膜吸收是药物进入体循环的主要途径

C. 弱碱性药物在偏碱性时吸收较好

D. 完全解离或完全不解离的药物不能透过完整的角膜

E. 角膜吸收是眼局部用药的有效吸收途径

25. 下列关于眼用半固体制剂的叙述错误的是（ ）

A. 基质应过滤灭菌

B. 不溶性药物应预先制成极细粉

C. 对眼部应无刺激性

D. 眼膏剂为无菌溶液型、混悬型膏状、乳膏状的眼用半固体制剂
E. 应均匀、细腻，易涂布于眼部

二、B型题（配伍选择题，由一组试题共用一组备选项，备选项在前，题干在后。备选项可重复选用，也可不选用。每道题只有一个最佳答案）

A. 自来水　　B. 制药纯水　　C. 注射用水
D. 灭菌注射用水　　E. 饮用水

1. 注射用无菌粉末的溶剂是（　）
2. 中药注射剂制备时，饮片的提取溶剂是（　）
3. 口服液配制时，使用的溶剂是（　）
4. 滴眼剂配制时，使用的溶剂是（　）

A. 电解质输液　　B. 营养输液　　C. 胶体输液
D. 血浆代用液　　E. 非电解质输液

5. 脂肪乳剂输液属于（　）
6. 葡萄糖输液属于（　）
7. 氯化钠注射液属于（　）
8. 右旋糖酐注射液属于（　）

A. 抗氧剂　　B. 抑菌剂　　C. 止痛剂
D. 渗透压调节剂　　E. pH 调节剂

9. 苯酚在注射剂中用作（　）
10. 氯化钠在注射剂中用作（　）
11. 抗坏血酸在注射剂中用作（　）

A. 90%　　B. 85%　　C. 60%
D. 百万分之二　　E. 百万分之十

12. 以组分混合物制备中药注射剂，其中结构明确成分在总固体中的含量至少为（　）
13. 以有效成分制备中药注射剂，有效成分的纯度应达到（　）

A. 等渗溶液　　B. 等张溶液　　C. 低渗溶液
D. 高渗溶液　　E. 胶体溶液

14. 与红细胞膜张力相等的溶液是（　）
15. 冰点降低为 −0.52℃的溶液是（　）

A. 氯化钠　　B. 磷酸盐缓冲溶液　　C. 苯乙醇

D. 聚乙烯醇　　E. 吐温 80

16. 可用作眼用溶液剂 pH 调节剂的是（　）
17. 可用作眼用溶液剂黏度调节剂的是（　）
18. 可用作眼用溶液剂渗透压调节剂的是（　）
19. 可用作眼用溶液剂抑菌剂的是（　）

A. 抗氧化剂　　B. 抑菌剂　　C. 止痛剂
D. 渗透压调节剂　　E. pH 调节剂

20. 苯酚在注射剂中用作（　）
21. 氯化钠在注射剂中用作（　）
22. 抗坏血酸在注射剂中用作（　）
23. 亚硫酸氢钠在注射剂中用作（　）
24. 硫代硫酸钠在注射剂中用作（　）

三、C 型题（综合分析选择题，包括一个试题背景信息和一组试题，这一组试题是基于一个实例或案例背景信息逐题开展，每道题都有独立的备选项。题干在前，备选项在后。每道题备选项中，只有一个最佳答案）

某药厂生产的清开灵注射液，其药物组成包括胆酸、珍珠母（粉）、猪去氧胆酸、栀子、水牛角（粉）、板蓝根、黄芩苷、金银花，附加剂为依地酸二钠、硫代硫酸钠、甘油。具有清热解毒、化痰通络、醒神开窍作用。

1. 附加剂硫代硫酸钠是用作（　）
   A. 抗氧剂　　B. 增溶剂　　C. 抑菌剂
   D. pH 调节剂　　E. 渗透压调节剂
2. 附加剂甘油是用作（　）
   A. 抗氧剂　　B. 增溶剂　　C. 抑菌剂
   D. pH 调节剂　　E. 渗透压调节剂

某药厂生产的当归注射液，其药物组成包括当归、苯甲醇、氯化钠。具有活血止痛的功效。

3. 苯甲醇是用作（　）
   A. 抗氧剂　　B. 增 *HLB* 溶剂　　C. 抑菌剂
   D. pH 调节剂　　E. 渗透压调节剂
4. 氯化钠是用作（　）
   A. 抗氧剂　　B. 增溶剂　　C. 抑菌剂
   D. pH 调节剂　　E. 渗透压调节剂

四、X 型题（多项选择题，由一个题干和五个备选答案组成。题干在前，备选项在后。每道题备选项中至少有两个正确答案，多选、少选、错选或不选均不得分）

1. 污染热原的途径有（　）

A. 原辅料带入　B. 从溶剂中带入　C. 容器具、管道生产设备带入

D. 制备过程中带入　E. 从输液器中带入

2. 有关热原的叙述正确的是（　）

A. 热原是一种能引起恒温动物体温异常升高的致热物质

B. 热原仅由革兰阴性杆菌所产生

C. 热原是微生物产生的内毒素

D. 热原致热活性中心是脂多糖

E. 真菌、病毒不能产生热原

3. 内毒素的组成包括（　）

A. 蛋白质　B. 胆固醇　C. 脂多糖

D. 磷脂　E. 生物激素

4. 制药用水包括（　）

A. 饮用水　B. 纯化水　C. 注射用水

D. 井水　E. 灭菌注射用水

5. 注射剂常用附加剂包括（　）

A. 增加主药溶解度的附加剂　B. 帮助主药混悬或乳化的附加剂

C. 防止主药氧化的附加剂　D. 调节渗透压的附加剂

E. 抑制微生物增殖的附加剂

6. 不得加抑菌剂的注射剂有（　）

A. 硬膜外注射液　B. 脑池内注射液　C. 肌内注射剂

D. 静脉注射剂　E. 椎管内注射液

7. 关于溶液的等渗与等张的论述正确的有（　）

A. 等渗是指溶液与血浆的渗透压相等，是个物理化学概念

B. 等张溶液系指与红细胞膜张力相等的溶液

C. 等渗不一定等张，但多数药物等渗时也等张

D. 注射液配制成等渗溶液后一定不出现溶血

E. 在新产品的试制中，即使所配制的溶液为等渗溶液，为安全用药，亦应该进行溶血性试验

8. 可用于调节注射液渗透压的物质有（　）

A. 氯化钠　B. 葡萄糖　C. 硼酸

D. 吐温 -80　E. 苯酚

9. 除去热原的方法有（　）

A. 吸附法　B. 超滤法　C. 反渗透法
D. 离子交换法　E. 凝胶滤过法

10. 常用于偏碱性溶液的抗氧剂的是（　）
A. 亚硫酸钠　B. 依地酸二钠　C. 抗坏血酸
D. 高锰酸钾　E. 硫代硫酸钠

11. 常用于偏酸性溶液的抗氧剂是（　）
A. 亚硫酸氢钠　B. 焦亚硫酸钠　C. 聚山梨酯 80
D. 高锰酸钾　E. 硫代硫酸钠

12. 为防止注射剂中药物氧化，除加入抗氧剂、金属络合剂外，可在灌封时向安瓿内通入（　）
A. O_2　B. N_2　C. I_2
D. H_2　E. CO_2

13. 关于注射剂质量检查项目与要求正确的是（　）
A. 注射液及注射用浓溶液按《中国药典》规定的方法检查装量应符合规定
B. 静脉输液及椎管注射用注射液按《中国药典》规定的方法检查渗透压摩尔浓度应符合规定
C. 按照《中国药典》规定的方法检查可见异物应符合规定
D. 一般应检查蛋白质、鞣质、树脂等
E. 静脉注射液还应检查草酸盐、钾离子等

14. 关于注射剂有关规定的说法，正确的有（　）
A. 混悬型注射剂不得用于静脉注射
B. 中药注射剂应以半成品投料配制成品
C. 乳状液型注射剂不得用于静脉滴注
D. 标示量不大于 50mL 的注射剂，灌装时应适当增加装量
E. 多剂量包装注射剂，每一容器包装不得超过 10 次注射量

五、计算题

1. 现有中药提取液 2000mL，测定其冰点为 –0.07℃，问欲使之成为等渗溶液，需加多少克氯化钠？（1%氯化钠溶液的冰点 –0.58℃）

2. 配制 2%盐酸普鲁卡因溶液 500mL，需加多少克氯化钠使之成为等渗溶液？（1%盐酸普鲁卡因溶液的冰点降低度为 0.12℃；1%氯化钠溶液的冰点降低度为 0.58℃）

3. 已知某药物的氯化钠等渗当量为 0.18，若配制该药物 0.5% 等渗溶液 2000mL，需加入多少克氯化钠?

六、简答题

1. 简述注射剂按分散体系和给药途径的分类。

2. 简述热原的含义、组成及基本性质。

3. 简述综合法制备注射用水的工艺流程。
4. 简述防止注射剂氧化的各类附加剂的作用原理。
5. 简述制备注射剂的工艺流程。
6. 简述制备供配制中药注射剂原液的常用方法及其特点。
7. 简述注射剂灌装时出现的问题和解决办法。
8. 简述注射用无菌粉末的制备方法，分析各种方法的特点及使用范围。
9. 简述眼用液体制剂的含义及其质量要求。
10. 简述眼用液体制剂附加剂的种类及其作用。

七、论述题

1. 试述注射剂污染热原的途径及除去注射剂中热原的方法。
2. 试述注射剂附加剂的种类、各类附加剂的作用及常用品种。
3. 何为鞣质？鞣质有哪些特点？制备中药注射剂时除去鞣质的目的与方法有哪些？
4. 试述中药注射剂质量控制的意义及其具体检查项目。
5. 试述中药注射剂常见的质量问题及其解决办法。
6. 试述葡萄糖注射液在生产中产生絮状沉淀、颜色变黄、pH 下降的原因及解决办法。
7. 试述输液剂存在的质量问题、产生的原因及解决办法。
8. 试述眼用溶液剂的药物吸收途径及影响吸收的因素。

参考答案及解析

一、A 型题

1. 答案：B

解析：本题考查热原的基本性质。热原的基本性质：耐热性；水溶性；不挥发性；滤过性；被吸附性；热原能被强酸、强碱破坏，也能被强氧化剂如高锰酸钾或过氧化氢等破坏，超声波及某些表面活性剂也能使之失活。

2. 答案：D

解析：本题考查去除中药注射液中热原的方法。去除热原的方法有高温法、酸碱法、吸附法、离子交换法、凝胶滤过法、超滤法、反渗透法等，用于去除含热敏性成分中药注射液中热原可采用吸附法、超滤法等。

3. 答案：B

解析：本题考查制药用水。注射用水为纯化水经蒸馏所得到的水，注射用水可作为配制注射剂、滴眼剂等的溶剂或稀释剂及容器的精洗剂。

4. 答案：B

解析：本题考查热原微生物的致热能力。药剂学上的“热原”通常是指细菌性热原，是微生物的代谢产物或尸体，注射后能引起特殊的致热反应。大多数细菌和许多霉菌甚至病毒均能产生热原，致热能力最强的是革兰阴性杆菌所产生的热原。

5. 答案：D

解析：本题考查纯化水。纯化水为饮用水经蒸馏法、离子交换法、反渗透法或其他适宜的方法制备的制药用水。纯化水可作为配制普通药物制剂用的溶剂或试验用水；中药注射剂、滴眼剂等灭菌制剂所用饮片的提取溶剂；口服、外用制剂配制溶剂或稀释剂；非灭菌制剂所用器具的精洗用水。也用作非灭菌制剂所用饮片的提取溶剂。纯化水不得用于注射剂的配制与稀释。

6. 答案：E

解析：本题考查注射用水。注射用水为纯化水经蒸馏所得到的水。注射用水可作为配制注射剂、滴眼剂等的溶剂或稀释剂及容器的精洗。灭菌注射用水主要用于注射用灭菌粉末的溶剂或注射剂的稀释剂。

7. 答案：C

解析：本题考查中药注射剂的半成品。按照《中药天然药物注射剂基本技术要求》的规定，以有效成分制成的中药注射剂，其有效成分的纯度应达到90%以上；以多成分制备的中药注射剂，在测定总固体量的基础上，其中结构明确成分的含量应不低于总固体量的60%。

8. 答案：C

解析：本题考查注射用水。注射用水可作为配制注射剂、滴眼剂等的溶剂或稀释剂及容器的精洗。

9. 答案：D

解析：本题考查乳状液型注射液。乳状液型注射液为油/水型或复合（水/油/水）型。静脉注射乳剂对某些脏器有定向分布作用以及对淋巴系统的靶向性，故可将抗癌药物制成静脉注射用乳剂以增强药物与癌细胞亲和力，提高抗癌疗效。不得用于椎管注射。静脉用乳状液型注射剂中乳滴的粒度90%应在1μm以下，不得有大于5μm的乳滴。

10. 答案：D

解析：本题考查氯化钠等渗当量。氯化钠等渗当量是指与1g药物呈等渗的氯化钠的克数。

11. 答案：B

解析：本题考查混悬型注射剂的质量要求。其除另有规定外，混悬型注射剂中原料药物粒径应控制在15μm以下，含15～20μm（间有个别20～50μm）者，不应超过10%，若有可见沉淀，振摇时应容易分散均匀。

12. 答案：C

解析：本题考查静脉注射用乳状液质量要求。静脉注射用乳状液为O/W型，注射剂中90%的乳滴粒径应在1μm以下，不得有大于5μm的乳滴。

13. 答案：D

解析：本题考查注射剂的特点。注射剂具有以下特点：药效迅速，作用可靠；适用于不宜口服的药物；适用于不能口服给药的患者；可使药物发挥局部定位作用。注射剂也存在不足之处，如注射给药不方便且注射时会产生疼痛，质量要求比其他剂型严格，使用不当易发生危险。

14. 答案：D

解析：本题考查皮内注射的临床应用。皮内注射，一般注射剂量在 0.2mL 以下，药物吸收少而缓慢，故常用于药物的过敏性试验或者临床疾病的诊断。

15. 答案：A

解析：本题考查制药用水的应用。纯化水可作为配制普通药物制剂的溶剂或试验用水；注射剂、滴眼剂等灭菌制剂所用饮片的提取溶剂；口服、外用制剂配制溶剂或稀释剂；非灭菌制剂所用器具的精洗用水。也可作非灭菌制剂所用饮片的提取溶剂。纯化水不得用于注射剂的配制与稀释。

16. 答案：C

解析：本题考查注射剂质量要求。包括装量、装量差异、无菌、细菌内毒素或热原、可见异物、不溶性微粒、渗透压摩尔浓度，其他如 pH 有关物质、重金属及有害元素残留量、安全性检查等均应符合规定。

17. 答案：D

解析：本题考查灭菌注射用水的应用。灭菌注射用水不含任何添加剂，主要用于注射用灭菌粉末的溶剂或注射剂的稀释剂。

18. 答案：E

解析：本题考查注射剂玻璃容器质量要求。注射剂玻璃容器应达到以下质量要求：①除另有规定外，容器应清洁透明。②应具有较低的膨胀系数、优良的耐热性，使之不易冷爆破裂。③应有一定的化学稳定性，不与药品发生影响药品质量的物质交换。④应具有较好的热稳定性，保证高温灭菌或冷冻干燥中不破裂。⑤应具有足够的机械强度，能耐受热压灭菌时产生的较高压力差，并避免在生产、运输和贮存过程中所造成的破损。⑥不得有气泡、麻点及砂粒。⑦熔点低，易于熔封。

19. 答案：B

解析：本题考查安瓿的灭菌方法。安瓿洗涤后，一般置于 120 ～ 140℃烘箱内干燥 2 小时以上，盛装无菌操作或低温灭菌产品的安瓿需 180℃干热灭菌 1.5 小时。

20. 答案：A

解析：本题考查输液的灭菌方法。一般输液剂从配制到灭菌应不超过 4 小时，生产过程中应尽量减少污染的机会。灌封后的输液剂常采用 115℃热压灭菌法 30 分钟。

21. 答案：B

解析：本题考查注射剂的灭菌。注射剂灌封后，一般应根据原料药物性质选用适宜的方法进行灭菌，必要时可以采用不同的灭菌方法联用，必须保证制成品无菌。通常从配液到灭菌要求在 12 小时内完成。

22. 答案：C

解析：本题考查眼膏剂的质量检查。眼膏剂应进行粒度、金属性异物、重量差异、装量、微生物限度的检查。

23. 答案：A

解析：眼用制剂可分为眼用液体、眼用半固体制剂、眼用固体制剂。多剂量眼用制剂，应加适当抑菌剂。除另有规定外，眼用溶液剂应与泪液等渗。眼用制剂的刺激性大，增加了药物从外周血管的消除，并使泪液增加而稀释药物，影响药物的吸收与利用而降低药效。适当增加滴眼剂的黏度，可减少刺激性，延缓混悬型眼用制剂的沉降，延长药液在眼内滞留时间，增强药效。

24. 答案：B

解析：角膜吸收是眼局部用药的有效吸收途径，药物经结合膜吸收是药物进入体循环的主要途径。眼用制剂的 pH 影响不同 pK_a 药物的解离，进而影响药物的吸收，完全解离或完全不解离的药物不能透过完整的角膜。弱碱性药物在偏碱性时吸收较好。滴眼剂的表面张力越小，越有利于滴眼剂与泪液的混合，也有利于药物与角膜的接触，使药物易于渗入。

25. 答案：D

解析：本题考查眼用制剂中眼膏剂。眼用半固体制剂基质应过滤灭菌，不溶性药物应预先制成极细粉。眼膏剂、眼用乳膏剂、眼用凝胶剂应均匀、细腻、无刺激性，并易涂布于眼部，便于药物分散和吸收。眼膏剂系指由药物与适宜基质均匀混合，制成无菌溶液型或混悬型膏状的眼用半固体制剂。

二、B 型题

1 ～ 4. 答案：DBBC

解析：饮用水可用于药材净制时的漂洗、制药用具的粗洗用水。纯化水作为中药注射剂、滴眼剂等灭菌制剂所用饮片的提取溶剂；口服、外用制剂配制用溶剂或稀释剂。注射用水可作为配制注射剂、滴眼剂等的溶剂或稀释剂及容器的精洗。灭菌注射用水主要用于注射用灭菌粉末的溶剂或注射剂的稀释剂。

5 ～ 8. 答案：BBAC

解析：电解质输液剂：用以补充体内水分、电解质，纠正体内酸碱平衡等，如氯化钠注射液、乳酸钠注射液等。营养输液剂：用以补充体内营养成分，适用于不能口服吸收营养的患者，如糖类输液、氨基酸输液和脂肪乳输液。糖类输液中最常用的为葡萄糖注射液。胶体输液剂：用于调节体内渗透压。常用的胶体输液有多糖类、明胶类、高分子聚合物类等，如右旋糖酐、聚乙烯吡咯烷酮等。含药输液剂：含有治疗药物的输液剂，如参麦注射液、盐酸左氧氟沙星氯化钠注射液等。

9 ～ 11. 答案：BDA

解析：常用抗氧剂有抗坏血酸、亚硫酸氢钠、亚硫酸钠、焦亚硫酸钠、硫代硫酸钠等。其中亚硫酸钠、硫代硫酸钠常用于偏碱性药液，亚硫酸氢钠、焦亚硫酸钠常用于偏酸性药液。常用的调节渗透压的附加剂有氯化钠、葡萄糖等。常用的抑菌剂为苯酚、甲酚、三氯叔丁醇等。

12 ～ 13. 答案：CA

解析：按照《中药天然药物注射剂基本技术要求》的规定，以有效成分制成的中药注射剂，其有效成分的纯度应达到 90% 以上；以多成分制备的中药注射剂，在测定总固体量的基础上，其中结构明确成分的含量应不低于总固体量的 60%。

14 ～ 15. 答案：BA

解析：等张溶液系指与红细胞膜张力相等的溶液。血浆冰点为 –0.52℃，根据物理化学原理，任何溶液其冰点降低到 –0.52℃，即与血浆等渗。

16 ～ 19. 答案：BDAC

解析：本题考查眼用制剂的附加剂。常用渗透压调节剂有氯化钠、硼酸、葡萄糖、硼砂等，常用 pH 调节剂有磷酸盐缓冲液、硼酸盐缓冲液等，常用的抑菌剂有三氯叔丁醇、硝酸苯汞、苯乙醇、羟苯乙酯等，常用的黏度调节剂有甲基纤维素、聚乙烯醇、聚乙烯吡咯烷酮等。

20 ～ 24. 答案：BDAAA

解析：本题考查注射剂的附加剂。注射剂中常用的水溶性抗氧剂有亚硫酸氢钠、焦亚硫酸钠、亚硫酸钠、硫代硫酸钠等；油溶性抗氧剂有二丁基苯酚、叔丁基对羟基茴香醚等。常用的抑菌剂为苯甲醇、三氯叔丁醇、苯酚、硫柳汞等。调节渗透压的物质有氯化钠、葡萄糖等。常用的止痛剂有三氯叔丁醇、盐酸普鲁卡因、盐酸利多卡因、苯甲醇等。常用醋酸盐、枸橼酸盐和磷酸盐等缓冲系统来调节 pH 值，一般 pH 值应控制在 4.0 ～ 9.0 之间。

三、C 型题

1. 答案：A

解析：抗氧剂是一类易被氧化的还原剂。常用的有抗坏血酸、亚硫酸氢钠、焦亚硫酸钠、硫代硫酸钠等，一般用量为 0.1% ～ 0.2%。其中亚硫酸钠、硫代硫酸钠常用于偏碱性药液，亚硫酸氢钠、焦亚硫酸钠常用于偏酸性药液。

2. 答案：E

解析：调节渗透压的物质有氯化钠、葡萄糖、甘油等。

3. 答案：C

解析：注射剂生产中常用的抑菌剂为苯甲醇、三氯叔丁醇、苯酚、硫柳汞等。

4. 答案：E

解析：注射剂生产中常用调节渗透压的物质有氯化钠、葡萄糖等。

四、X 型题

1. 答案：ABCDE

解析：本题考查污染热原的途径。①溶剂：是热原污染的主要途径。②原辅料：原辅料本身质量不佳，贮藏时间过长或包装不符合要求甚至破损，均能受到微生物污染。提取处理的条件不当也容易产生热原。③容器、用具、管道与设备。④制备过程。⑤临床应用过程：多数由于临床使用注射器具（输液瓶、乳胶管、针头与针筒等）的污染所致。

2. 答案：ACD

解析：本题考查热原。热原系指注射后能引起恒温动物体温异常升高的致热物质。药剂学上的“热原”通常是指细菌性热原，是微生物的代谢产物或尸体，注射后能引起特殊的致热反应。大多数细菌和许多霉菌甚至病毒均能产生热原，致热能力最强的是革兰阴性杆菌所产生的热原。内毒素是产生热原反应的最主要致热物质。内毒素是由磷脂、脂多糖和蛋白质所组成的复合物，其中脂多糖是内毒素的主要成分，具有特别强的致热活性。

3. 答案：ACD

解析：本题考查热原的组成。内毒素是由磷脂、脂多糖和蛋白质所组成的复合物。

4. 答案：ABCE

解析：本题考查制药用水。制药用水因其使用的范围不同而分为饮用水、纯化水、注射用水、灭菌注射用水。

5. 答案：ABCDE

解析：本题考查注射剂常用附加剂。常用的附加剂有增溶剂、抗氧剂、抑菌剂、调节 pH 的附加剂、调节渗透压的附加剂及止痛剂等。

6. 答案：ABDE

解析：本题考查注射剂的抑菌剂。静脉给药与脑池内、硬膜外、椎管内用的注射液均不得加抑菌剂。

7. 答案：ABE

解析：本题考查溶液的等渗与等张的论述。凡与血浆、泪液渗透压相同的溶液称为等渗溶液。等张溶液系指与红细胞膜张力相等的溶液。即使调成等渗也可能出现溶血。等渗溶液不一定等张，等张溶液亦不一定等渗。在新产品的试制中，即使所配制的溶液为等渗溶液，为安全用药，亦应该进行溶血性试验，必要时加入葡萄糖、氯化钠等调节成等张溶液。

8. 答案：AB

解析：本题考查调节注射液渗透压的物质。常用的调节渗透压的附加剂有氯化钠、葡萄糖等。

9. 答案：ABCDE

解析：本题考查除去热原的方法。去除热原的方法有高温法、酸碱法、吸附法、离子交换法、凝胶滤过法、超滤法、反渗透法。

10. 答案：AE

解析：本题考查抗氧剂。亚硫酸钠、硫代硫酸钠常用于偏碱性药液。

11. 答案：AB

解析：本题考查抗氧剂。亚硫酸氢钠、焦亚硫酸钠常用于偏酸性药液。

12. 答案：BE

解析：本题考查防止药物氧化的附加剂之惰性气体，在制备过程中通入氮气、二氧化碳气体置换药液或空气中的氧气，达到避免药物氧化的目的。

13. 答案：ABCDE

解析：本题考查注射剂质量检查。装量：注射液及注射用浓溶液按《中国药典》规定的方法检查应符合规定。装量差异：注射用无菌粉末按《中国药典》规定的方法检查应符合规定。渗透压摩尔浓度：静脉输液及椎管注射用注射液按《中国药典》规定的方法检查应符合规定。可见异物：按照《中国药典》规定的方法检查应符合规定。中药注射剂有关物质：一般应检查蛋白质、鞣质、树脂等，静脉注射液还应检查草酸盐、钾离子等。

14. 答案：ABDE

解析：本题考查注射剂有关规定。混悬型注射液不得用于静脉注射或椎管内注射；乳状液型注射液不得有相分离现象，不得用于椎管注射。灌装标示量为不大于 50mL 的注射剂，应适当增加装量。除另有规定外，多剂量包装的注射剂，每一容器的装量一般不得超过 10 次注射量，增加的装量应能保证每次注射用量。中药注射剂除另有规定外，饮片应按各品种项下规定的方法提取、纯化、制成半成品，以半成品投料配制成品。

五、计算题

1. $X=(0.52-0.07)\times 20\div 0.58=15.5$（g）
2. $X=(0.52-0.12\times 2)\times 5\div 0.58=2.4$（g）
3. $X=2000\times 0.9\%-2000\times 0.5\%\times 0.18=16.2$（g）

六、简答题

1. 答：按分散系统分类，可分为：①溶液型注射剂，可分为水溶液和油溶液（非水溶剂）两类。②乳状液型注射剂。③混悬液型注射剂。④固体粉末型注射剂，亦称粉针剂。

按给药途径分类，可分为皮内注射、皮下注射、肌内注射、静脉注射等。

2. 答：热原系指注射后能引起恒温动物体温异常升高的致热物质。其是由磷脂、脂多糖和蛋白质组成的复合物，其中脂多糖具有很强的致热活性。

热原的基本性质：①耐热性：热原具有较强的耐热性，在常用的注射剂灭菌条件下，热原往往不能被破坏。②水溶性：热原能溶于水，其浓缩水溶液带有乳光。不挥发性，热原本身不挥发，但易溶于水。③滤过性：热原体积小，为 1 ～ 5nm，一般滤器均不能将热原除去。④被吸附性：热原可以被活性炭、纸浆滤饼等吸附。热原在水溶液中带有电荷，也可被某些离子交换树脂吸附。⑤其他性质：热原能被强酸、强碱破坏，也能被强氧化剂如高锰酸钾或过氧化氢等破坏，超声波及某些表面活性剂也能使之失活。

3. 答：注射用水制备的一般工艺流程：饮用水细过滤器电渗析装置或反渗透装置→阳离子树脂床→脱气塔→阴离子树脂床→混合树脂床→多效蒸馏水机或气压式蒸馏水机

热贮水器（80℃）→注射用水。

4. 答：为防止主药氧化，可加入抗氧剂、惰性气体和金属离子络合物。①抗氧剂是一类易被氧化的还原剂。当抗氧剂和药物同时存在时，空气中的氧首先与抗氧剂发生作用而保持了主药的稳定性。如抗坏血酸、亚硫酸氢钠、焦亚硫酸钠、硫脲等。②惰性气体，《中国药典》规定，在注射剂的配制、灌封等生产过程中，为防止主药氧化，应在药液或空安瓿空间通惰性气体。常用的惰性气体有二氧化碳和氮气。通入惰性气体应作为处方混合成分在标签中注明。③金属离子络合剂，有些注射剂，常因药液中微量金属离子的存在，而加速主药的氧化、变质，可加入能与金属离子络合的络合物，使与金属离子生成稳定的水溶性络合物，阻止其促进氧化，使药液稳定。常用的金属离子络合剂有乙二胺四乙酸（EDTA）、乙二胺四乙酸纳等。

5. 答：①注射剂的原料准备：中药的预处理、注射剂原液的制备、除去注射剂原液中鞣质。②注射剂的容器与处理：注射剂的容器与药物直接接触，容器的合理选择及处理直接关系到制剂的质量与稳定性。③注射剂的配液与过滤。④注射剂的灌封。⑤注射剂的灭菌与检漏。⑥注射剂的印字包装与贮存。

6. 答：注射剂原液常用的制备方法有水蒸气蒸馏法、水提醇沉法、醇提水沉法、双提法等。①水蒸气蒸馏法：适用于含挥发油或其他挥发性成分的药物。②水醇法：根据中药的有效成分及杂质在水中或不同浓度的乙醇中的溶解度不同的原理来提取及纯化中药，适用于临床疗效确切、有效成分不明确的中药。水醇法又分为水提醇沉法与醇提水沉法。③双提法：蒸馏法和水醇法的结合，适用于同时含有挥发性有效成分及非挥发性有效成分的中药单方或复方的提取。④超滤法：利用特殊的高分子膜为滤过介质，在常温、加压条件下，将中药提取液中不同分子量的物质加以分离的技术。超滤法的优点：常温操作，不接触有机溶剂，有效成分破坏损失少；可直接除去细菌及热原；可除去鞣质，产品澄明度好；工艺流程简单，生产周期短。

7. 答：①剂量不准，可能是剂量调节装置的螺丝松动；②封口出现毛细孔，可能是熔封火焰强度不够；③出现大头、瘪头等现象，可能是火焰太强或安瓿受热不均匀；④焦头现象，灌药时给药太急，针头往安瓿内灌药时不能立即回缩或针头安装不正等均可能使安瓿颈部沾有药液，熔封时药液炭化而引起焦头。当出现问题时应根据具体情况分析原因，通过改进操作方法或调整设备运行状态来解决问题。

8. 答：粉针剂的制备方法分为无菌粉末直接分装法、灭菌水溶液冷冻干燥法。

（1）无菌粉末直接分装法：原料无菌粉末可采用灭菌溶剂结晶、喷雾干燥等方法制备，必要时进行粉碎和过筛。必须在高度洁净的无菌室中按无菌操作法进行，分装后应立即加塞并用铝盖密封。对于耐热品种，一般可按照热压灭菌法进行补充灭菌，以确保用药安全；不耐热品种，应严格无菌操作。

（2）灭菌水溶液冷冻干燥法：将药物配制成注射溶液除菌、滤过，滤液在无菌条件下立即灌入相应的容器中，经冷冻干燥后得干燥粉末，最后在灭菌条件下封口即得。适用于热敏性药物。

9. 答：眼用液体制剂系指供滴眼、洗眼、眼内注射用以治疗或诊断眼部疾病的液体制剂。

眼用液体制剂的质量要求：① pH 值：应接近正常泪液的 pH 值 7.4，正常眼可耐受的 pH 值范围是 5.0 ～ 9.0。②渗透压：应与泪液的渗透压相近。③无菌：滴眼剂是一种多剂量剂型，为了避免多次使用后染菌，应添加适当的抑菌剂。但对于眼部损伤或眼部术后患者，泪液的保护功能消失，要求必须绝对无菌，并不得添加抑菌剂。④澄明度：眼用溶液应澄明无异物，混悬液型微粒粒度符合《中国药典》要求。⑤黏度：适当增加滴眼剂的黏度，可提高稳定性，并可延长药物在眼内停留时间，合适的黏度在 4.0 ～ 5.0mPa·s 范围内。

10. 答：① pH 值调节剂：常选用适当的缓冲液作溶剂，使其 pH 值控制在 5.0～9.0。常用的缓冲液有磷酸盐缓冲液、硼酸盐缓冲液等。②渗透压调节剂：常用附加剂有氯化钠、硼酸、葡萄糖、硼砂等。③抑菌剂：常用的抑菌剂有三氯叔丁醇、硝酸苯汞、苯乙醇等。④黏度调节剂：常用的黏度调节剂有甲基纤维素、聚乙烯醇、PVP、PEG 等。⑤其他附加剂：根据制剂的不同要求，可酌情添加的附加剂还有增溶剂、助溶剂、抗氧剂等。

七、论述题

1. 答：注射剂热原的污染途径：①溶剂：是热原污染的主要途径。注射剂的溶剂，尤其是注射用水，尽管其本身并非是微生物良好的培养基，但易被空气或含尘空气中的微生物污染，注射剂的配制要注意溶剂的质量，最好使用新鲜制备的溶剂。②原辅料：原辅料本身质量不佳，贮藏时间过长或包装不符合要求甚至破损，均能受到微生物污染。③器具：中药注射剂制备时所用的用具、管道、装置、灌装注射剂的容器等接触药液的一切器具，使用前后必须按规定清洗和灭菌，否则极易使药液污染而导致热原产生。④制备过程与生产环境：在制备过程中必须严格按 GMP 要求制定的岗位操作规程操作，在洁净度符合要求的环境中进行。整个制备过程在保证质量的前提下，应尽量缩短生产周期。⑤临床应用过程：有时中药注射剂本身不含热原，但在临床使用时出现热原反应，这往往是由于临床使用注射器具（输液瓶、乳胶管、针头与针筒等）的污染所致。

除去药液或溶剂中热原的方法：吸附法，活性炭是常用的吸附剂，在配液时加入 0.1% ～ 0.5%（溶液体积）的针用一级活性炭，煮沸并搅拌 15 分钟，即能除去大部分热原。此外，还有离子交换法、凝胶滤过法、超滤法、反渗透法等。除去容器上热原的方法：高温法、酸碱法等。

2. 答：为了确保注射剂安全、有效及稳定，注射剂中除主药外，可根据药物性质加入其他适宜的物质，这些物质统称为附加剂。①增加主药溶解度的附加剂：常用增溶剂为聚山梨酯 80（吐温 80）、胆汁等。聚山梨酯 80 多用于肌内注射，因其具有降压作用与轻微的溶血作用，在静脉注射剂中应慎用。②增加药物的稳定性，帮助主药混悬或乳化的附加剂：使混悬型及乳化型注射剂的稳定性得以提高，常用的助悬剂有明胶、PVP 及羧甲基纤维素钠等。常用的乳化剂有 PluronicF-68、卵磷脂、豆磷脂、聚山梨酯 80

等。③抑制微生物增殖的附加剂：抑制微生物的生长，如苯酚、甲酚、三氯叔丁醇、苯甲醇等。④减轻疼痛的附加剂：减轻疼痛或对组织的刺激性等，如三氯叔丁醇、盐酸普鲁卡因、盐酸利多卡因、苯甲醇等。⑤调节渗透压的附加剂：常用的调节剂有氯化钠、葡萄糖等。调节方法有冰点降低数据法和氯化钠等渗当量法。⑥防止主药氧化的附加剂：为防止主药氧化，可加入抗氧剂、惰性气体和金属离子络合物。

3. 答：鞣质是多元酚的衍生物，含有鞣质的注射剂在灭菌后会产生沉淀，影响其澄明度。鞣质有较强的还原性，在酸、酶、强氧化剂存在或加热条件下，可发生水解、氧化、缩合反应，生成水不溶性物质。肌内注射含鞣质的注射剂会引起疼痛，因为鞣质可与组织蛋白结合形成硬块。除去原液中的鞣质可以提高中药注射剂的质量。由于鞣质既溶于水，又溶于醇，通常的水醇法不能除去鞣质，除去注射剂原液中鞣质的方法有：①明胶沉淀法：鞣质与蛋白质反应生成水不溶性鞣酸蛋白，通过过滤除去沉淀。一般将水提液 pH 值调至 4 ～ 5，加入 2% ～ 5% 的明胶溶液，边加边搅拌，至不再产生沉淀为止，静置滤过除沉淀，滤液适当浓缩并加乙醇使含醇量达 75% 以上，以沉淀滤除过量明胶。操作中也可加明胶后不滤过直接加乙醇处理，称为改良明胶法，可减少明胶对黄酮、蒽醌类成分的吸附。②醇溶液调 pH 值法：除鞣质的原理为鞣酸盐在高浓度乙醇中难溶而析出。通常加入碱与鞣质形成盐，因此又称为碱性醇沉法。一般操作是在中药水提液中加入乙醇使含醇量达 80% 以上，静置冷藏，滤除沉淀后，醇溶液用 40% 氢氧化钠调 pH 值至 8，则鞣质生成钠盐不溶于醇而析出，再次放置滤除沉淀即可。醇浓度和 pH 值越高，除去鞣质越充分，但中药中其他有效成分也可能同时除去，故 pH 值以不超过 8 为宜。③聚酰胺吸附法：利用聚酰胺对鞣质的吸附作用而除去鞣质。一般将中药水提液浓缩，加入乙醇沉淀后滤除蛋白等水溶性杂质，再将此醇溶液通过聚酰胺柱，醇溶液中鞣质被聚酰胺柱吸附而除去。④其他方法：除去鞣质还可采用酸性水溶液沉淀法、超滤法、铅盐沉淀法。

4. 答：中药注射剂质量控制保障产品质量。

注射剂的质量控制项目包括：杂质或异物检查：①有关物质检查，一般应检查蛋白质、鞣质、树脂等，静脉注射还应检查草酸盐、钾离子等。②重金属（汞、铅、镉、铜）检查，由于某些重金属离子可能存在于中药注射剂成品中，因此要控制其浓度在一定范围内。③砷盐。④色泽检查，注射剂应与标准色液比较，色差不超过规定色号 ±1 个色号。⑤ pH 值检查，中药注射剂 pH 值一般在 4 ～ 9 之间，品种不同，要求有所差异，但同一品种的 pH 值允许差异范围不超过 ±1.0。⑥炽灼残渣检查，炽灼残渣应在 1.5%（g/mL）以下。此外，注射用无菌粉末还应进行水分检查。安全性检查：包括异常毒性检查、降压物质检查、过敏试验、溶血与凝聚试验、刺激性检查，此外，安全性实验尚需进行热原或细菌内毒素检查、无菌检查等。所含成分的检测：包括总固体含量测定、有效成分或有效部位的含量测定、指标成分含量测定等。

5. 答：中药注射剂常见的质量问题：

（1）澄明度问题，主要表现在浑浊、沉淀和乳光等现象，产生的原因及解决的办法：①杂质未除尽：是影响中药注射剂澄明度的主要因素。容易发生澄明度问题的主要是以净药材为原料制备的注射剂，一些高分子杂质如淀粉、树胶、黏液质、蛋白质、鞣质、树脂、色素等往往去除不尽，并以胶体的形式存在，当温度、pH 值等变化时，胶体老化而导致澄明度问题。以有效成分或有效部位为原料制备的注射剂，杂质较少，不易出现上述问题。对淀粉、多糖类和黏液质等水溶性杂质，用“水醇法”一般可除尽，但也与醇的浓度有关，醇浓度愈高，则这些杂质除去的愈完全。一般认为醇浓度在 80% 左右对上述杂质除去效果较好。除去高分子杂质还可以采用热处理冷藏法、超滤技术。②药液 pH 值改变：一方面大多数有效成分为弱酸或弱碱，药液的 pH 值对其解离程度影响较大，pH 值不当易析出而产生沉淀；另一方面，某些成分的水解（如酯类、苷类）、氧化（如醛类）、聚合（如酚类）可产生酸性物质，引起 pH 值下降，进而使一些原来能溶解的成分析出。注射剂保持在较稳定的 pH 值范围内。③药液浓度过高：药物浓度偏高，虽然配制过程中药液暂时稳定，但条件变化时，可能因为析出而浑浊、沉淀。此时，应适当调低药液浓度，或加入适当的助溶剂、增溶剂，可使有效成分的溶解度增加，从而改善澄明度。④乳光：导致中药注射剂出现乳光现象的原因有多种，如挥发油易呈过饱和状态，形成胶体分散而产生乳光，此时可将挥发油重新蒸馏一次或使用助滤剂过滤。注射剂中糖类物质过多时，如果灭菌不彻底则可能长霉而产生乳光，因此要注意在生产过程中防止细菌污染。某些附加剂可导致表面活性剂的析出而产生乳光，如苯甲醇或氯化钠会降低聚山梨酯 80 的“昙点”而产生乳光，因此要注意附加剂的合理配用。

（2）刺激性问题：某些中药注射剂注入人体后会产生刺激性疼痛，这也是限制其应用范围扩大的重要原因。造成刺激性的原因：有效成分本身的刺激性，如大蒜素、黄芩素等。应在不影响疗效的前提下，适当降低药物浓度，调整 pH 值，或酌情添加止痛剂来减少刺激性。杂质、鞣质可导致局部肿痛、硬结，钾离子浓度过高可产生刺激性，应通过适当工艺措施除去这些杂质。药液 pH 值及渗透压不当，注射剂的 pH 值及渗透压过高或过低均可产生刺激，应在配制药液时添加附加剂加以调节。

（3）疗效问题：中药注射剂的疗效不稳定，直接影响临床治疗效果。应采用新技术、新方法提高中药注射剂中有效成分的含量，并进一步通过增溶、助溶或其他增加溶解度的方法提高相关成分的溶解度，以保证临床疗效的发挥。

总之，应针对问题分析原因，并进行相关的实验研究，从多方面入手，寻求合理的方案解决。

6. 答：葡萄糖注射液有时会产生絮凝状沉淀或小白点，一般是由于原料不纯或滤过时漏炭等原因所致。通常采用浓配法，并加入适量盐酸，中和蛋白质、脂肪等胶粒上的电荷，使之凝聚后滤除，同时在酸性条件下加热煮沸，可使糊精水解、蛋白质凝集，通过加适量活性炭吸附除去。上述措施可提高成品的澄明度。

葡萄糖溶液变色的原因，一般认为是葡萄糖在弱碱性溶液中能脱水形成 5- 羟甲基呋喃甲醛（5-HMF），5-HMF 再分解为乙酰丙酸和甲酸，同时形成一种有色物质。颜色的深浅与 5-HMF 产生的量成正比。pH 值为 3.0 时葡萄糖分解最少，故配液时用盐酸调节 pH 值至 3.8 ～ 4.0，同时严格控制灭菌温度和受热时间，使成品稳定。

7. 答：染菌问题、热原问题、可见异物与不溶性微粒等，应根据产生原因依次解决。

（1）染菌问题，输液染菌后出现霉团、云雾状、浑浊、产气等现象，也有些即使含菌数高，但外观上并无任何变化。若使用了染菌的输液，会造成脓毒症、败血症、内毒素中毒甚至死亡。染菌的主要原因是生产过程严重污染、灭菌不彻底、瓶塞松动不严等，最有效的解决措施是尽量减少制备生产过程中的污染、严格灭菌条件、严密包装。

（2）可见异物，输液中常出现的微粒主要有炭黑、碳酸钙、氧化锌、纤维素、纸屑、玻璃屑、细菌和结晶等。可见异物的主要来源包括：①原料与附加剂；②输液容器与附件；③生产工艺及操作中的问题；④医院输液操作及静脉滴注装置的问题。解决的主要措施有：①严格控制原辅料的质量；②提高胶塞及输液容器质量；③合理安排工序，采取单向层流净化空气，采用微孔滤膜滤过和生产联动化等措施；④使用无菌无热原的一次性全套输液器，在输液器中安置终端过滤器（0.8μm 孔径的薄膜）。

（3）热原反应，热原污染的途径主要有：①注射用水；②原辅料；③容器、用具、管道与设备等；④制备过程与生产环境；⑤输液器具。其中使用过程中的污染占 84% 左右，必须引起注意。尽量使用全套或一次性的输液器，能为使用过程中解决热原污染创造有利条件。

8. 答：眼用液体制剂的药物吸收途径：药物溶液滴入眼部后主要通过角膜和结膜两条途径吸收。

影响药物眼部吸收的因素：①药物从眼睑缝隙流失：为提高主药的利用率，可通过增加滴药次数的方式来改善。②药物经外周血管消除：药物在吸收的同时，也通过外周血管从眼组织迅速消除。结膜含有许多血管和淋巴管，当由外来物引起刺激时，血管处于扩张状态，透入结膜的药物会有很大比例进入血液中。③药物的脂溶性与解离度：角膜的外层为脂性上皮层，中间为水性基质层，最内为脂性内皮层，因此药物若要易于透过角膜，应为两相溶解的药物。而完全解离或完全不解离的药物不能透过完整的角膜。结膜下是巩膜，水溶性药物容易通过，脂溶性药物则不易渗入。④滴眼剂的刺激性：滴眼剂若刺激性较大时，可使结膜的血管和淋巴扩张，增加了药物从外周血管的消除，同时由于泪液分泌增多，不仅将药物浓度稀释，而且增加了药物的流失，从而影响了药物的吸收作用，降低药效。⑤滴眼剂表面张力：表面张力小，则有利于泪液和滴眼液的混合，也有利于药物与角膜上皮层的接触，使药物容易渗入。⑥黏度：黏度增加可延长药物在吸收部位的滞留时间，在增加吸收的同时又可减少药物的刺激。

第十章 外用膏剂

习 题

一、A 型题（最佳选择题，由一个题干和五个备选答案组成。题干在前，备选项在后。每道题备选项中，只有一个最佳答案）

1. 外用膏剂药物的透皮吸收包括三个阶段，其中穿透是指（　）

A. 药物从基质中脱离出来并扩散到皮肤上

B. 药物通过表皮进入真皮、皮下组织

C. 药物透入皮肤通过血管或淋巴管进入体循环

D. 药物透过基质到达基质表面

E. 以上答案均不正确

2. 透皮吸收的主要途径是（　）

A. 完整表皮　B. 毛囊　C. 皮脂腺

D. 汗腺　E. 血管

3. 皮肤条件影响透皮吸收中论述错误的是（　）

A. 病变、破损的皮肤能加快药物的吸收

B. 皮肤温度升高，吸收加快

C. 皮肤清洁后，有利于药物的穿透

D. 皮肤湿润引起角质层肿胀，不利于吸收

E. 皮肤薄有利于吸收

4. 下列哪种基质引起皮肤的水合作用最强（　）

A. 油脂性基质　B. 水溶性基质　C. W/O 型基质

D. O/W 型基质　E. 聚乙二醇为基质

5. 适用于治疗脂溢性皮炎的软膏基质是（　）

A. 聚乙二醇类　B. 卡波姆　C. 甘油明胶

D. 纤维素衍生物　E. 海藻酸钠

6. 具有吸水作用的油脂性基质为（　）

A. 羊毛脂　B. 液体石蜡　C. 固体石蜡

D. 豚脂　E. 凡士林

7. 不宜作为眼膏基质的是（　）

A. 羊毛脂　B. 二甲聚硅　C. 液状石蜡

D. 凡士林　E. 蜂蜡

8. 下列与透皮吸收的量无关的因素为（　）

A. 药物浓度　B. 应用面积　C. 涂布厚度

D. 年龄与性别　E. 与皮肤接触时间

9. 下列哪种基质与皮脂分泌物相近，故可提高软膏中药物的渗透性（　）

A. 凡士林　B. 卡波姆　C. 聚乙二醇

D. 羊毛脂　E. 豚脂

10. 在油脂性基质中，有适宜的稠度和涂展性的基质是（　）

A. 羊毛脂　B. 凡士林　C. 蜂蜡

D. 豚脂　E. 液状石蜡

11. 不宜用于急性炎性渗出较多的创面的基质是（　）

A. 甲基纤维素　B. 海藻酸钠　C. 卡波姆

D. 凡士林　E. 皂土

12. 若患处分泌物过多，易造成分泌物反向吸收的基质是（　）

A. 油脂性基质　B. 水溶性基质　C. W/O 型基质

D. O/W 型基质　E. 以上基质均可

13. 对水溶性软膏基质论述错误的是（　）

A. 由天然或合成的水溶性高分子物质组成　B. 该基质释药较快

C. 能吸收组织渗出液　D. 润滑作用较好　E. 无油腻性和刺激性

14. 可降低酚类防腐剂防腐能力的软膏基质是（　）

A. 羊毛脂　B. 凡士林　C. 聚乙二醇

D. 甲基纤维素　E. 卡波姆

15. 软膏中加入挥发性药物或热敏性药物的方法是（　）

A. 待基质降温至 80℃左右再与药物混合均匀

B. 待基质降温至 70℃左右再与药物混合均匀

C. 待基质降温至 60℃左右再与药物混合均匀

D. 待基质降温至 50℃左右再与药物混合均匀

E. 待基质降温至 40℃左右再与药物混合均匀

16. 水溶性药物与油溶性基质混合时一般（　）

A. 可将药物水溶液直接加入基质中搅匀

B. 先用少量水溶解，以羊毛脂吸收后再与其他基质混匀

C. 用基质加热提取，去渣后冷却即得

D. 可将药物细粉与基质研匀

E. 先用少量液体石蜡溶解，再与其他基质混匀

17. 眼膏剂常用基质为（　）

A. 凡士林 6 份，液状石蜡、羊毛脂各 2 份
B. 凡士林 7 份，液状石蜡 1 份，羊毛脂 2 份
C. 凡士林 8 份，液状石蜡、羊毛脂各 1 份
D. 凡士林 4 份，液状石蜡、羊毛脂各 3 份
E. 凡士林 6 份，液状石蜡 1 份，羊毛脂 3 份

18. 眼膏剂的制备中基质的灭菌方法（ ）
A. 120℃干热灭菌 1 ～ 2 小时
B. 130℃干热灭菌 1 ～ 2 小时
C. 140℃干热灭菌 1 ～ 2 小时
D. 150℃干热灭菌 1 ～ 2 小时
E. 121.5℃干热灭菌 1 ～ 2 小时

19. 制备黑膏药的植物油以（ ）
A. 棉籽油最好　B. 豆油最好　C. 花生油最好
D. 麻油最好　E. 菜籽油最好

20. 黑膏药制备过程中没涉及的操作为（ ）
A. 去火毒　B. 炼油　C. 下丹收膏
D. 炸料　E. 收丹

21. 对于炸料叙述错误的是（ ）
A. 质地较坚硬的药料先炸
B. 质地疏松的药料后炸
C. 挥发性药料研粉滩涂时加入
D. 树脂类药料炼油时加入
E. 一般炸至表面深褐色、内部焦黄为度

22. 对于炼油叙述错误的是（ ）
A. 药油在 300℃继续熬炼
B. 是油脂在高温下氧化、聚合、增稠的过程
C. 以炼至“挂旗”为度
D. 炼油程度过嫩则膏药太软
E. 炼油时有浓烟发生

23. 黑膏药中油丹比例为（ ）
A. 10 : 1 ～ 10 : 2　B. 10 : 2 ～ 10 : 3　C. 10 : 3 ～ 10 : 4
D. 10 : 4 ～ 10 : 5　E. 10 : 5 ～ 10 : 6

24. 下丹时的温度（ ）
A. 200℃　B. 220℃　C. 270℃
D. 300℃　E. 320℃

25. 下列辅料哪一个在橡胶膏剂基质中可以起到软化剂的作用（ ）
A. 橡胶　B. 凡士林　C. 立德粉

D. 汽油　　E. 松香

26. 下列辅料在橡胶膏剂基质中可以起到增黏剂作用的基质是（　）
A. 橡胶　　B. 羊毛脂　　C. 立德粉
D. 汽油　　E. 松香

27. 下列辅料在橡胶膏剂基质中可以起到填充剂作用的基质是（　）
A. 橡胶　　B. 凡士林　　C. 立德粉
D. 汽油　　E. 液状石蜡

28. 橡胶硬膏剂的特点没有（　）
A. 黏着力较强
B. 无需预热可直接贴用
C. 有保护伤口、防止皲裂的作用
D. 药效时间长
E. 膏面需有覆盖物

29. 溶剂法制备橡胶膏剂，网状胶片消除静电的时间（　）
A. 12 ～ 18 小时　　B. 14 ～ 20 小时　　C. 16 ～ 22 小时
D. 18 ～ 24 小时　　E. 10 ～ 16 小时

30. 热压法制备橡胶膏剂的填充剂常用（　）
A. 氧化锌　　B. 锌钡白　　C. 滑石粉
D. 微粉硅胶　　E. 钛白粉

31. 糊剂所含固体粉末应在（　）
A. 20%以上　　B. 25%以上　　C. 30%以上
D. 35%以上　　E. 40%以上

32. 黑膏药与橡胶膏剂的改进剂型是（　）
A. 糊剂　　B. 涂膜剂　　C. 膜剂
D. 凝胶贴膏　　E. 丹剂

33. 凝胶贴膏的基质常用亲水性较强的（　）
A. 聚乙烯醇　　B. 羧甲基纤维素　　C. 聚丙烯酸钠
D. 聚乙烯吡络烷酮　　E. 明胶

34. 需要进行软化点测定的是（　）
A. 软膏剂　　B. 眼膏剂　　C. 黑膏药
D. 凝胶贴膏　　E. 糊剂

35. 下列哪一项不是橡胶膏剂质量检查项目（　）
A. 外观　　B. 含膏量　　C. 耐热
D. 耐寒　　E. 酸碱度

36. 徐长卿软膏属于哪种基质（　）
A. 水溶性基质　　B. 烃类基质　　C. 类脂类基质
D. 乳剂型基质　　E. 油脂类基质

37. 下列对眼膏剂的叙述错误的是（　）
A. 药物与适宜的基质制成的供眼用的灭菌软膏剂
B. 应均匀、细腻，稠度适宜，易涂布于眼部
C. 对眼部无刺激
D. 无微生物污染
E. 滴眼剂较一般眼膏剂疗效持久，且能减轻眼睑对眼球的摩擦

二、B 型题（配伍选择题，由一组试题共用一组备选项，备选项在前，题干在后。备选项可重复选用，也可不选用。每道题只有一个最佳答案）

A. 油脂类　B. 类脂类　C. 烃类
D. 硅酮类　E. 纤维素衍生物
1. 凡士林属于（　）
2. 液状石蜡属于（　）
3. 羊毛脂属于（　）
4. 豚脂属于（　）

A. 橡皮膏　B. 黑膏药　C. 白膏药
D. 软膏　E. 滴丸
5. 植物油、羊毛脂、蜂蜡用于制备（　）
6. 橡胶、松香、凡士林用于制备（　）
7. 硬脂酸钠、PEG6000 用于制备（　）
8. 植物油和铅丹用于制备（　）

A. 由石油分馏得到的多种高级烃的混合物
B. 高级脂肪酸与高级醇的酯类
C. 在水中不溶解，在 8 ～ 10 倍水中膨胀成为胶冻
D. 丙烯酸与丙烯基蔗糖交联的高分子聚合物
E. 溶于水形成的黏稠性凝胶可作软膏基质，常用浓度 2.5%
9. 凡士林是（　）
10. 羊毛脂是（　）
11. 卡波姆是（　）
12. 皂土是（　）

A. 不溶性固体药物制备软膏加入基质的方法
B. 水溶性药物制备软膏加入基质的方法
C. 中药浸出制剂制备软膏加入基质的方法
D. 含有共熔成分制备软膏加入基质的方法

E. 含有挥发性药物或热敏性药物制备软膏加入基质的方法
13. 先用少量水溶解，以羊毛脂吸收后，再与其余基质混匀是（ ）
14. 将药物细粉加入熔融的基质中，不断搅拌至冷却是（ ）
15. 浓缩至稠膏状，再与基质混匀是（ ）
16. 先将其研磨共熔后，再与冷却至40℃的基质混匀是（ ）

A. 凝胶剂的基质　B. 橡胶膏剂的基质　C. 黑膏药的基质
D. 涂膜剂的基质　E. 凝胶贴膏的基质
17. 卡波姆是（ ）
18. 黄丹是（ ）
19. 氧化锌是（ ）
20. 聚丙烯酸钠是（ ）

三、C型题（综合分析选择题，包括一个试题背景信息和一组试题，这一组试题是基于一个实例或案例背景信息逐题开展，每道题都有独立的备选项。题干在前，备选项在后。每道题备选项中，只有一个最佳答案）

清代名医徐润溪将膏药“治里者”解释为“用膏贴之，闭塞其气，使药性从毛孔而入腠理，通经贯络，或提而出之，或攻而散之，较之服药尤有力，此至妙之法也”。现代研究显示，外用膏剂可经皮肤给药而产生局部或全身治疗作用。

1. “用膏贴之，闭塞其气，使药性从毛孔而入腠理，通经贯络”即是指药物经皮吸收机制，而药物透皮吸收过程是指（ ）
A. 药物从基质中释放、穿透表皮、吸收入血液循环而产生全身治疗作用
B. 药物从基质中释放、穿透皮肤进入皮下组织而产生全身治疗作用
C. 药物进入真皮，起到局部的治疗作用
D. 药物渗透表皮到达深部组织
E. 药物通过毛囊和皮脂腺到达体内

2. “或提而出之，或攻而散之，较之服药尤有力，此至妙之法也”，其中关于外用膏剂的叙述，错误的是（ ）
A. 软膏剂多用于慢性皮肤病，对皮肤起保护、润滑作用
B. 软膏剂中的药物通过透皮吸收，也可产生全身治疗作用
C. 黑膏药可起保护、封闭和拔毒生肌等作用
D. 黑膏药只能起局部治疗作用
E. 橡胶贴膏不经预热可直接贴于皮肤，但药效维持时间短

某患者患有急性皮肤疾病且有渗出液，某药店给患者推荐了一个软膏剂让患者擦于患处。

3. 该软膏剂的基质可能是（ ）

A. 蜂蜡　B. 羊毛脂　C. 聚乙二醇
D. 凡士林　E. 氢化植物油

4. 如果该患者没有渗出液，且局部肥厚、苔藓化，则该软膏的基质可能为（　）
A. 甘油明胶　B. 羧甲基纤维素钠　C. 聚乙二醇
D. 凡士林　E. 卡波姆

橡胶膏剂黏着力强，与黑膏药相比可直接贴于皮肤，对衣物污染较轻，携带使用方便，常用于治疗风湿痛、跌打损伤等。

5. 已证明以下各物质除哪项之外，均能增加皮肤的通透性（　）
A. 苯　B. 薄荷油　C. 二甲亚砜
D. 丙二醇　E. 十二烷基硫酸钠

6. 下列不是橡胶膏剂软化剂的是（　）
A. 凡士林　B. 羊毛脂　C. 液体石蜡
D. 植物油　E. 松香

7. 下列哪一项不是橡胶膏剂质量检查项目（　）
A. 外观　B. 含膏量　C. 耐热
D. 耐寒　E. 酸碱度

四、X型题（多项选择题，由一个题干和五个备选答案组成。题干在前，备选项在后。每道题备选项中至少有两个正确答案，多选、少选、错选或不选均不得分）

1. 外用膏剂包括（　）
A. 糊剂　B. 凝胶贴膏　C. 膜剂
D. 软膏剂　E. 黑膏药

2. 软膏剂多用于慢性皮肤病，主要作用有（　）
A. 保护创面　B. 润滑皮肤　C. 局部治疗作用
D. 全身治疗作用　E. 诊断疾病作用

3. 软膏剂的基质应具备的条件为（　）
A. 能与药物的水溶液或油溶液互相混合并能吸收分泌液
B. 具有适宜的稠度、黏着性、涂展性，无刺激性
C. 不妨碍皮肤的正常功能与伤口愈合
D. 应与药物结合牢固
E. 不与药物产生配伍禁忌

4. 经黏膜给药的剂型有（　）
A. 涂膜剂　B. 透皮贴膏　C. 滴眼剂
D. 滴鼻剂　E. 舌下片剂

5. 经皮肤给药的剂型有（　）

A. 涂膜剂　　B. 搽剂　　C. 洗剂
D. 糊剂　　E. 舌下片剂

6. 不经胃肠给药的剂型有（　）
A. 灌肠剂　　B. 凝胶贴膏　　C. 注射剂
D. 气雾剂　　E. 软膏剂

7. 影响透皮吸收的因素有（　）
A. 药物的浓度　　B. 应用面积　　C. 涂布的厚度
D. 应用次数　　E. 与皮肤接触的时间

8. 下列关于影响透皮吸收的因素叙述正确的有（　）
A. 具有合适的油、水分配系数的药物，透皮吸收效果好
B. 药物以离子形式易吸收
C. 药物相对分子量越大，吸收越慢
D. 药物在乳剂型基质中释放较快
E. 药物在基质中溶解状态比混悬颗粒易吸收

9. 具有吸水作用的软膏基质有（　）
A. 羊毛脂　　B. 聚乙二醇　　C. 蜂蜡
D. 凡士林　　E. 液体石蜡

10. 下列哪些基质的软膏需加入保湿剂和防腐剂（　）
A. 油脂性基质　　B. 水溶性基质　　C. O/W 型乳剂基质
D. W/O 型乳剂基质　　E. 以上均可

11. 软膏剂的制法有（　）
A. 研和法　　B. 熔和法　　C. 乳化法
D. 搓捏法　　E. 冷压法

12. 黑膏药基质原料有（　）
A. 植物油　　B. 宫粉　　C. 红丹
D. 红升丹　　E. 水银

13. 黑膏药的制备过程包括（　）
A. 药料提取　　B. 炼油　　C. 下丹收膏
D. 去火毒　　E. 摊涂

14. 关于“火毒”叙述正确的是（　）
A. 易对局部皮肤产生刺激
B. 是高温时氧化分解的产物
C. 是醛、酮、脂肪酸等
D. 多具脂溶性
E. 膏药制成后需放入冷水中浸渍

15. 黑膏药中涉及的传统术语有（　）
A. 牛眼泡　　B. 去火毒　　C. 外枯内焦

D. 挂旗　　E. 滴水成珠

16. 橡胶膏剂的基质组成有（　）

A. 橡胶　　B. 松香　　C. 凡士林

D. 氧化锌　　E. 汽油

17. 红丹的质量要求（　）

A. 为橘红色非结晶性粉末　　B. 主要成分四氧化三铅　　C. 含量在 95%以上

D. 使用前应干燥　　E. 以上均正确

18. 橡胶作为基质的主要原料有哪些特性（　）

A. 高弹性　　B. 低传热性　　C. 不透气性

D. 不透水性　　E. 易老化性

19. 溶剂法制备橡胶膏剂的制备过程包括（　）

A. 药料提取　　B. 混炼炼压均匀　　C. 膏浆制备

D. 涂膏浆　　E. 回收溶剂

20. 糊剂的特点有（　）

A. 具收敛、消毒、吸收分泌物及保护作用

B. 分为水溶性糊剂和油溶性糊剂

C. 用研和法制备

D. 稠度较高

E. 含有 25%以上的固体粉末

21. 常用的成膜材料有（　）

A. 聚乙烯醇缩甲乙醛　　B. 聚乙烯醇　　C. 玉米朊

D. 火棉胶　　E. 聚丙烯酸钠

22. 下列关于软膏剂的叙述正确的有（　）

A. 软膏剂多用于慢性皮肤病

B. 软膏剂中油脂性基质灭菌时可直火加热

C. 急性损伤的皮肤不宜使用油脂性基质软膏剂

D. 软膏剂中油脂性基质灭菌时可用耐高压蒸汽夹层锅加热

E. 软膏剂中油脂性基质灭菌条件为 150℃约 1 小时

五、填空题

1. 基质对药物亲和力大，药物的皮肤 / 基质分配系数______，对药物吸收不利。

2. 制备眼膏剂应在______________的环境下进行。

3. 贴剂的组成一般分为背衬层、药物贮库层、黏贴层和__________。

4. 氧化锌常用作橡胶贴膏剂的__________。

5. 根据基质的不同，糊剂可分为水性糊剂和_________________两大类。

六、名词解释

1. 软膏剂　　2. 水值　　3. 膏药
4. 贴膏剂　　5. 凝胶贴膏　　6. 贴剂与透皮贴剂

七、简答题

1. 试述药物透皮吸收的过程。
2. 影响药物透皮吸收的因素。
3. 试述药物透皮吸收的主要途径。
4. 各类软膏基质有何应用特点？
5. 透皮给药有哪些特点？
6. 哪些药物适合透皮给药？

八、论述题

指出处方中组分的作用，并写出制备工艺流程。

处方 1. 营养护肤霜

十八醇 7.5g，单硬脂酸甘油酯 6g，硬脂酸 2g，甘油 15g，白凡士林 8g，月桂醇硫酸钠 0.5g，吐温 -60 1.5g，无水羊毛脂 2g，磷脂适量，维生素 E 适量，尼泊金乙酯适量，蒸馏水 55mL。

处方 2. 复方地塞米松霜

地塞米松 0.25g，硬脂酸 100g，对羟基苯甲酸乙酯 1g，白凡士林 50g，三乙醇胺 2g，甘油 50g，蒸馏水加至 1000g。

处方 3. 徐长卿软膏

丹皮酚 1.0g，硬脂酸 15.0g，液体石蜡 25.0mL，羊毛脂 2.0g，三乙醇胺 2.0g，甘油 4.0g，蒸馏水 50.0mL。

处方 4. 雪花膏

硬脂酸 300g，液体石蜡 250g，石蜡 250g，三乙醇胺 80mL，甘油 200mL，硼砂 2g，尼泊金乙酯 1g，蒸馏水 920mL。

处方 5. 亲水基质

硬脂醇（十八醇）250g，白凡士林 250g，十二烷基硫酸钠 10g，丙二醇 120g，尼泊金 0.4g，蒸馏水 330g。

参考答案及解析

一、A 型题

1. 答案：B

解析：外用膏剂药物的透皮吸收包括三个阶段，分别是释放、穿透及吸收。药物从基质中脱离出来并扩散到皮肤上为释放阶段；药物通过表皮进入真皮、皮下组织为穿透阶段；药物透入皮肤通过血管或淋巴管进入体循环，从而产生全身作用为吸收阶段。

2. 答案：A

解析：外用膏剂透皮吸收的途径有 3 条：①完整表皮；②毛囊、皮脂腺；③汗腺。完整表皮是透皮吸收的主要途径，表皮具有类脂质膜性质，脂溶性药物以非解离型透过皮肤，吸收途径为角质层细胞及其间隙。毛囊和汗腺在透皮吸收的初期起着重要作用。

3. 答案：D

解析：病变、破损的皮肤，药物可自由地进入真皮，吸收速度大大增加，但可能引起疼痛、过敏及中毒等不良反应。一般说来，溃疡皮肤对许多物质的渗透性为正常皮肤的 3 ～ 5 倍。皮肤的温度升高，皮下血管扩张，血流量增加，故吸收增加。用清洁剂可洗去毛囊、角质层、皮脂腺上的堵塞物，有利于药物的穿透。皮肤薄有利于药物穿透，故女性吸收强于男性，婴儿大于成年人。皮肤湿润可增强角质层的水合作用，引起角质层肿胀，使角质层变得疏松而增加药物的穿透，利于吸收。

4. 答案：A

解析：基质与皮肤的水合作用能增强药物的渗透性，其中油脂性基质透气、透水性差，可引起较强的水合作用，W/O 乳剂基质次之，O/W 型乳剂基质再次之，水溶性基质最差。

5. 答案：B

解析：本题旨在考核水溶性基质的特性。卡波姆系丙烯酸与丙烯基蔗糖交联的高分子聚合物，具有溶胀与凝胶特性以及增湿、润滑能力，有透皮促进作用，适用于脂溢性皮炎的治疗。

6. 答案：A

解析：羊毛脂又称无水羊毛脂，为淡棕黄色黏稠半固体，因含有胆固醇、异胆甾醇、羟基胆甾醇及其酯，有较大的吸水性，可吸水 150%、甘油 140%、70% 的乙醇 40%。一些水溶性药物与油脂性基质混合时，药物一般先用少量水溶解，以羊毛脂吸收后，再与其余基质混匀。

7. 答案：B

解析：硅酮类油脂性基质为有机硅氧化物的聚合物，俗称硅油，常用二甲聚硅与甲苯聚硅，其黏度随相对分子质量增大而增加，为无色、无臭或近乎无臭的油性半固体，疏水性较强。本品无毒，但对眼有刺激，不宜作为眼膏基质。

8. 答案：C

解析：影响透皮吸收的因素除了皮肤条件、药物性质、基质的组成与性质外，还有药物浓度、应用面积、应用次数及与皮肤接触时间等，此外年龄和性别对皮肤的穿透、吸收也有影响。

9. 答案：D

解析：羊毛脂除了具有较强的吸水性外，其组成与皮脂分泌物相近，故可提高软膏中药物的渗透性。

10. 答案：B

解析：凡士林系液体与固体烃类形成的半固体混合物，有黄、白两种，熔点为38～60℃，有适宜的稠度和涂展性，且对皮肤与黏膜无刺激性，性质稳定，不会酸败，能与大多数药物配伍，其主要特性就是易涂展，常与羊毛脂一起使用。

11. 答案：D

解析：油脂性基质油腻性及疏水性较大，不易与水性液混合，也不易用水洗除，不宜用于急性炎性渗出较多的创面。选项中只有凡士林为油脂性基质。

12. 答案：D

解析：乳剂型基质分为油包水（W/O）型与水包油（O/W）型两类，由于表面活性剂的作用，本类基质对油和水均有一定亲和力，可吸收创面渗出物或分泌物，对皮肤的正常功能影响小并有利于药物的释放与穿透。通常 O/W 型乳剂基质中，药物的释放和穿透较其他基质快，但若患处分泌物过多，易造成分泌物反向吸收，重新进入皮肤而使炎症恶化，故不适宜用于脓疮、糜烂溃疡等创面。

13. 答案：D

解析：水溶性基质是由天然或合成的水溶性高分子物质组成，释药较快、无油腻性和刺激性、能吸收组织渗出液（可用于糜烂创面和腔道黏膜）这些是其优点，润滑性较差、易失水干涸是其缺点。

14. 答案：C

解析：聚乙二醇在使用时的注意事项为，与苯甲酸、鞣酸、苯酚等混合可使基质过度软化，可降低酚类防腐剂的防腐能力。

15. 答案：E

解析：具有挥发性或热敏性的药物，应该在较低的温度条件下加入药物，以防止药物的挥发损失。

16. 答案：B

解析：水溶性药物加入各种基质的方法：与水溶性基质混合时可将药物水溶液直接加入基质中；与油溶性基质混合时，一般常先用少量水溶解，以羊毛脂吸收后再与其他基质混匀；与乳剂型基质混合时，在不影响乳化的情况下，可在制备时将药物溶于水相。

17. 答案：C

解析：眼膏所用基质除符合软膏剂的质量要求外，必须灭菌且纯净细腻，确保对眼结膜、角膜无刺激性。常用基质为凡士林 8 份、液状石蜡、羊毛脂各 1 份混合制成，可根据室温适当增减液状石蜡用量。其中羊毛脂有吸水性、黏附性和表面活性作用。该眼膏基质易与泪液及水溶性药液混合，且易附着于眼结膜上并促进药物的渗透，又适用于作抗生素和中药眼膏基质。

18. 答案：D

解析：眼膏剂属于灭菌制剂，故其基质、药物、器械与包装材料等均应严格灭菌且在洁净、无菌条件下操作，制备时，基质加热熔融经过滤后于 150℃干热灭菌 1～2 小时，放冷备用。配置用具70%乙醇擦洗或用水洗净后再用干热灭菌法，包装用软膏管洗净后用1%～2%的苯酚溶液或70%的乙醇溶液浸泡，用时用蒸馏水冲洗干净，烘干即可。

19. 答案：D

解析：制备黑膏药的植物油应选用质地纯净、沸点低、熬炼时泡沫少、制成品软化点及黏着力适当的植物油，以麻油为最好，其制品外观光润。棉籽油、豆油、花生油、菜油等亦可应用，但制备时较易产生泡沫，应及时除去。

20. 答案：E

解析：黑膏药的制备流程为：药料提取（炸料）→炼油→下丹成膏→去“火毒”→摊涂。收丹为丹剂的工艺过程。

21. 答案：D

解析：药料提取（炸料）除芳香挥发性、树脂类及贵重药材，如麝香、冰片、樟脑、乳香等应研成细粉，于摊涂前加入已熔化的膏药中混匀，或滩涂后撒布于膏药表面外，余药一般采用油炸提取。其中质地疏松的花、草、叶、皮等药料，宜待质地坚硬的甲骨类、根茎等药材炸至枯黄后加入。“炸料”一般炸至表面深褐色、内部焦黄为度（油温控制在200～220℃）。滤除药渣，即得药油。

22. 答案：C

解析：炼油系将去渣后的药油于300℃左右继续加热熬炼，使油脂在高温条件下氧化、聚合、增稠的操作过程，以炼至“滴水成珠”为度。炼油程度至关重要，过“老”则膏药松脆，黏着力小，贴用时易脱落；太“嫩”则膏药质软，贴后容易移动，且黏着力强，不易剥离。炼油时有大量刺激性浓烟发生，应注意及时排除，并防止着火。

23. 答案：C

解析：下丹成膏系指在炼成的油液中加入红丹，使反应生成高级脂肪酸铅盐，并促进油脂进一步氧化、聚合、增稠而成膏状的过程。即在270℃以上的高温下，缓缓加红丹于炼油中，边加边搅，使油、丹充分化合成为黑褐色的稠厚液体。油、丹皂化为放热反应，温度高达300℃以上，应控制好下丹速度，并注意通风、防火。油丹用量比一般为500:（150～200）（冬少夏多），丹质不纯，用量宜酌增。

24. 答案：E

解析：下丹时药油温度低会造成不能正常氧化，膏药会嫩；温度高则易燃，约320℃左右下丹。

25. 答案：B

解析：软化剂可使生胶软化，增加可塑性，增加胶浆的柔性和成品的耐寒性，改善膏浆的黏性。常用的软化剂有凡士林、羊毛脂、液状石蜡、植物油等，邻苯二甲酸二丁酯、邻苯二甲酸二辛酯等也可作软化剂。

应注意若处方中含有挥发油及挥发性药物（如樟脑、冰片、薄荷油）较多时，软化剂的用量应酌情减少。故除了治疗需要外，一般不宜过分增加挥发性药物，因其在贮存中容易挥发损失，使膏面干燥而失黏。

26. 答案：E

解析：增黏剂主要是增加膏体的黏性：以往常用松香，因松香中所含的松香酸会加速橡胶膏剂的老化，现多采用具有抗氧化、耐光、耐老化和抗过敏等性能的甘油松香酯、氢化松香、β－蒎烯等新型材料。

27. 答案：C

解析：填充剂常用氧化锌（药用规格）、锌钡白（俗称立德粉）。氧化锌作填充剂能与松香酸生成锌盐，增加膏料与裱背材料的黏着性，同时亦能减弱松香酸对皮肤的刺激，还有缓和的收敛作用。热压法制橡胶膏剂时，常用锌钡白作填充剂，其特点是遮盖力强，胶料硬度大。

28. 答案：D

解析：橡胶膏剂系指药物与橡胶等基质混匀后，涂布于裱背材料上制成的一种外用制剂。橡胶膏剂黏着力强，无需预热可直接贴用；不污染衣物，携带方便，有保护伤口及防止皲裂等作用。但膏层较薄，药效维持时间较短。

橡胶膏剂的组成：①裱背材料：一般采用漂白细布，亦有用聚乙烯、软聚氯乙烯片者。②膏料：由治疗药物、基质及其他辅料组成。③膏面覆盖物（"内衬"）：塑料薄膜、硬质纱布或玻璃纸，用以避免膏片相互黏着及防止挥发性药物的挥散。

29. 答案：D

解析：橡胶膏剂的制备分为溶剂法与热压法，溶剂法制备过程分为药料提取、膏浆制备、涂膏浆、回收溶剂、切割、加衬、包装等步骤。即将生胶洗净，在 50 ～ 60℃温度下加热干燥或晾干，切成适宜大小的条块，在炼胶机中塑炼成网状胶片，消除静电 18 ～ 24 小时后，浸入适量的溶剂汽油中，浸泡至完全溶胀成凝胶状，移入打膏桶内搅拌 3 ～ 4 小时后，依次加入凡士林、羊毛脂、松香、氧化锌等制成基质，再加入药物，继续搅拌约 4 小时，待已成均匀膏浆时，以 7 号筛滤过，即得膏料。经涂布、切割、加衬、包装，即得。

30. 答案：B

解析：见 28 题答案。填充剂中提到热压法制橡胶膏剂时，常用锌钡白作填充剂，其特点是遮盖力强，胶料硬度大。热压法制备过程：取橡胶洗净，在 50 ～ 60℃温度下干燥或晾干，切成块状，在炼胶机中塑炼成网状薄片，加入油脂性药物等，待溶胀后再加入其他药物和立德粉或氧化锌、松香等，炼压均匀，经涂膏、切割、加衬、包装，即得。

31. 答案：B

解析：糊剂系指含有 25% 以上固体粉末，具有高稠度、较大吸水性与较少油腻性的外用糊状制剂，类似软膏剂。

32. 答案：D

解析：凝胶贴膏系指将药物或药材提取物与适宜的亲水性基质及适宜辅料混匀后，涂布于裱背材料上制成的外用贴膏剂。该剂型实系黑膏药与橡胶膏剂的改进新剂型，使用方便，贴敷舒适，对皮肤无刺激性。由于基质亲水，使膏层含有一定量水分，贴用后皮肤角质层易软化，水合作用增加，有利于药物的透皮吸收。缺点是黏性较差。

33. 答案：C

解析：凝胶贴膏主要由裱背材料、保护层、膏料层三部分组成，与橡胶膏剂组成相似。裱背材料一般采用无纺布；保护层即膏面覆盖物多为聚乙烯薄膜；膏料层由药料与基质组成。药料一般为中药乙醇提取物或脂溶性化学药物；基质常用吸水性很强的聚丙烯酸钠（吸水量为自重的 500 ～ 1000 倍），膏料中亦可添加微粉硅胶、钛白粉等作为填充剂和固化剂。

34. 答案：C

解析：黑膏药的质量要求与检查项下规定：黑膏药应乌黑发亮，油润细腻，老嫩适度，摊涂均匀，对皮肤无刺激性。加温后能贴于皮肤上，不脱落，不移动。黑膏药按现行《中国药典》（一部）附录膏药重量差异检查及软化点检查，应符合规定。

35. 答案：E

解析：橡胶膏剂的质量要求与检查要求中规定：橡胶膏剂膏面应光洁、厚薄均匀、色泽一致，无脱膏、失黏现象。布面应平整、洁净，无漏膏现象。盖衬两端应大于胶布。这是外观检查。

橡胶膏剂的质量检查按现行《中国药典》（一部）附录橡胶膏剂含膏量及耐热、耐寒和黏着强度试验项下规定的方法检查，应符合规定。

36. 答案：D

解析：徐长卿软膏的处方中含有下列物质：丹皮酚、硬脂酸、液状石蜡、三乙醇胺、甘油、蒸馏水。在此处方中，丹皮酚为药物，油相为硬脂酸、羊毛脂、液状石蜡，乳化剂为硬脂酸与三乙醇胺生成的一价皂类，为 O/W 型乳化剂，水相为甘油和蒸馏水。

37. 答案：E

解析：眼膏剂的定义系药物与适宜的基质制成的供眼用的灭菌软膏剂。质量要求应均匀、细腻，稠度适宜，易涂布于眼部，对眼部无刺激，无微生物污染。眼膏剂的优点是较一般滴眼剂疗效持久，且能减轻眼睑对眼球的摩擦。

二、B 型题

1 ～ 4. CCBA

解析：油脂类基质系从动植物中得到的高级脂肪酸甘油酯及其混合物，常用的有豚脂、植物油、氢化植物油。类脂类基质系高级脂肪酸与高级醇的酯类，常见的有羊毛脂、蜂蜡。烃类基质系由石油分馏得到的高级烃的混合物，大部分为饱和烃类，常用凡士林、石蜡、液状石蜡。硅酮类基质为有机硅氧化物的聚合物，俗称硅油，常用二甲聚硅与甲苯聚硅。纤维素衍生物是水溶性基质，常用甲基纤维素、羧甲基纤维素钠。

5 ～ 8. DAEB

解析：滴丸的基质包括水溶性基质和非水溶性基质，其中水溶性基质有聚乙二醇、硬脂酸钠、甘油明胶，非水溶性基质有硬脂酸、蜂蜡、虫蜡、氢化植物油。软膏基质包括油脂性基质、水溶性基质和乳剂型基质，油脂性基质主要有四类，详见上题；水溶性基质主要有纤维素衍生物、聚乙二醇、卡波姆、海藻酸钠、甘油明胶、皂土等，因水溶性基质易干涸、霉变，常加入保湿剂和防腐剂。橡胶膏剂的基质有橡胶，增黏剂如松香，软化剂有凡士林、羊毛脂、液状石蜡、植物油等，填充剂常用氧化锌（药用规格）、锌钡白（俗称立德粉）。黑膏药的基质主要是植物油或铅丹。

9 ～ 12. ABDC

解析：由石油分馏得到的多种高级烃的混合物是软膏基质中烃类基质，高级脂肪酸与高级醇的酯类是类脂类基质，都属于油脂性基质。水溶性基质主要有纤维素衍生物、聚乙二醇、卡波姆及海藻酸钠、甘油明胶、皂土等，其中卡波姆是丙烯酸与丙烯基蔗糖交联的高分子聚合物；皂土为天然胶质的含水硅酸铝，在水中不溶解，在 8 ～ 10 倍水中膨胀成为胶冻；海藻酸钠溶于水形成的黏稠性凝胶可作软膏基质，常用浓度 2.5%。

13 ～ 16. BACD

解析：这是要明确药物加入软膏的方法：

（1）不溶性固体药物：制成细粉、极细粉或微粉与少量甘油、蜡等混匀，再加其余基质研匀，或将药物细粉加入熔融的基质中，不断搅拌至冷却。

（2）植物油提取药材：根据药材性质以植物油为溶剂加热提取，去渣后再与其他基质混匀；或用油与基质的混合液共同加热提取，去渣后冷凝即得。应注意油提时的温度、时间及药材加入顺序。

（3）可溶性药物：水溶性药物与水溶性基质混合时，可将药物水溶液直接加入基质中；与油溶性基质混合时，药物一般应先用少量水溶解，以羊毛脂吸收后，再与其余基质混匀；与乳剂基质混合时，在不影响乳化的情况下，可在制备时将药物溶于相应的水相或油相中，油溶性药物可直接溶解在熔化的油脂性基质中。

（4）中药浸出制剂：中药煎剂、流浸膏等药物，可先浓缩至稠膏状，再与基质混合。固体浸膏可先加少量溶剂（如水、稀醇等）使之软化或研成糊状，再与基质混匀。

（5）共熔成分：如樟脑、薄荷脑、麝香草酚等并存时，可先将其研磨共熔后，再与冷至 40℃左右的基质混合均匀

（6）挥发性药物或热敏性药物：待基质降温至 40℃左右，再与药物混合均匀。

17 ～ 20. ACBE

解析：卡波姆是常用的凝胶剂基质，类似于水溶性软膏基质；凝胶贴膏基质常用吸水性很强的聚丙烯酸钠（吸水量为自重的 500 ～ 1000 倍），膏料中亦可添加微粉硅胶、钛白粉等作为填充剂和固化剂。涂膜剂常用的成膜材料是聚乙烯醇缩甲乙醛、聚乙烯醇、玉米朊、火棉胶、羧甲基纤维素钠；有机溶剂可选用乙醇、丙酮、乙酸乙酯等；增塑剂有邻苯二甲酸丁酯的丙酮或乙醇溶液。

三、C 型题

1. 答案：A

解析：药物透皮吸收过程是指药物从基质中释放、穿透表皮、吸收入血液循环而产生全身作用。

2. 答案：D

解析：黑膏药可贴于患处起局部治疗作用，也可经透皮吸收，发挥药物的祛风散寒、行滞祛瘀、通经活络、强壮筋骨等功效，治疗跌打损伤、风湿痹痛等，以弥补内服药的药力不足，起全身治疗作用。

3. 答案：C

解析：油脂性基质油腻性与疏水性大，不易用水吸除，不宜用于急性且有多量渗出液的皮肤疾病，对药物的释放穿透作用较差。水溶性基质易涂展，能吸出组织渗出液，一般释放药物较快，无油腻性，易洗除。对皮肤、黏膜无刺激性，可用于糜烂创面及腔道黏膜。

4. 答案：D

解析：水溶性基质润滑作用较差，不宜用于肥厚、苔藓化局部，以免局部干燥开裂。油脂性基质润滑、无刺激性，对皮肤的保护及软化作用强，能防止水分蒸发，促进水合作用。

5. 答案：A

解析：苯具有较高的毒性，也是一种致癌物质，不能增加皮肤通透性。薄荷油、二甲亚砜 、丙二醇 、十二烷基硫酸钠毒性较小，安全性高，是常见的促渗剂。

6. 答案：E

解析：松香是橡胶膏剂的常用增稠剂，不是软化剂。

7. 答案：E

解析：橡胶膏剂质量检查按《中国药典》（2020 年版）一部附录中包括：外观、含膏量、耐寒耐热、赋形性、黏附力、含量均匀度及微生物限度检查，不包括酸碱度。

四、X 型题

1. 答案：ABDE

解析：外用膏剂包括软膏剂和硬膏剂，黑膏药与白膏药属于膏药或称硬膏剂，橡胶膏剂、凝胶贴膏均属于贴膏剂，糊剂、凝胶剂外观与软膏剂相似，涂膜剂应用与软膏剂相似，故也属于外用膏剂。而膜剂使用范围较广，可供口服及舌下或皮肤、黏膜外用，还可体内植入，故不属于外用制剂范畴。

2. 答案：ABCD

解析：软膏剂多用于慢性皮肤病，主要作用有保护创面、润滑皮肤和局部治疗作用，软膏中的药物透皮吸收，也可产生全身治疗作用。

3. 答案：ABCE

解析：软膏剂的基质不仅是赋型剂，同时也是药物的载体，对软膏剂的质量及药物的释放与吸收都有重要影响。因此，软膏剂基质的选用，应根据医疗要求、药物性质及皮肤患处的生理病理状况来决定。理想基质应具备：①具有适宜的稠度、黏着性和涂展性，能与药物的水溶液或油溶液互相混合。②为药物的良好载体，有利于药物的释放和吸收；性质稳定，与药物无配伍禁忌。③不妨碍皮肤的正常功能与伤口的愈合，且无刺激性。④易洗除，不污染衣物。

4. 答案：CDE

解析：涂膜剂系指将药物和高分子成膜材料溶解于有机溶剂中制成的外用液体涂剂。就分散系统而言，涂膜剂应属于外用胶体溶液型制剂，为一种外用新剂型。因其涂布于患部后溶剂挥发形成薄膜，类似于贴膏剂，对患处有保护作用，同时膜中药物逐渐释放，起治疗作用。透皮贴膏系指可黏贴在皮肤上，药物经皮肤吸收产生全身或局部治疗作用的薄片状制剂，故属于皮肤给药，外用剂型。舌下片剂系指置于舌下使用的压制片，能在唾液中徐徐溶解，通过黏膜快速吸收后呈现速效作用。滴眼剂、滴鼻剂均为黏膜吸收。

5. 答案：ABCD

解析：洗剂系指专供涂抹、敷于皮肤的外用液体制剂。洗剂一般轻轻涂于皮肤或用纱布蘸取敷于皮肤上应用。搽剂系指专供揉搽皮肤表面的液体药剂。糊剂系指含有25%以上固体粉末，具有高稠度、较大吸水性与较少油腻性的外用糊状制剂，类似软膏剂，具有收敛、消毒、吸收分泌液及保护皮肤等作用。其他选项见上题。

6. 答案：ABCDE

解析：灌肠剂系指经肛门灌入直肠使用的液体药剂。软膏剂、巴布剂是外用膏剂，皮肤给药。注射剂的给药途径主要有静脉注射、脊椎腔注射、肌内注射、皮下注射、皮内注射等。气雾剂供呼吸道、腔道、皮肤用。

7. 答案：ABDE

解析：影响透皮吸收的因素：

（1）皮肤条件：①应用部位。皮肤的厚薄、毛孔的多少等与药物的穿透、吸收均有关系。②皮肤病态。病变、破损的皮肤能加快药物的吸收。③皮肤的温度与湿度。皮肤温度升高，皮下血管扩张，血流量增加，吸收增加。皮肤润湿，可增强其角质层的水合作用（皮肤外层中的角蛋白及其降解产物与水结合的能力），引起角质层肿胀疏松而增加药物的穿透。④皮肤清洁。用肥皂等清洁剂可洗去毛囊、角质层、皮脂腺上的堵塞物，有利于药物的穿透。

（2）药物性质：皮肤表皮细胞膜具有类脂性，非极性较强，一般脂溶性药物较水溶性药物更易穿透皮肤。但组织液是极性的，因此，药物必须具有适宜的油、水分配系数，即具有一定油溶性和水溶性的药物穿透作用较理想。故宜选用相对分子质量较小，药理作用强的药物。

（3）基质的组成与性质：基质的组成、类型和性质，直接影响药物的释放、穿透、吸收。①一般认为药物的吸收在乳剂型基质中最好，在吸水性软膏基质（凡士林加羊毛脂）、硅酮及豚脂中次之，在烃类基质中最差。若基质的组成与皮脂分泌物相似，则有利于某些药物穿透毛囊和皮脂腺。水溶性基质聚乙二醇对药物的释放较快，但对药物的穿透作用影响不大，制成的软膏较难透皮吸收。②基质的 pH 影响弱酸性与弱碱性药物的穿透、吸收，当基质 pH 小于弱酸性药物的 pK_a 或大于弱碱性药物的 pK_a 时，这些药物的分子形式显著增加而利于吸收。③基质中添加表面活性剂、皮渗促进剂等附加剂能增加药物的穿透性，有利于吸收。④基质与皮肤的水合作用，也能增加药物的渗透性，其中油脂性基质透气、透水性差，可引起较强的水合作用，W/O型乳剂基质次之，O/W型乳剂基质再其次，水溶性基质最差。

（4）其他因素：外用膏剂中，药物的吸收除上述影响因素外，还与药物浓度、应用面积、应用次数及与皮肤接触时间等密切相关。此外，年龄和性别对皮肤的穿透、吸收亦有影响。皮肤的穿透和吸收能力，总体上女性较男性强；婴儿比成人大，老年人较差。

8. 答案：ACDE

解析：皮肤表皮细胞膜具有类脂性，非极性较强，一般脂溶性药物较水溶性药物更易穿透皮肤。但组织液是极性的，因此，药物必须具有适宜的油、水分配系数，即具有一定油溶性和水溶性的药物穿透作用较理想。药物穿透表皮后，通常相对分子质量愈大，吸收愈慢，故宜选用相对分子质量较小，药理作用强的药物。基质的组成、类型和性质，直接影响药物的释放、穿透、吸收。一般认为药物的吸收在乳剂型基质中最好，在吸水性软膏基质（凡士林加羊毛脂）、硅酮及豚脂中次之，在烃类基质中最差。若基质的组成与皮脂分泌物相似，则有利于某些药物穿透毛囊和皮脂腺。水溶性基质聚乙二醇对药物的释放较快，但对药物的穿透作用影响不大，制成的软膏较难透皮吸收。药物在基质中溶解状态与混悬颗粒状态相比，药物浓度要高，易于吸收。皮肤表皮细胞膜具有类脂性，非极性较强，药物的分子形式利于吸收。

9. 答案：AB

解析：水溶性基质吸水性较强。油脂性基质疏水性较大，但在油溶性基质中，羊毛脂却有较大的吸水性，可吸水150%。

10. 答案：BC

解析：O/W型乳剂基质，外项为水项，易干涸、霉变，常需加入保湿剂和防腐剂。水溶性基质由天然或合成的水溶性高分子物质组成，也易干涸、霉变，常需加入保湿剂和防腐剂。

11. 答案：ABC

解析：软膏剂的制备方法：

（1）研和法：亦称研合法，系将药物细粉用少量基质研匀或用适宜液体研磨成细糊状，再递加其余基质研匀的制备方法。当软膏基质稠度适中或主药不宜加热，且在常温下通过研磨即能均匀混合时，可用研和法。

（2）熔和法：亦称热熔法，系将基质先加热熔化，再将药物分次逐渐加入，边加边搅拌，直至冷凝的制备方法。当软膏中含有不同熔点基质，在常温下不能均匀混合，或主药可溶于基质，或需用熔融基质提取药材有效成分时，均多采用此法。制备时一般熔点较高的基质，如蜂蜡、石蜡等应先加热熔融，熔点较低的基质，如凡士林、羊毛脂等随后加入，熔化。

（3）乳化法：乳膏剂的制备方法，系将油溶性组分（油相）混合加热熔融；另将水溶性组分（水相）加热至与油相相同温度（约80℃）时，两相等温混合，不断搅拌，直至冷凝。大量生产，在两相搅拌混合温度降至约30℃时，再通过乳匀机或胶体磨，使产品更均匀细腻。

搓捏法、冷压法是栓剂的制备方法，栓剂的制备方法还包括热熔法。

12. 答案：AC

解析：黑膏药基质原料有：①植物油：应选用质地纯净、沸点低、熬炼时泡沫少、制成品软化点及黏着力适当的植物油。以麻油为最好，其制成品外观光润。棉子油、豆油、菜油、花生油等亦可应用，但制备时较易产生泡沫，应及时去除。②红丹又称章丹、铅丹、黄丹、东丹、陶丹，为橘红色非结晶性粉末，其主要成分为四氧化三铅，含量要求在95%以上。使用前应干燥，并过筛使成松散细粉，以免聚结成颗粒，下丹时沉于锅底，不易与油充分反应。白膏药是由油与宫粉为基质炼制而成的。红升丹是以水银、白矾、火硝为基础原料，可增加朱砂、雄黄等，在高温条件下炼制而成的无机物，属于丹剂。

13. 答案：ABCDE

解析：黑膏药的制备过程为：药料提取（炸料）→炼油→下丹成膏→去“火毒”→摊涂。

14. 答案：ABCE

解析：油丹化合制成的黑膏药若直接应用，常对局部皮肤产生刺激，轻者出现红斑、瘙痒，重者发疱、溃疡，这种刺激反应俗称“火毒”。所谓“火毒”，很可能是在高温时氧化、分解生成的具刺激性的低分子产物，如醛、酮、脂肪酸等，大多具水溶性、挥发性或不稳定性。在水中浸泡，或动态流水可以去除。因此，膏药制成后，大多将它徐徐倾入冷水中浸渍，以去火毒。

15. 答案：BCE

解析：黑膏药中涉及的传统术语有：药物提取（炸料），一般炸至表面深褐色、内部焦黄为度，即“外枯内焦”；炼油工序应炼制“滴水成珠”；去火毒是黑膏药的特有操作步骤。

16. 答案：ABCDE

解析：橡胶膏剂基质的主要原料有松香（增黏剂）、汽油（溶剂）、凡士林（软化剂）、氧化锌（填充剂）。

17. 答案：ABCDE

解析：红丹又称章丹、铅丹、黄丹、东丹、陶丹，为橘红色非结晶性粉末，其主要成分为四氧化三铅，含量要求在95%以上。使用前应干燥，并过筛成松散细粉，以免聚结成颗粒，下丹时沉于锅底，不易与油充分反应。

18. 答案：ABCDE

解析：橡胶是高弹性的高分子化合物，未经硫化的生橡胶为基质的主要原料，具有低传热性及不透气和不透水的性能。因松香中所含的松香酸会加速橡胶膏剂的老化，故橡胶还具有易老化。

19. 答案：ACDE

解析：溶剂法制备橡胶膏剂过程分为药料提取、膏浆制备、涂膏浆、回收溶剂、切割、加衬、包装等步骤。混炼炼压均匀是热压法制备橡胶膏剂的方法。

20. 答案：ABCDE

解析：糊剂系指含有25%以上固体粉末，具有高稠度、较大吸水性与较少油腻性的外用糊状制剂，类似软膏剂。具有收敛、消毒、吸收分泌液及保护皮肤等作用。根据所用赋形剂不同，糊剂可分为水性糊剂和油性糊剂两类。水性糊剂系以水、酒、醋、药汁、蜜糖、甘油或其他水溶性高分子物质为基质调制而成的糊剂，无油腻性，易清洗。油性糊剂系以麻油等植物油或凡士林为赋形剂制成的糊剂，具有油腻性。糊剂的制法为研和法，即先将基质低温热熔后再与粉状药物（药物细粉或提取物）研和均匀而成。

21. 答案：ABCD

解析：涂膜剂常用成膜材料是聚乙烯醇缩甲乙醛、聚乙烯醇、玉米朊、火棉胶及以水为溶剂的羧甲基纤维素钠。聚丙烯酸钠是巴布剂的基质。

22. 答案：ACDE

解析：油脂性基质应先加热熔融，趁热滤过，除去杂质，再加热到150℃约1小时灭菌并除去水分。加热灭菌宜用蒸汽，忌直火。

五、填空题

1. 小　　2. 无菌（室）　　3. 保护层
4. 填充剂　　5. 脂肪性糊剂

六、名词解释（略）

七、简答题

1. 答：①释放：药物从基质中脱离出来并释放到皮肤、黏膜表面。②穿透：药物通过表皮进入真皮、皮下组织，对局部组织起治疗作用。③吸收：药物通过皮肤微循环或与黏膜接触后通过血管或淋巴管进入血循环，产生全身治疗作用。

2. 答：药物的理化性质：①溶解性：兼具脂溶性与水溶性的药物穿透性最好，脂溶性药物比水溶性药物易穿透。② O/W分配系数：O/W分配系数较大易穿透，但过大又下降。③分子量：小分子药物比大分子药物易穿透。④分子形式：分子型比解离型易穿透。

基质的影响：①药物与基质的亲和力：基质对药物分子亲和力低的有利于药物释放。②基质的类型：O/W型＞W/O型＞凡士林＋羊毛脂＞动物脂＞植物脂＞烃类。③基质的pH：在对皮肤不产生刺激的情况下，根据药物性质选择适宜的pH值，有利于药物（分子型）穿透吸收。④基质对皮肤的水合作用：油脂性基质水合作用大，有利于药物穿透。水合作用：烃类＞脂肪性基质＞O/W型＞水溶性基质。

附加剂的影响：①表面活性剂：增加吸水性与可洗性，有助于药物分散与穿透，但过多形成胶团不利于药物释放。②穿透促进剂：有助于药物穿透吸收。

皮肤条件：①皮肤部位：人体角质细胞层不同药物渗透的大小不同：耳后>腋窝>大腿上部内侧>颅>脚背>前下臂>足底。年龄、性别：婴幼儿>青壮年（女性）>男性>老年人。②皮肤状况：病变、破损皮肤>正常皮肤>角质层增厚皮肤。③皮肤的温度、湿度：提高温度（热敷、重蒸）、增加湿度，有利于水合作用。

其他因素：基质中药物浓度，使用面积、次数、时间及环境、物理因素等。

3. 答：①透过完整表皮：是透皮吸收的主要途径，面积大。主要屏障：角质层（类脂特性）；非解离型脂溶性物质易透入，水溶性物质和解离型分子不易透入，需要与细胞膜蛋白质水合。为被动扩散。②通过毛囊、皮脂腺：少。因其面积小，重金属、磺胺类、皮质激素类、脂溶性维生素等可透过。③汗腺：很少，部分大分子药物和离子型药物可吸收。

4. 答：软膏基质分三类，需根据药物性质、基质性质、临床用药、患病部位情况，选择使用：

（1）基质类型与药物释放速度：水溶性基质>乳剂型基质（O/W > W/O）>油脂性基质（动物油>植物油>凡士林>蜡类）。

（2）乳剂型基质吸水性好，有一定润滑作用，易洗除，不油腻，但渗出物多的创面慎用。

（3）油脂性基质润滑性好，保护皮肤，防止开裂，但不吸水，不宜用于湿润糜烂创口、脂溢性皮炎、粉刺痤疮等，以免阻塞毛孔，加重病情。

（4）水溶性基质吸湿好，适用于润湿、糜烂创面，疗效好，表皮形成快。不宜用于肥厚、苔藓化局部，以免局部干燥开裂。注意失水干涸。

5. 答：（1）延长作用时间，减少给药次数。

（2）维持恒定的血药浓度在治疗有效浓度范围内。透皮给药比口服给药更稳定地直接进入血液，避免峰谷现象，减小不良反应。

（3）避免药物对胃肠道的副作用、肝脏的首过效应与胃肠灭活。

（4）使用方便，改善患者的适应性，不必频繁给药，如有副作用，可随时中断治疗。提高了安全性。

（5）局限性：①皮肤是天然屏障，大部分药物均难以足够量透过这道屏障，透皮给药不适合剂量大的药物。药物的分子量、极性、熔点均影响药物的透皮吸收。②皮肤表面的微生物及皮肤中的酶对某些药物有降解作用。③在皮肤中有贮留作用的药物及要求起效快的药物不适合。④制备工艺复杂。

6. 答：适合透皮给药的药物：

（1）药效学方面：①药理作用强和剂量小的药物。②药物半衰期短、需较长时间连续给药的药物，特别是慢性疾病的长期治疗。③口服给药首过效应大或在胃肠道易失活、刺激性大的药物。④普通药物剂型给药副作用大或疗效不可靠药物。⑤对皮肤无刺激、无过敏性反应的药物。

（2）理化性质方面：①适宜的溶解度，在水和矿物油中的溶解度最好均> 1mg/mL。②分子量低于 1000，大分子难于扩散通过皮肤屏障。③熔点低，以低于 85℃为理想。

④饱和水溶液的 pH 值在 5 ～ 9。

八、论述题

处方 1. 营养护肤霜：

1. 油相基质；2. 油相基质，W/O 型辅助乳化剂；3. 油相基质；4. 水相，保湿剂；5. 油相基质；6. O/W 型乳化剂；7. O/W 型乳化剂；8. 油相基质；9. 乳化剂；10. 抗氧剂；11. 防腐剂；12. 水相。

处方 2. 复方地塞米松霜：

1. 主药；2. 油相基质，与三乙醇胺反应生成硬脂酸三乙醇胺皂，为 O/W 型乳化剂；3. 防腐剂；4. 油相基质；5. 与硬脂酸反应生成硬脂酸三乙醇胺皂；6. 保湿剂、水相基质；7. 水相。

处方 3. 徐长卿软膏：

1. 主药；2. 油相基质，与三乙醇胺反应生成硬脂酸三乙醇胺皂，为 O/W 型乳化剂；3. 油相基质；4. 油相基质、增加油相吸水性；5. 与硬脂酸反应生成硬脂酸三乙醇胺皂；6. 保湿剂、水相基质；7. 水相。

处方 4. 雪花膏：

1. 油相，与三乙醇胺、硼砂生成铵皂与钠皂，为 O/W 乳化剂；2. 油相；3. 油相；4. 与硬脂酸生成铵皂，为 O/W 乳化剂；5. 水相、保湿剂；6. 水解成硼酸与 NaOH，后者与硬脂酸生成钠皂，为 O/W 乳化剂；7. 防腐剂；8. 水相。

处方 5. 亲水基质：

1. 增稠剂、稳定剂；2. 油相；3. 乳化剂；4. 水相，穿透促进剂；5. 防腐剂；6. 水相。

第十一章　栓　剂

习　题

一、A 型题（最佳选择题，由一个题干和五个备选答案组成。题干在前，备选项在后。每道题备选项中，只有一个最佳答案）

1. 关于栓剂的作用特点，叙述错误的是（　）
A. 可全部避免口服药物的首过效应，降低副作用
B. 不受肠胃 pH 或酶的影响
C. 可避免药物对肠胃的刺激
D. 直肠栓可起局部和全身作用
E. 栓剂在直肠吸收比口服吸收干扰因素少

2. 下列关于栓剂的陈述错误的是（　）
A. 栓剂是由原料药物与适宜基质等制成的供腔道给药的固体剂型
B. 通常直肠栓剂呈鱼雷形或圆锥形，阴道栓剂呈鸭嘴形或卵形
C. 栓剂基质分为油脂性基质和水溶性基质两大类
D. 栓剂可发挥局部和全身治疗作用
E. 栓剂是由原料药物与适宜基质等制成的供腔道给药的半固体剂型

3. 栓剂纳入肛门 2cm 后，药物的吸收途径是（　）
A. 药物→门静脉→肝脏→大循环
B. 药物→直肠下静脉→肝脏→大循环
C. 大部分药物→直肠下静脉→药物进入下腔大静脉→大循环
D. 药物→门静脉→直肠下静脉→下腔大静脉→大循环
E. 药物→直肠上静脉→门静脉→大循环

4. 栓剂中含有不溶性药物细粉，要求 95% 通过（　）
A. 2 号筛　B. 4 号筛　C. 5 号筛
D. 6 号筛　E. 7 号筛

5. 下列属于不影响直肠栓中药物吸收的生理因素是（　）
A. 塞入直肠的深度　B. 基质的性质　C. 直肠液的 pH
D. 直肠内容物　E. 肠梗阻及组织脱水

6. 将脂溶性药物制成起效迅速的栓剂应选用的基质是（　）
A. 可可脂　B. 氢化油类　C. 半合成椰子油脂
D. 聚乙二醇　E. 半合成棕榈油脂
7. 以甘油明胶为基质的栓剂，不具备的特点是（　）
A. 具有弹性，不易折断　B. 适用于鞣酸等药物　C. 体温时不熔融
D. 药物溶出速度可由明胶、水、甘油三者的比例调节　E. 阴道栓常用基质
8. 以下属于对黏膜有一定刺激性的栓剂基质是（　）
A. 半合成脂肪酸甘油酯　B. 可可脂　C. 甘油明胶
D. 聚乙二醇　E. 泊洛沙姆
9. 下列不能单独作为栓剂基质的是（　）
A. 甘油明胶　B. 蜂蜡　C. 半合成山苍子油脂
D. 泊洛沙姆　E. 氢化油
10. 下列有关栓剂基质的要求，叙述错误的是（　）
A. 具有适宜的稠度、黏着性、涂展性
B. 无毒、无刺激性、无过敏性
C. 熔点与凝固点相距较近，水值较高，能混入较多的水
D. 在室温下应有适宜的硬度，塞入腔道时不变形亦不破裂，在体温下易软化、熔融、溶解
E. 性质稳定，与主药混合后不起反应，不影响主药的作用和含量测定
11. 下列有关置换价表述正确的是（　）
A. 药物的重量与基质重量的比值
B. 药物的体积与基质体积的比值
C. 药物与基质密度的比值
D. 药物的重量与基质体积的比值
E. 药物的体积与基质重量的比值
12. 下列关于热熔法制备栓剂的工艺流程，正确的是（　）
A. 熔融基质→加入药物（混匀）→注模→刮削→冷却→取出→质量检查→成品
B. 加入药物（混匀）→熔融基质→注模→冷却→刮削→取出→质量检查→成品
C. 熔融基质→加入药物（混匀）→注模→冷却→刮削→取出→质量检查→成品
D. 熔融基质→加入药物（混匀）→注模→冷却→取出→刮削→质量检查→成品
E. 加入药物（混匀）→熔融基质→注模→刮削→冷却→取出→质量检查→成品
13. 制备油脂性基质的栓剂，常用的润滑剂是（　）
A. 肥皂、甘油、95% 乙醇　B. 甘油　C. 肥皂、水
D. 植物油　E. 液体石蜡
14. 最能反映栓剂的生物利用度的检测是（　）
A. 体外溶出实验　B. 融变时限　C. 重量差异
D. 体内吸收实验　E. 硬度测定

15. 阴道栓应做的质量控制检查项目是（ ）

A. 分散均匀性　B. 崩解时限检查　C. 释放度检查
D. 融变时限检查　E. 发泡量检查

二、B 型题（配伍选择题，由一组试题共用一组备选项，备选项在前，题干在后。备选项可重复选用，也可不选用。每道题只有一个最佳答案）

A. 苯甲酸钠　B. 可可脂　C. 脂肪酸甘油酯
D. 甘油明胶　E. 氮酮

1. 脂溶性栓剂基质（ ）
2. 水溶性栓剂基质（ ）
3. 栓剂增塑剂（ ）
4. 栓剂吸收促进剂（ ）
5. 栓剂防腐剂（ ）

A. 可可脂　B. 氢化植物油　C. 甘油明胶
D. 液状石蜡　E. 聚乙二醇类

6. 具同质多晶型的是（ ）
7. 在制备、贮藏过程中能发生晶型转变（ ）
8. 在体温下能软化，可缓慢溶于分泌液中（ ）
9. 在体温时不熔融，可缓慢溶于体液中（ ）

A. 30 分钟　B. 45 分钟　C. 60 分钟
D. 90 分钟　E. 120 分钟

10. 脂溶性基质的栓剂全部融化或软化变形的时间为（ ）
11. 水溶性基质的栓剂全部溶解的时间为（ ）

A. 聚山梨酯 80　B. 蜂蜡　C. 甘油
D. 没食子酸　E. 苯甲酸钠

12. 既是吸收促进剂，又是增塑剂（ ）
13. 用于栓剂药物缓释（ ）
14. 能够提高栓剂稳定性，具有抗氧化作用（ ）
15. 防止水溶性基质腐败变质（ ）

三、C 型题（综合分析选择题，包括一个试题背景信息和一组试题，这一组试题是基于一个实例或案例背景信息逐题开展，每道题都有独立的备选项。题干在前，备选项在后。每道题备选项中，只有一个最佳答案）

双黄连栓的处方为金银花 2500g、黄芩 2500g、连翘 5000g，提取精制后减压浓缩成稠膏，低温干燥，粉碎。另取半合成脂肪酸酯780g，加热熔化，温度保持在40℃ ±2℃，加入上述干膏粉，混匀，注模，制成1000粒，即得。

1. 本品疏风解表，清热解毒。用于外感风热所致的感冒，症见发热，咳嗽，咽痛；上呼吸道感染，肺炎见上述证候者。因此本栓剂起（　）

A. 全身治疗作用　　B. 局部治疗作用　　C. 润肠通便作用
D. 止血作用　　E. 杀虫止痒作用

2. 本品应纳入的腔道是（　）

A. 阴道　　B. 耳道　　C. 尿道
D. 直肠　　E. 鼻腔

3. 本栓剂使用的基质属于（　）

A. 天然油脂
B. 氢化植物油
C. 半合成与全合成脂肪酸甘油酯
D. 聚氧乙烯（40）硬脂酸酯类
E. 水溶性基质

4. 本栓剂的制法属于（　）

A. 冷压法　　B. 热熔法　　C. 搓捏法
D. 乳化法　　E. 新生皂法

5. 本栓剂选用油脂性基质的原因是（　）

A. 要求释药缓慢持久
B. 避免患者不适
C. 药物在基质中的溶解度大，释药慢
D. 药物在基质中的溶解度小，释药快
E. 没有特殊要求，也可以选水溶性基质

治糜康栓处方为黄柏500g、苦参500g、儿茶500g、枯矾400g、冰片100g，黄柏、苦参提取精制后喷雾干燥，与儿茶、枯矾、冰片粉碎成的细粉混匀，过筛，加入用聚氧乙烯单硬脂酸酯2000～2060g及甘油20mL制成的基质中，混匀，灌注，注入栓剂模中，冷却，制得1000粒，即得。

6. 本栓剂清热解毒，燥湿收敛。用于湿热下注所致带下病，症见带下量多、色黄质稠、有臭味，或有大便干燥；细菌性阴道病、滴虫性阴道炎、宫颈糜烂见上述证候者。因此本栓剂起（　）

A. 全身治疗作用　　B. 解热作用　　C. 润肠通便作用
D. 止血作用　　E. 杀虫止痒、收敛作用

7. 本品应制成的形状是（　）

A. 鱼雷形　　B. 鸭嘴形　　C. 子弹头形
D. 圆柱形　　E. 圆锥形

8. 本栓剂使用的基质属于（ ）

A. 天然油脂

B. 氢化植物油

C. 半合成与全合成脂肪酸甘油酯

D. S–40

E. 水溶性基质

9. 本栓剂选用水溶性基质的原因是（ ）

A. 要求释药迅速

B. 避免患者不适

C. 药物在基质中的溶解度大，释药慢

D. 药物在基质中的溶解度小，释药快

E. 没有特殊要求，也可以选油脂性基质

10. 本品制备时加入甘油的作用是（ ）

A. 保湿剂　B. 润滑剂　C. 潜溶剂

D. 防腐剂　E. 吸收促进剂

四、X 型题（多项选择题，由一个题干和五个备选答案组成。题干在前，备选项在后。每道题备选项中至少有两个正确答案，多选、少选、错选或不选均不得分）

1. 影响直肠栓剂吸收的因素有（ ）

A. 药物性质　B. 基质性质　C. 插入直肠的深度

D. 表面活性剂的影响　E. 粪便的存在

2. 对于直肠栓剂，下列说法正确的是（ ）

A. 可通过直肠给药并吸收进入血液而起全身作用

B. 药物可少受胃肠酸碱度和酶的影响

C. 栓剂塞入直肠较深处（6cm），药物吸收可避免首过效应

D. 在体温下可软化或融化

E. 粪便的存在有利于药物吸收

3. 属于栓剂制备方法的是（ ）

A. 冷压法　B. 热熔法　C. 滴制法

D. 搓捏法　E. 挤压法

4. 以下多用于阴道栓剂基质的是（ ）

A. 聚氧乙烯（40）硬脂酸酯类　B. 可可脂　C. 甘油明胶

D. 聚乙二醇　E. 泊洛沙姆

5. 栓剂中药物的吸收途径有（ ）

A. 直肠淋巴系统

B. 直肠上静脉→髂内静脉→大循环

C. 直肠上静脉→门静脉→肝脏→大循环
D. 直肠下静脉→肝脏→大循环
E. 直肠中、下静脉→髂内静脉→下腔静脉→大循环

6. 根据药物的释放要求，按特殊工艺可将栓剂制成（ ）
A. 双层栓剂 B. 中空栓剂 C. 泡腾栓
D. 微囊栓剂 E. 骨架控释栓剂

五、填空题

1. 直肠栓剂纳入腔道的位置距肛门处______时，大部分药物经直肠上静脉吸收。
2. 可可脂为同质多晶型，其中______较稳定，熔点为34℃。
3. 栓剂的基质应对黏膜无刺激性、无毒性、无______。
4. 常用的栓剂基质可分为__________和__________两大类。

六、名词解释

1. 栓剂 2. 置换价 3. 泡腾栓
4. 渗透泵栓剂 5. 甘油明胶

七、简答题

1. 简述栓剂增塑剂的作用，并举例。
2. 简述栓剂中药物在直肠的吸收途径。
3. 简述制备栓剂时可选用的润滑剂。
4. 简述栓剂质量评价的内容。
5. 栓剂的基质有哪些要求？常用种类有哪些？

八、论述题

1. 进行处方分析并写出制备流程
处方：阿司匹林 1.0g（ ）
酒石酸 适量（ ）
半合成脂肪酸酯适量（ ）
共制成10枚（ ）
2. 进行处方分析并写出制备流程
处方：甘油 80g （ ）
无水碳酸钠 2g （ ）
硬脂酸 8g （ ）
纯化水 10mL （ ）
3. 简述影响栓剂直肠吸收的药物因素。
4. 论述评价栓剂质量的主要指标。

5. 影响栓剂直肠吸收的基质与附加剂因素有哪些？

九、计算题

1. 测得某空白基质栓质量为 3.0g，含药量 70% 的栓剂重量为 5.3g。现需要制备每枚含 500mg 药物的栓剂，请写出 1000 个栓剂单位的处方。

2. 欲制备复方苦参栓剂 10 粒，现有其提取物 5.0g，测得该提取物的可可豆脂置换价为 1.2，每枚空白可可豆脂栓剂重 2.0g，若用半合成脂肪酸脂（置换价为 1.1）作基质，需加该基质多少？

3. 某鞣酸栓剂，每粒含鞣酸 0.2g，空白栓重 2g，已知鞣酸置换价为 1.6，则每粒鞣酸栓剂所需可可脂的量是？

参考答案及解析

一、A 型题

1. 答案：A

解析：本题考察的是栓剂的特点。栓剂以直肠给药发挥全身作用，通常通过以下两条途径：一条是通过直肠上静脉，经门静脉进入肝脏代谢后进入大循环；另一条是通过直肠中、下静脉，经髂内静脉绕过肝脏进入下腔静脉，直接入大循环起全身作用。因此栓剂经直肠吸收的药物只有 50% ～ 70% 可不经过门静脉进入肝脏避免首过效应，并不能全部避免。

2. 答案：E

解析：本题考查的是栓剂的含义，即栓剂是由原料药物与适宜基质制成的供腔道给药的固体剂型。

3. 答案：C

解析：本题考察的是栓剂中药物的吸收途径，通常经直肠吸收的药物 50% ～ 70% 可不经门静脉进入肝脏。药物吸收途径与栓剂纳入肛门的位置有关，当栓剂位于距肛门 6cm 处时，大部分药物经直肠上静脉进入门静脉。为避免或减少肝脏的首过作用，栓剂纳入肛门的位置以距肛门 2cm 处为宜。

4. 答案：D

解析：本题考察栓剂制备过程中药物的处理与混合。难溶性药物如中药细粉、某些浸膏粉、矿物药等，应制成细粉或最细粉，再与基质混合。混合时可采用等量递增法。细粉指能全部通过五号筛，并含能通过六号筛不少于 95% 的粉末；最细粉指能全部通过六号筛，并含能通过七号筛不少于 95% 的粉末。

5. 答案：B

解析：本题考察的是栓剂中药物吸收的影响因素，主要分为生理因素、基质因素和药物因素。生理因素中，直肠黏膜的 pH 对药物的吸收速度起着重要的作用。药物进入直肠后，直肠液的 pH 取决于溶解的药物，药物吸收难易视环境 pH 对被溶解药物的影响而定。栓剂在直肠保留的时间越长，吸收越趋于完全。此外直肠环境如粪便存在，也会影响药物的扩散及药物与吸收表面的接触，使之比在空直肠吸收要少。

6. 答案：D

解析：本题考察的是栓剂基质的选用。栓剂中的药物首先要从基质中释放出来才能被人体吸收而发挥作用，药物在基质中的溶解情况直接影响药物的释放与吸收，应选择与药物溶解性能相反的基质，即一般水溶性药物选择脂溶性基质，脂溶性药物选择水溶性基质。备选答案中只有聚乙二醇为水溶性基质。

7. 答案：B

解析：本题考察的是栓剂常用基质甘油明胶的特点。明胶是胶原蛋白水解产物，凡与蛋白质能产生配伍变化的药物如鞣酸、重金属盐等均不能用甘油明胶作基质。

8. 答案：D

解析：本题考察的是栓剂基质的特点。聚乙二醇对黏膜有一定刺激性。加入约 20% 的水，可减轻其刺激性；也可在纳入腔道前先用水湿润，或在栓剂表面涂一层鲸蜡醇或硬脂醇薄膜以减轻刺激。

9. 答案：B

解析：本题考察栓剂基质的选择。蜂蜡由于本身熔点较高，常用作吸收阻滞剂，只适合用来调节栓剂基质的熔点，不能单独使用。

10. 答案：A

解析：本题考察优良的栓剂基质要求。A 选项为外用膏剂基质的特点，BCDE 均为栓剂基质的要求。

11. 答案：C

解析：本题考察的是置换价的含义。置换价系指药物的重量与同体积基质的重量之比值。

12. 答案：C

解析：本题考察的是栓剂最常用的制备方法：热熔法。热熔法的一般工艺流程为熔融基质→加入药物（混匀）→注模→冷却→刮削→取出→质量检查→成品。

13. 答案：A

解析：本题考察热熔法制备栓剂中润滑剂的选用。为便于脱模，制备时常需在模孔内涂布润滑剂。所用的润滑剂通常有两类：一是用于油脂性基质栓剂的润滑剂：软肥皂、甘油各 1 份与 90% 乙醇 5 份混合制成的醇溶液，也称肥皂酯。二是用于水溶性基质栓剂的润滑剂：液状石蜡或植物油等油类物质。

14. 答案：D

解析：本题考察栓剂的质量检查。栓剂的质量检查虽然包括融变时限，但仅是一种体外检查方式，不能替代最直接的体内吸收实验。

15. 答案：D

解析：本题考察栓剂的质量要求与检查。栓剂的质量检查项目主要包括外观、重量差异、融变时限、微生物限度等。

二、B 型题

1～5. 答案：BDCEA

解析：本题考察栓剂常用基质和附加剂。苯甲酸钠可防止栓剂水溶性基质腐败变质；可可脂是由梧桐科植物可可树的种子提炼制成的固体脂肪，因此是脂溶性栓剂基质；脂肪酸甘油酯可使栓剂油脂性基质具有弹性，降低脆性；甘油明胶是常见的水溶性栓剂基质；氮酮是高效无毒的吸收促进剂，也用于栓剂。

6～9. 答案：AACE

解析：本题考察几种主要栓剂基质的特点。可可脂含多种脂肪酸的甘油三酯，由于所含各酸的比例不同，甘油三酯混合物的熔点也不同，为同质多晶型。可可脂具有 α、β 及 γ 三种晶型，当油脂加热超过其熔点时，β 稳定型部分转变为不稳定的异构晶体，因此会发生晶型转变。甘油明胶在体温下能软化并缓慢地溶于分泌液中，故作用缓和而持久。聚乙二醇类（PEG）遇体温不熔融，能缓缓溶于体液而释放药物。

10～11. 答案：AC

解析：本题考察栓剂的质量要求与检查中对融变时限的考察。根据《中国药典》（2020 年版）四部融变时限检查法检查，脂溶性基质的栓剂应在 30 分钟内全部融化或软化变形，水溶性基质的栓剂应在 60 分钟内全部溶解。

12～15. 答案：ABDE

解析：本题考察栓剂中附加剂的作用。聚山梨酯 80 作为非离子表面活性剂，能促进药物细粉与基质的混合，改善药物的吸收，又可使脂肪性基质具有弹性，降低脆性。蜂蜡由于本身熔点较高，常用作吸收阻滞剂。没食子酸等具有抗氧化作用的药物，可提高栓剂的稳定性。苯甲酸钠是常用的防腐剂之一。

三、C 型题

1. 答案：A

解析：栓剂在腔道可起到润滑、抗菌、消炎、止痛、止血、杀虫止痒、收敛等局部治疗作用，也可通过吸收入血发挥解热、镇痛、镇静、兴奋、扩张支气管和血管等全身治疗作用。

2. 答案：D

解析：栓剂按给药途径分，主要有直肠栓和阴道栓，此外还有尿道栓、鼻用栓、耳用栓等。由于直肠的生理特点，发挥全身治疗作用的栓剂常以直肠给药。

3. 答案：C

解析：栓剂的基质主要分为油脂性基质、水溶性基质两种。其中油脂性基质又分为天然油脂、半合成与全合成脂肪酸甘油酯、氢化植物油等，本品采用的半合成脂肪酸酯属于半合成与全合成脂肪酸甘油酯类。

4. 答案：B

解析：栓剂的制法有热熔法、冷压法、搓捏法3种，可根据基质与药物的性质选用。热熔法最为常用，油脂性基质与水溶性基质都可用此法制备。乳化法和新生皂法多用于乳剂和乳膏的制备，需要有乳化剂存在。

5. 答案：D

解析：栓剂可起局部治疗和全身治疗作用，用于全身作用的栓剂要求释药迅速，可选用熔融或溶解速度快的基质。一般而言，水溶性基质在腔道中液化时间较长，释药缓慢。栓剂在临床应用时，药物首先要从基质中释放出来才能被人体吸收发挥作用，一般而言，药物在基质中的溶解度大，不利于药物的释放。因此，要保证栓剂中药物的释放与吸收，应选择与药物溶解性能相反的基质，即一般水溶性药物选择脂溶性基质，脂溶性药物选择水溶性基质。双黄连栓中的有效成分主要为绿原酸、黄芩苷、连翘苷、连翘酯苷A等，极性较强，宜选用油脂性基质以利快速释药、吸收起效。

6. 答案：E

解析：栓剂在腔道可起到润滑、抗菌、消炎、止痛、止血、杀虫止痒、收敛等局部治疗作用，也可通过吸收入血发挥解热、镇痛、镇静、兴奋、扩张支气管和血管等全身治疗作用。

7. 答案：B

解析：直肠栓的形状有鱼雷形、圆锥形、圆柱形等，每颗重约2g，长3～4cm，以鱼雷形较常用，塞入肛门后，由于括约肌的收缩引入直肠。阴道栓的形状有鸭嘴形、球形、卵形等，每颗重2～5g，直径1.5～2.5cm，以鸭嘴形较常用。

8. 答案：D

解析：栓剂的基质主要分为油脂性基质、水溶性基质两种。其中水溶性基质又分为甘油明胶、聚乙二醇类、聚氧乙烯（40）硬脂酸酯类、泊洛沙姆等，本品采用的聚氧乙烯单硬脂酸酯，其国产商品代号为S-40，国外商品名Myrj52。

9. 答案：C

解析：栓剂可起局部治疗和全身治疗作用，用于局部作用的栓剂要求释药缓慢持久，可选用熔融或溶解速度慢的基质，但基质液化时间也不宜过长，否则会使药物不能全部释放，同时使患者感到不适。一般而言，水溶性基质在腔道中液化时间较长，释药缓慢。治糜栓中的有效成分极性较强，选用水溶性基质也有利于缓慢释药。

10. 答案：A

解析：水溶性基质的栓剂在贮存过程中容易失水，为了保证栓剂在贮藏过程中不失水，加入甘油为保湿剂。

四、X型题

1. 答案：ABCDE

解析：本题考察栓剂直肠给药吸收的影响因素。药物性质主要包括溶解度、粒度、脂溶性和解离度，对药物的释放和吸收速度有直接影响；基质性质决定药物油水分配系数的大小、能否从基质中释放以及释药速度；插入直肠的深度：直肠用栓剂纳入腔道的位置距肛门 6cm 处时，大部分药物经直肠上静脉进入门静脉，纳入腔道的位置距肛门 2cm 时，可进入直肠下静脉和肛门静脉，经髂内静脉绕过肝脏进入下腔静脉，避免肝脏首过作用；表面活性剂的影响：不仅可控制释药速度，如吸收促进剂、吸收阻滞剂，而且有增塑等作用；粪便的存在会影响药物的扩散与吸收，因此使用前应排便。

2. 答案：ABD

解析：本题考察直肠栓剂的作用特点。栓剂在常温下为固体，纳入人体腔道后，在体温下能迅速软化、熔融或溶解于分泌液，逐渐释放药物而产生局部或全身作用。栓剂在直肠吸收比口服吸收干扰因素少，药物可少受胃肠道 pH 或酶的破坏而失去活性。栓剂在塞入直肠 2cm 左右可减少肝脏首过效应影响。粪便的存在会减少药物的吸收。

3. 答案：ABD

解析：本题考察栓剂的制备方法。栓剂的制法有热熔法、冷压法、搓捏法 3 种，可根据基质与药物的性质选用。热熔法最为常用，油脂性基质与水溶性基质都可用此法制备。

4. 答案：ACDE

解析：本题考察栓剂基质的选择。阴道因其生理特点，采用脂溶性基质熔融后易沾染衣裤或引起患者不适，宜采用水溶性的栓剂基质。只有可可脂为脂溶性基质。

5. 答案：ACE

解析：本题考察直肠栓剂的吸收途径。直肠栓中药物的吸收途径主要有三条，距离肛门近的药物可从直肠下静脉经髂内静脉绕过肝脏直接进入循环，避免首过作用；距肛门远的可从直肠上静脉经门静脉入肝脏，经过首过作用入大循环；第三条为经淋巴系统吸收。

6. 答案：ABCDE

解析：按特殊制备工艺，栓剂可制成双层栓、中空栓、泡腾栓、微囊栓、凝胶缓释栓、骨架控释栓、渗透泵栓等。

五、填空题

1. 6cm　　2. β 晶型　　3. 过敏性

4. 油脂性基质、水溶性基质

六、名词解释（略）

七、简答题

1. 答：调节稠度，使油脂性基质增加弹性，降低脆性，例如蓖麻油、甘油等。

2. 答：栓剂中药物的吸收途径主要有两条：一条是通过直肠上静脉，经门静脉进入肝脏首过作用后进入大循环；另一条是通过直肠中、下静脉，经髂内静脉绕过肝脏进入下腔静脉，直接入大循环，发挥全身作用。此外，淋巴系统也是栓剂中药物吸收的一条途径。

3. 答：用于油脂性基质的润滑剂为软皂：甘油：90% 乙醇 =1：1：5，混匀，即得。用于水溶性基质的润滑剂为液状石蜡、植物油等油类物质。

4. 答：栓剂的质量评价主要包括外观、重量差异、融变时限、药物溶出速度及吸收、稳定性和刺激性、微生物限度等。

5. 答：优良的栓剂基质应符合下列要求：①室温时具有适宜的硬度，纳入腔道时不变形、不碎裂。遇体温易软化、熔融或溶解。②对黏膜无刺激性、无毒性、无过敏性。释药速度须符合治疗要求。③性质稳定，与主药混合后不起反应，不影响主药的作用和含量测定。④具有润湿或乳化的能力，能混入较多的水分。⑤油脂性基质的熔点与凝固点之差要小。⑥适于热熔法等的制备，易于洗除。

栓剂的基质主要分为油脂性基质、水溶性基质两种。油脂性基质中有天然油脂的可可脂、香果脂、乌柏脂；半合成脂肪酸甘油酯的半合成椰油酯、半合成山苍子油酯、半合成棕榈油酯、硬脂酸丙二醇酯；氢化植物油。水溶性基质有甘油明胶、聚乙二醇类、聚氧乙烯（40）硬脂酸酯类、泊洛沙姆。

八、论述题

1. 答：处方分析：阿司匹林：主药；酒石酸：稳定剂（防止阿司匹林水解）；半合成脂肪酸酯：油脂性基质。

制备过程：取阿司匹林粉碎，置于研钵中，加入酒石酸，倒入少量的熔融基质，研匀后加入其余熔融的基质，混匀，注入栓模中，冷却后脱模即得。

2. 答：处方分析：甘油：主药；无水碳酸钠与硬脂酸反应生成钠皂，作为主药；硬脂酸：栓剂基质；纯化水：溶剂。

制备过程：取无水碳酸钠与纯化水共置于蒸发皿内，搅拌溶解后，加甘油混合，在水浴上加热，缓缓加入锉细的硬脂酸，随加随搅拌，待泡沸停止，溶液澄明时倾入涂有润滑油的栓模内，冷凝，制成 30 枚。

3. 答：①溶解度：药物在直肠液中溶解度大，则吸收增加，反之吸收差。②粒度：药物粒度小则表面积大，溶解快、吸收快，反之吸收差。③脂溶性与解离度：当药物从基质中释放出来时，非解离型的药物易透过直肠黏膜吸收入血液，脂溶性非解离型药物最易吸收，而解离型的药物则吸收较差。

4. 答：①外观检查完整光滑，有适宜的硬度，无霉变。②重量差异应符合《中国药典》规定。③融变时限：油脂性基质的栓剂应在 30 分钟内全部融化或软化，水溶性基质的栓剂应在 60 分钟内全部溶解。④微生物限度应符合《中国药典》规定。⑤稳定性实验。⑥刺激性检查等。

5. 答：栓剂纳入腔道后，药物首先要从熔化的基质中释放出来并溶解于分泌液，或从基质中很快释放，直接到达肠黏膜而被吸收。对于欲发挥全身作用的栓剂，要求药物能从基质中迅速释放，但因基质种类和性质不同，使药物释放的速度也不同。在油脂性基质中，水溶性药物释放较快，而在水溶性基质或在油水分配系数小的油脂性基质中，脂溶性药物更易释放。栓剂基质中加入表面活性剂可以增加药物的亲水性，加速药物向分泌液转移，有助于药物的释放和吸收，但表面活性剂浓度较大时，产生的胶团可将药物包裹，阻碍药物的释放，反而不利于吸收。

九、计算题

1. 答：药物的置换价 =5.3g×70%÷（3.0g–5.3g×30%）=2.63

药物总重 =500mg×1000=500g

基质总重 =（3.0g–0.5g÷2.63）×1000=2810g

2. 答：设该提取物 5.0g 置换可可豆脂重量为 X，则 X=5.0g/1.2=4.17g

10 枚栓剂需可可豆脂重量：2.0g×10–4.17g=15.83g

10 枚栓剂需半合成脂肪酸酯重量：1.1×15.83g=17.41g

3. 答：已知 W=0.2g，G=2.0g，f=1.6，先求含药栓每粒的实际重量

因为 $f=\dfrac{W}{G-(M-W)}$

所以，$M=G+W-W/f$=2.0+0.2–0.2/1.6=2.075（g）

可可脂重量 =2.075g–0.2g=1.875g

第十二章 胶 剂

习 题

一、A 型题（最佳选择题，由一个题干和五个备选答案组成。题干在前，备选项在后。每道题备选项中，只有一个最佳答案）

1. 制阿胶的驴皮，其最佳宰驴取皮的季节为（ ）

A. 春季　B. 夏季　C. 秋季　D. 冬季　E. 春夏之交

2. 下列关于制备胶剂过程中加入冰糖目的的表述，正确的是（ ）

A. 增加透明度和硬度　B. 降低胶块黏度　C. 收胶时消泡　D. 除去杂质　E. 增加黏度

3. 下列不是胶剂原料的是（ ）

A. 动物的皮　B. 动物的骨　C. 动物的角　D. 动物的毛发　E. 动物的甲

4. 胶剂制备中加入的起降低黏性、便于切胶作用的辅料是（ ）

A. 黄酒　B. 水　C. 阿胶　D. 明矾　E. 麻油

5. 胶剂制备过程中“闷胶”的作用是（ ）

A. 避免成品塌顶　B. 促进胶块内部化学反应　C. 便于印字　D. 使内部水分向胶块表面扩散　E. 增加成品含水量

6. 下列不属于胶剂的是（ ）

A. 阿胶　B. 阿拉伯胶　C. 龟甲胶　D. 鹿角胶　E. 新阿胶

7. 现行版《中国药典》规定，胶剂的含水量不得超过（ ）

A. 15%　B. 12%　C. 10%　D. 8%　E. 6%

8. 起矫味、矫臭作用，且在收胶时有利于气泡逸散的胶剂辅料是（ ）

A. 冰糖　B. 花生油　C. 蜂蜜　D. 明矾　E. 黄酒

二、B型题（配伍选择题，由一组试题共用一组备选项，备选项在前，题干在后。备选项可重复选用，也可不选用。每道题只有一个最佳答案）

A. 糖类　　B. 明矾　　C. 阿胶
D. 花生油　　E. 黄酒

1. 可沉淀胶液中的杂质，并能增加胶剂透明度的辅料是（　）
2. 可增加胶剂黏度，使易于凝固成型的是（　）
3. 既可以增加胶剂的透明度和硬度，还有矫味作用的辅料是（　）

A. 皮胶类　　B. 甲胶类　　C. 骨胶类
D. 角胶类　　E. 其他类

4. 黄明胶属于（　）
5. 龟甲胶属于（　）
6. 狗骨胶属于（　）
7. 霞天胶属于（　）
8. 鹿角胶属于（　）

三、C型题（综合分析选择题，包括一个试题背景信息和一组试题，这一组试题是基于一个实例或案例背景信息逐题开展，每道题都有独立的备选项。题干在前，备选项在后。每道题备选项中，只有一个最佳答案）

阿胶是以驴皮为主要原料，在制备过程中分别加入冰糖、花生油、黄酒等辅料制成的胶剂。其制备工艺为：将驴皮浸泡去毛，切块洗净，分次水煎，滤过，合并滤液，浓缩至稠膏状，冷凝，切块，晾干，即得。

1. 阿胶制备工艺中加入花生油、黄酒等辅料的工序是（　）
   A. 煎取胶汁　　B. 滤过澄清　　C. 浓缩收胶
   D. 凝胶与切胶　　E. 干燥
2. “闷胶”一般是在阿胶制备工艺的哪个环节中进行（　）
   A. 煎取胶汁　　B. 滤过澄清　　C. 浓缩收胶
   D. 凝胶与切胶　　E. 干燥
3. 关于阿胶的有关表述，不正确的是（　）
   A. 阿胶的服用方式多为烊化兑服
   B. 阿胶以山东东阿所产品质佳
   C. 阿胶在《神农本草经》中被列为中品
   D. 阿胶的原料应为优质驴皮
   E. 阿胶用量一般为3～9g

四、X型题（多项选择题，由一个题干和五个备选答案组成。题干在前，备选项在后。每道题备选项中至少有两个正确答案，多选、少选、错选或不选均不得分）

1. 与胶剂制备相关的术语有（　）

A. 返砂　B. 挂旗　C. 发锅　D. 闷胶　E. 开片

2. 为了降低胶剂挥发性盐基氮的含量，用“蒸球加压煎煮法”制备胶剂的操作要点为（　）

A. 严格控制原料的质量

B. 煎取胶汁时增大蒸气压力

C. 煎取胶汁时定期减压排气

D. 煎取胶汁的时间越长越好

E. 控制适宜的加水量

3. 下列属于皮胶的是（　）

A. 阿胶　B. 黄明胶　C. 新阿胶　D. 霞天胶　E. 龟鹿二仙胶

4. 阿胶的主要功效是（　）

A. 清热解毒　B. 抗菌消炎　C. 补血止血　D. 滋阴润燥　E. 抗肿瘤

5. 胶剂原料处理时必须除去原料上附有的（　）

A. 毛　B. 脂肪　C. 筋膜　D. 血　E. 一切不洁之物

五、填空题

1. 阿胶的原料为驴皮，冬季宰驴剥取的皮称为________。

2. 胶剂干燥后其成品一般用________消毒。

3. 制备胶剂时，用切胶机将凝胶切成一定规格的小片的过程俗称________。

4. 以猪皮为原料制备而成的胶剂，称为________。

5. 以龟甲和鹿角为原料制成的混合胶剂称为________________。

六、名词解释

1. 胶剂　2. 闷胶　3. 脱角　4. 发锅

七、简答题

1. 简述胶剂的制备工艺流程。

2. 简述胶剂制备中常用的辅料及作用。
3. 简述胶剂的质量检查项目。

参考答案及解析

一、A 型题

1. 答案：D
解析：冬季宰杀剥取的驴皮称“冬板”，质量最好；春秋季剥取的驴皮称“春秋板”，质量次之；夏季剥取的驴皮称“伏板”，质量最差。
2. 答案：A
解析：加入冰糖可增加胶剂的透明度和硬度，并有矫味作用。
3. 答案：D
解析：胶剂指以动物的皮、骨、甲或角用水煎取胶质，浓缩成稠胶状，经干燥后制成的固体块状内服制剂。
4. 答案：E
解析：加入油类可降低胶的黏度以便于切胶，且在浓缩收胶时可使锅内气泡易于逸散；制备胶剂过程中，为沉淀杂质多加入明矾；为增加某些胶剂的黏度，一般是加入少量的阿胶。
5. 答案：D
解析：胶剂在干燥过程中，待胶片干燥至一定程度，装入木箱内，密闭闷之，使内部水分向胶片表面扩散，此操作称为“闷胶”。
6. 答案：B
解析：胶剂应为动物源性的皮、骨、角、甲制成的制剂。
7. 答案：A
解析：现行版《中国药典》规定，胶剂水分含量不得过 15%。
8. 答案：E
解析：胶剂制备中加入黄酒的目的是矫味矫臭，在出胶前喷入，还有利于锅内气泡逸散。

二、B 型题

1 ～ 3. 答案：BCA
解析：本组题目考查胶剂的辅料选择，常用辅料主要包括糖、油、酒、明矾等辅料。糖类可增加胶剂的透明度和硬度，并有矫味作用；油类常用品种有花生油、豆油、麻油，可发挥降低胶的黏度以便于切胶，且在浓缩收胶时可使锅内气泡易于逸散的作用；酒类可以矫味矫臭，在出胶前喷入，还有利于锅内气泡逸散；明矾可沉淀胶液中的杂质，提高胶剂透明度；某些胶剂熬制时常加少量阿胶，可增加黏度使易于凝固成型，并可在药理上发挥协同作用。

4 ～ 8. 答案：ABCED

解析：胶剂的原料主要分为皮胶类、角胶类、骨胶类、甲胶类和其他胶类原料等。皮胶类原料主要为动物皮，用驴皮制成的胶称为阿胶，用牛皮制成的胶称为黄明胶；角胶类主要指鹿角胶，原料为雄鹿骨化的角；骨胶类原料为动物的骨骼；甲胶类原料为乌龟的背甲及腹甲或鳖的背甲；其他胶类原料为含有蛋白质的动物类中药，如以牛肉为原料制成的称霞天胶，以龟甲和鹿角为原料制成的混合胶剂称龟鹿二仙胶。

三、C 型题

1. 答案：C

解析：浓缩是使胶原蛋白继续水解，进一步除去杂质及水分的过程。将煎取的胶汁浓缩至胶液不透纸，加入豆油，搅匀，再加入糖，继续浓缩至“挂旗”，在强力搅拌下加入黄酒，直至胶液无水蒸气逸出为宜。

2. 答案：E

解析：在干燥过程中，当胶片干燥至一定程度，装入木箱内，密闭闷之，使内部水分向胶片表面扩散，此操作称为“闷胶”，亦称“伏胶”。

3. 答案：C

解析：阿胶在《神农本草经》中被列为上品。阿胶为胶质类药物，临床常烊化后兑服，常用量为 3 ～ 9g。据历代文献记载，本品以山东东阿所产品质佳。

四、X 型题

1. 答案：BCDE

解析：本题考查胶剂制备过程中涉及的传统术语。在胶剂的浓缩收胶环节，通过加热浓缩至胶液不透纸时，加入豆油和糖，搅拌使全部溶解，继续浓缩至“挂旗”，在强力搅拌下加入黄酒，此时锅底产生大量气泡，俗称“发锅”，直至胶液无水蒸气逸出为宜。在胶凝与切胶环节，将凝胶切成一定规格的小片，此过程俗称“开片”。在干燥环节，待胶片干燥至一定程度，装入木箱内，密闭闷之，使内部水分向胶片表面扩散，此操作称为“闷胶”，亦称“伏胶”。返砂是煎膏剂在贮藏一定时间后析出糖的结晶现象，主要由炼糖过程中转化率控制不当所致。

2. 答案：ACE

解析：挥发性盐基氮是指动物蛋白由于细菌及酶的作用使其腐败分解，产生游离氨和挥发性低链烃胺、芳香胺类，如三甲胺、尸胺、酪胺、色胺、甲基吲哚、吲哚等碱性含氮物质，这些物质大多具有特殊异臭味和毒性，特别是芳香胺类毒性更大。在制胶工艺过程中，要完全除去这些物质较为困难，特别是采用“蒸球加压煎煮法”这种高温密闭的煎煮条件不利于这些物质挥散去除。因此，生产中除应严格控制驴皮的质量，调整煎提、浓缩工艺时间外，还应特别注意调整煎提时的蒸气压力（温度）和加水量，并采取定期减压排气的方法以除去挥发性盐基氮。

3. 答案：ABC

解析：皮胶类原料主要为动物皮，用驴皮制成的胶称为阿胶，用牛皮制成的胶称为黄明胶；用猪皮制成的胶称为新阿胶。霞天胶是以牛肉为原料制成，龟鹿二仙胶是以龟甲和鹿角为原料。

4. 答案：CD

解析：阿胶具有补血滋阴、润燥、止血之功，常用于血虚萎黄，眩晕心悸，肌痿无力，心烦不眠，虚风内动，肺燥咳嗽，劳嗽咯血，吐血尿血，便血崩漏，妊娠胎漏。

5. 答案：ABCDE

解析：胶剂所用的原料应以水漂洗或浸漂，除去非药用部分（附着的毛、脂肪、筋、膜、血及其他不洁物等），非药用部分残留会严重影响阿胶的品质。

五、填空题

1. 冬板　　2. 紫外线　　3. 开片
4. 新阿胶　　5. 龟鹿二仙胶

六、名词解释（略）

七、简答题

1. 答：①原料处理；②煎取胶汁；③滤过澄清；④浓缩收胶；⑤凝胶与切胶；⑥干燥与包装。

2. 答：①糖类，增加胶剂的透明度和硬度，并有矫味作用。②油类，可降低胶的黏度以便于切胶，且在浓缩收胶时可使锅内气泡易于逸散；③酒类，发挥矫味矫臭作用，在出胶前喷入，还有利于锅内气泡逸散；④明矾，用于沉淀胶液中的杂质，提高成品的透明度；⑤阿胶，某些胶剂熬制时常加少量阿胶，可增加黏度使易于凝固成型，并可在药理上发挥协同作用。

3. 答：胶剂的质量检查项目包括性状、水分、总灰分、重金属、砷盐、微生物限度检查。

第十三章 散 剂

习 题

一、A 型题（最佳选择题，由一个题干和五个备选答案组成。题干在前，备选项在后。每道题备选项中，只有一个最佳答案）

1. 以下关于散剂混合的叙述，错误的是（ ）

A. 应根据药物的颜色、性质、剂量来选择混合方法

B. 混合方法一般有研磨、搅拌和过筛混合

C. 当药物比例量相差较大时，应采用打底套色法混合

D. “打底”系将量少、色深的药粉放入已饱和表面能的乳钵中，“套色”指再将量多、色浅的药粉逐渐分次加入乳钵中混合均匀

E. 当药物的堆密度相差较大时，应将“轻”者先置于研钵中，加“重”者配研

2.《中国药典》（2020 年版）规定，用于烧伤或严重创伤的中药局部用散剂和儿科用散剂要求能通过几号筛的粉末重量，不得低于 95%（ ）

A. 四号筛　　B. 五号筛　　C. 六号筛

D. 七号筛　　E. 八号筛

3. 一般散剂的制备工艺流程为（ ）

A. 中药粉碎→过筛→混合→分剂量→包装→成品

B. 中药粉碎→混合→分剂量→过筛→包装→成品

C. 中药粉碎→混合→过筛→分剂量→包装→成品

D. 中药过筛→粉碎→混合→分剂量→包装→成品

E. 中药粉碎→过筛→分剂量→混合→包装→成品

4. 关于等量递增法，叙述错误的是（ ）

A. 可避免轻者上浮飞扬，重者沉于底部而不被混匀

B. 堆密度相差较大的药物，应将重者先置于研钵中，再加等量轻者研匀

C. 适用于含毒性药物、贵重药、剂量小药物的散剂

D. 遵循药物粉末等比、等量容易混合均匀的原则

E. 应先在研钵中加少许量大的组分，以饱和研钵表面能

5. 含毒性药物散剂分剂量宜采用的方法是（ ）

A. 圆锥法　B. 容量法　C. 重量法
D. 过筛法　E. 目测法

6. 含挥发性成分、易吸湿、易风化的药物宜采用的包装材料是（ ）
A. 玻璃纸　B. 蜡纸　C. 有光纸
D. 玻璃瓶　E. 复合膜

7. 关于倍散的叙述，错误的是（ ）
A. 药物剂量在 0.01 ～ 0.1g 之间的散剂，可配制成 10 倍散
B. 药物与稀释剂比例为 1∶9，即为 10 倍散
C. 药物剂量在 0.01g 以下的散剂，可配制成 100 或 1000 倍散
D. 药物与稀释剂比例为 1∶100，即为 100 倍散
E. 倍散中常加的着色剂有胭脂红、靛蓝等

8. 中药散剂按《中国药典》（2020 年版）四部水分测定法测定，除另有规定外，其所含的水分不得超过（ ）
A. 9.0%　B. 12.0%　C. 15.0%
D. 8.0%　E. 6.0%

9. 下列不属于制备散剂时常用辅料的是（ ）
A. 乳糖　B. 淀粉　C. 蔗糖
D. 淀粉浆　E. 胭脂红

10. 下列最适宜制备成散剂的药物是（ ）
A. 挥发性大的药物　B. 易吸潮变质的药物　C. 比较稳定的药物
D. 味道极差的药物　E. 腐蚀性强的药物

二、B 型题（配伍选择题，由一组试题共用一组备选项，备选项在前，题干在后。备选项可重复选用，也可不选用。每道题只有一个最佳答案）

A. 用固体组分吸收液体组分　B. 制成极细粉　C. 制成倍散
D. 在标签上标明“非无菌制剂”　E. 制备成低共熔组分

1. 九分散制备时应（ ）
2. 避瘟散制备时，其中的冰片与薄荷脑应（ ）
3. 乌贝散制备时应（ ）

A. ±5%　B. ±8%　C. ±9%
D. ±10%　E. ±15%

4. 单剂量散剂装量为 0.1g 及 0.1g 以下时，装量差异限度为（ ）
5. 单剂量散剂装量为 0.5g 以上至 1.5g 时，装量差异限度为（ ）

三、C 型题（综合分析选择题，包括一个试题背景信息和一组试题，这一组试题是基于一个实例或案例背景信息逐题开展，每道题都有独立的备选项。题干在前，备选项在后。每道题备选项中，只有一个最佳答案）

某患者因受暑湿导致发热、身倦、口渴、泄泻、小便黄少，医生为其开具处方六一散，其组成为滑石粉、甘草。

1. 以下不属于该散剂质量检查项目的是（　）
A. 外观均匀度　B. 水分　C. 装量差异
D. 崩解度　E. 粒度
2. 按药物组成分类，该散剂属于（　）
A. 倍散　B. 煮散　C. 单剂量散剂
D. 复方散剂　E. 特殊散剂
3. 有关散剂特点叙述错误的是（　）
A. 比表面积大、易于分散、起效快
B. 适用范围广，对溃疡、外伤等能起到收敛保护作用
C. 贮存、运输、携带比较方便
D. 服用时口感差，剂量较大的还会造成服用困难
E. 较其他固体制剂更稳定

某患者摔倒致瘀血肿痛，医生为其开具九分散，该方组成为：马钱子粉调制品 250g，乳香（制）250g，没药（制）250g，麻黄 250g。

4. 在该散剂的制备过程中，分剂量方法应采用（　）
A. 容量法　B. 目测法　C. 重量法
D. 二分法　E. 配研法
5. 该方中的马钱子粉与其他药粉混合时，应采用（　）
A. 研磨混合法　B. 打底套色法　C. 搅拌混合法
D. 等量递增法　E. 过筛混合法

四、X 型题（多项选择题，由一个题干和五个备选答案组成。题干在前，备选项在后。每道题备选项中至少有两个正确答案，多选、少选、错选或不选均不得分）

1. 影响散剂分剂量准确性的因素有（　）
A. 药粉的吸湿性　B. 药粉的密度　C. 药粉的流动性
D. 分剂量的速度　E. 药粉的黏附性
2. 以下关于含低共熔组分散剂的说法，正确的有（　）
A. 低共熔现象的发生与药物的品种及所用比例量有关
B. 可分别用固体粉末稀释低共熔组分再混合

C. 可先形成低共熔物再与其他组分混合
D. 低共熔物的形成可能引起药理作用的变化
E. 低共熔物的形成属物理变化，不会引起药理作用的变化

3. 下列关于眼用散剂的说法正确的有（　）
A. 要求粉末粒度一般为极细粉
B. 无致病菌，不得含有铜绿假单胞菌和金黄色葡萄球菌
C. 用于眼部损伤或眼手术后的散剂，必须绝对无菌
D. 一般采用水飞法或其他适宜的方法制成极细粉
E. 成品应采用适宜的方法进行灭菌，密封保存

五、填空题

1. 散剂按药物性质可分为________和________，后者分为______________、______________、________________和眼用散剂。

2. 制备倍散时，稀释剂应选用无显著__________，与__________不发生作用的惰性物质。常用品种有______、________、________等。

3. 含挥发性药物或易吸潮的散剂应______贮藏，一般散剂应______贮存。

六、名词解释

1. 等量递增法　　2. 低共熔现象　　3. 散剂

七、简答题

1. 简述含液体药物散剂的制备方法。
2. 简述散剂常用的分剂量方法及其特点。
3. 简述散剂的分类。

八、论述题

避瘟散处方：檀香 156g，零陵香 18g，白芷 42g，香排草 180g，姜黄 18g，玫瑰花 42g，薄荷脑 138g，丁香 42g，木香 36g，人工麝香 1.4g，冰片 138g，朱砂 662g，甘松 18g。

（1）写出避瘟散的制备工艺流程。
（2）混合时为什么要先将冰片、薄荷脑同研？

参考答案及解析

一、A 型题

1. 答案：C

解析：本题考查的是散剂的制备要点。散剂的混合是制备散剂的关键操作，应根据药物的颜色、性质、剂量来选择混合方法，混合的方法一般有研磨、搅拌和过筛混合等。打底套色法是对药粉进行混合的一种传统的经验方法。“打底”系将量少、色深的药粉放入已饱和表面能的乳钵中，再将量多、色浅的药粉逐渐分次加入乳钵中混合均匀，即是“套色”，该法的缺点是侧重色泽，而忽略了粉体粒子等比容积易混匀的原则。等量递增法是将量小的组分与等量的其他组分混合，均匀后再加入与混合物等量的组分混合，如此倍量增加，始终保持等量，直至将其他组分完全混入为止，该法混合效果好，省时。

2. 答案：C

解析：本题考查的是散剂的质量要求与检查。除另有规定外，用于烧伤或严重创伤的中药局部用散剂及儿科用散剂，照《中国药典》（2020 年版）四部粒度和粒度分布测定法（通则 0982 单筛分法）测定，取供试品 10g，通过六号筛的粉末重量不得少于 95%。

3. 答案：A

解析：本题考查的是散剂的制备工艺流程。散剂的制备流程为药物粉碎→过筛→混合→分剂量→包装→成品。

4. 答案：B

解析：本题考查的是散剂的混合方法。采用等量递增法配制散剂时，一般应先在研钵中加少许量大的组分，以饱和研钵表面能（即用药粉填满研钵表面缝隙），避免因量小组分直接加入研钵而被吸附造成损失；当药物的堆密度相差较大时，应将轻者先置于研钵中，再加等量重者研匀，如此配研混匀，可避免轻者上浮飞扬，重者沉于底部而不被混匀。该法混合效果好，省时，适用于含毒性药物、贵重药、剂量小药物的散剂。

5. 答案：C

解析：本题考查的是毒性药物散剂的分剂量方法。重量法系指用戥秤或天平逐包称量，该法剂量准确，但操作麻烦，效率低，难以机械化，适用于含毒性药物、贵重细料药物的散剂。

6. 答案：D

解析：本题考查的是散剂的包装材料。玻璃瓶化学性质较稳定，透气、透湿性较小，密闭性好，适用于贵重药、挥发性药、含毒性药、引湿药物及易风化药物的散剂。

7. 答案：D

解析：本题考查的是倍散的制备方法。药物剂量在 0.01 ～ 0.1g 之间时，可制成 10 倍散，药物与稀释剂比例为 1∶9；剂量在 0.01g 以下时，可制成 100 倍散或 1000 倍散，药物与稀释剂比例为 1∶99 或 1∶999。倍散制备中加入着色剂是确保倍散在制备中混合均匀，同时也可借助颜色深浅来识别倍散的稀释倍数。

8. 答案：A

解析：本题考查的是散剂的质量要求与检查。中药散剂照《中国药典》2020 年版四部水分测定法（通则 0832）测定，除另有规定外，不得超过 9.0%。

9. 答案：D

解析：本题考查的是散剂制备常用辅料。散剂的辅料应选用无显著药理作用，与主药不发生作用，不影响主药含量测定的惰性物质，常用的稀释剂有乳糖、淀粉、糊精、蔗糖、碳酸钙、硫酸钙等，其中以乳糖最佳。在倍散中常加胭脂红、靛蓝等着色剂。淀粉浆通常用作片剂制备中的黏合剂。

10. 答案：C

解析：本题考查的是散剂的特点。散剂比表面积大，一般其嗅味、刺激性、吸湿性及化学活性等较强，且挥发性成分易散失，故腐蚀性强、易吸潮变质的药物不宜制成散剂，而比较稳定的药物适宜制成散剂。

二、B 型题

1～3. 答案：CEA

解析：本组题目考查特殊散剂的制备方法。九分散为含毒性药物的散剂，因毒性药物的剂量小，称取费时，服用容易损耗，造成剂量误差，因此，一般在毒性药物中添加一定比例量的辅料稀释制成倍散，以保证剂量的准确性。避瘟散为含低共熔混合物的散剂，其中冰片与薄荷脑混合后会出现润湿或液化的现象，形成低共熔混合物，二者形成低共熔物后，药理作用增强或无明显变化，宜先形成低共熔物，再与方中其他药物混合。乌贝散为含液体药物的散剂，当液体组分量较少时，可用方中的其他固体组分吸收后混匀。

4～5. 答案：EB

解析：本组题目考查散剂的装量差异限度。单剂量散剂装量为 0.1g 及 0.1g 以下时，装量差异限度为 ±15%；单剂量散剂装量为 0.1g 以上至 0.5g 时，装量差异限度为 ±10%；单剂量散剂装量为 0.5g 以上至 1.5g 时，装量差异限度为 ±8%；单剂量散剂装量为 1.5g 以上至 6.0g 时，装量差异限度为 ±7%；单剂量散剂装量为 6.0g 以上时，装量差异限度为 ±5%。

三、C 型题

1. 答案：D

解析：《中国药典》（2020 年版）中收载的散剂的质量检查项目有外观均匀度、水分、粒度、装量差异、微生物限度、无菌，而崩解度属于片剂、胶囊剂的质量检查项目。

2. 答案：D

解析：按药物组成，散剂可分为单方散剂（由单味药制得的散剂，如川贝散或粉）与复方散剂（由两种以上药物制得的散剂，如参苓白术散）。

3. 答案：E

解析：散剂具有以下特点：①分散度大、起效迅速。②制备简便，剂量可随症加减。③运输、携带方便，适用范围广，对溃疡、外伤等能起到收敛保护作用。④服用时口感差，剂量较大的还会造成服用困难。⑤比表面积大，一般其嗅味、刺激性、吸湿性及化学活性等较强，且挥发性成分易散失。故腐蚀性强、易吸潮变质的药物不宜制成散剂。

4. 答案：C

解析：重量法，系指用戥秤或天平逐包称量。该法剂量准确，但操作麻烦，效率低，难以机械化。适用于含毒性药物、贵重细料药物的散剂，该处方中含有马钱子这一毒性药材。

5. 答案：D

解析：马钱子为毒性药物，应采用等量递增法与其他药粉配研。

四、X 型题

1. 答案：ABCDE

解析：本题考查影响散剂分剂量的因素。影响散剂分剂量准确性的因素有药粉的密度、黏附性、吸湿性、流动性和分剂量的速度。

2. 答案：ABCD

解析：本题考查含低共熔混合物散剂的制备。两种或两种以上的药物经混合后出现润湿或液化的现象，称为低共熔现象。一般药物形成低共熔物后药理作用的变化，通常有以下几种情况：①药物形成低共熔物后，药理作用增强或无明显变化，宜先形成低共熔物，再与方中其他药物混合。②药物形成低共熔物后，药理作用减弱，则应分别用其他组分稀释，避免出现低共熔现象。一般低共熔现象与药物的品种及其所用比例量、生产环境等有关。

3. 答案：ABCDE

解析：本题考查眼用散剂的相关知识。眼用散剂的用药部位为眼睛，要求粉末粒度一般为极细粉，且均匀细腻，以减少对眼睛的机械刺激性；无致病菌，不得含有铜绿假单胞菌和金黄色葡萄球菌，用于眼部损伤或眼手术后的散剂，必须绝对无菌；制备时应注意：一般采用水飞法或其他适宜的方法制成极细粉，所用配制用具应灭菌，并在清洁、避菌的条件下进行操作；成品应采用适宜的方法进行灭菌、密封保存。

五、填空题

1. 一般散剂、特殊散剂、含毒性药物散剂、含低共熔混合物散剂、含液体药物散剂
2. 药理作用、主药、乳糖、淀粉、糊精　　3. 密封、密闭

六、名词解释（略）

七、简答题

1. 答：①液体组分量较少时，直接用方中的其他固体组分吸收后混匀。②液体组分量较多时，加入适宜辅料（磷酸钙、淀粉、蔗糖等）吸收后混匀。③当液体组分量过

多，且属于非挥发性成分时，可采取加热等方法除去大部分水，使成稠膏状，再加方中其他固体或辅料，低温干燥后研匀。

2. 答：常用的分剂量方法为重量法和容量法。重量法是用戥秤或天平逐包称量，该法剂量准确，但操作麻烦，效率低，难以机械化，适用于含毒性药物、贵重细料药物的散剂。容量法是用容量代替重量，用容量药匙或分量器等进行分剂量，该法效率高，可机械化生产，适用于大多数散剂，因其误差大（10%～20%），不适合于毒性及贵重药物。

3. 答：①按医疗用途分类：分为口服散剂和局部用散剂，口服散剂一般溶于或分散于水、稀释液或者其他液体中服用，也可直接用水送服。局部用散剂可供皮肤、口腔、咽喉、腔道等处应用；专供治疗、预防和润滑皮肤的散剂也可称为撒布剂或撒粉。②按药物组成分类：分为单方散剂和复方散剂。③按药物性质分类：分为一般散剂和特殊散剂。特殊散剂分为含毒性药物散剂、含液体药物散剂、低共熔混合物散剂和眼用散剂。④按剂量分类：分为单剂量散剂和多剂量散剂。

八、论述题

答：（1）以上十三味，除人工麝香、冰片、薄荷脑外，朱砂水飞成极细粉；其余檀香等九味粉碎成细粉，过筛，混匀；将冰片、薄荷脑同研至液化，另加入甘油 276g，搅匀。将人工麝香研细，与上述粉末以等量递增法配研，过筛，混匀，与液化的冰片和薄荷脑研匀，即得。

（2）根据处方中饮片性质及所含有效成分，冰片、薄荷脑一定比例混合时，熔点会降低，出现混合物润湿或液化现象，故混合制备时应先将两者形成低共熔物，再与方中其他药物配研混合。

第十四章 丸 剂

习 题

一、A 型题（最佳选择题，由一个题干和五个备选答案组成。题干在前，备选项在后。每道题备选项中，只有一个最佳答案）

1. 疗效发挥最快的丸剂剂型是（　）
A. 蜜丸　B. 浓缩丸　C. 糊丸
D. 蜡丸　E. 滴丸

2. 疗效发挥最慢的丸剂剂型是（　）
A. 水丸　B. 蜜丸　C. 蜡丸
D. 浓缩丸　E. 糊丸

3. 下列关于丸剂的分类，说法错误的是（　）
A. 浓缩丸是按制备方法分类的
B. 水丸、蜜丸是按赋形剂分类的
C. 塑制丸是按制备方法分类的
D. 糊丸、蜡丸是按赋形剂分类的
E. 滴制丸是按制备方法分类的

4. 下列丸剂中不能用泛制法制备的是（　）
A. 水丸　B. 蜜丸　C. 水蜜丸
D. 浓缩丸　E. 糊丸

5. 下列关于水丸赋形剂，说法错误的是（　）
A. 水为水丸中最常用的赋形剂
B. 水本身无黏性，但能诱导药材中某些成分产生黏性
C. 酒作赋形剂常用白酒和黄酒
D. 新鲜药材可压榨取汁作为赋形剂
E. 醋可增加药材中酸性成分的溶解度，利于吸收

6. 下列不适宜作为水丸赋形剂的是（　）
A. 蒸馏水　B. 黄酒　C. 淀粉浆
D. 米醋　E. 药汁

7. 具有防腐作用的丸剂赋形剂是（　）
A. 竹沥　B. 酒　C. 醋
D. 水　E. 树脂类药汁

8. 处方中含有乳汁、胆汁类液体药物，如何处理以用作水泛丸赋形剂（　）
A. 加水溶化　B. 加水烊化　C. 煎取药汁
D. 加乙醇烊化　E. 捣碎压榨取汁

9. 泛制法制备水丸的工艺流程是（　）
A. 原料→粉碎→起模→盖面→成型→干燥→选丸→（包衣）→质量检查→包装
B. 原料→粉碎→起模→成型→干燥→盖面→选丸→（包衣）→质量检查→包装
C. 原料→粉碎→起模→成型→盖面→干燥→选丸→（包衣）→质量检查→包装
D. 原料→粉碎→起模→盖面→干燥→成型→选丸→（包衣）→质量检查→包装
E. 原料→粉碎→起模→成型→盖面→选丸→干燥→（包衣）→质量检查→包装

10. 除另有规定外，供制丸剂用的药粉应为（　）
A. 粗粉或最细粉　B. 细粉或极细粉　C. 粗粉或中粉
D. 细粉或最细粉　E. 最粗粉或中粉

11. 泛制法制备丸剂的关键工艺过程为（　）
A. 药材提取　B. 起模　C. 成型
D. 盖面　E. 干燥

12. 水丸起模的操作过程是（　）
A. 将药粉加入逐渐泛制成成品
B. 加润湿剂逐渐泛制的过程
C. 将药粉制成直径 1mm 左右的球形粒子的过程
D. 使表面光洁的过程
E. 将成型的药丸进行筛选，除去大小不规则的丸粒的过程

13. 下列有关水丸起模的叙述，错误的是（　）
A. 起模用粉宜选用黏性小或无黏性的药粉，且应通过 2 ～ 3 号筛
B. 起模常用水为润湿剂
C. 起模是将药粉制成直径 1mm 左右的球形粒子的过程
D. 起模的方法可分为粉末泛制起模和湿粉制粒起模
E. 应控制丸模的圆整度、粒度差和丸模数目

14. 不能改善水丸的溶散时限超限问题的措施是（　）
A. 添加适量崩解剂　B. 泛丸时采用过九号筛的药粉
C. 采用低浓度乙醇起模
D. 尽可能增加每次的加粉量，缩短滚动时间
E. 采用塑制法制丸，并采用微波干燥

15. 水丸盖面的目的是（　）
A. 使丸粒增大

B. 使丸粒表面光洁、致密、色泽均匀
C. 加速药物的溶出
D. 使丸粒崩解时限缩短
E. 提高药丸粒稳定性

16. 用于起模和盖面的药物细粉应（ ）
A. 过三号筛 B. 过五号筛 C. 过六号筛
D. 过七号筛 E. 过四号筛

17. 若水丸中含有挥发性或热敏性成分，干燥时应该控制温度在（ ）
A. 60℃以下 B. 70℃以下 C. 80℃以下
D. 50 ～ 60℃ E. 60 ～ 80℃

18. 二妙丸处方为：苍术（炒）500g，黄柏（炒）500g，一般采用的制备方法是（ ）
A. 塑制法 B. 泛制法 C. 压制法
D. 制法 E. 分散法

19. 以下关于蜜丸的说法有误的是（ ）
A. 每丸重量在 0.5g（含 0.5g）以上的称大蜜丸
B. 每丸重量在 0.5g 以下的称小蜜丸
C. 蜂蜜是蜜丸剂的主要赋形剂
D. 蜜丸临床上多用于镇咳祛痰药、补中益气药等
E. 蜜丸在胃肠道中易溶散，作用较迅速

20. 药用蜂蜜要求哪项不得过 0.004%（ ）
A. 寡糖 B. 蔗糖 C.5- 羟甲基糠醛
D. 麦芽糖 E. 果糖

21. 下列哪种来源的蜂蜜不能药用（ ）
A. 油菜花 B. 白荆条花 C. 雪上一枝蒿
D. 椴树花 E. 紫云英

22. 下列关于炼蜜的目的，说法错误的是（ ）
A. 除去悬浮性、不溶性杂质及蜡质
B. 杀灭微生物
C. 破坏微生物的酶
D. 改变药性，减少副作用
E. 除去部分水分以增加黏性

23. 下列关于蜜丸制备叙述错误的是（ ）
A. 药材经炮制粉碎成细粉后制丸
B. 药材经提取浓缩后制丸
C. 根据药粉性质选择适当的炼蜜程度
D. 根据药粉性质选择适当的合药蜜温
E. 炼蜜与药粉的比例一般是 1 : 1 ～ 1 : 1.5

24. 下列蜜丸的制备工艺流程正确的为（　）
A. 物料准备→制丸块→制丸条→分粒→搓圆→干燥→整丸→质检→包装
B. 物料准备→制丸块→制丸条→分粒→干燥→搓圆→整丸→质检→包装
C. 原料准备→起模→成型→盖面→干燥→选丸→（包衣）→质量检查→包装
D. 原料准备→起模→盖面→干燥→成型→选丸→（包衣）→质量检查→包装
E. 物料准备→制丸条→制丸块→分粒→搓圆→干燥→整丸→质检→包装

25. 和药又可以称为（　）
A. 准备物料　B. 制丸块　C. 制丸条
D. 搓圆　E. 整丸

26. 蜜丸制备的关键工序是（　）
A. 制丸块　B. 制丸条　C. 分粒
D. 搓圆　E. 选丸

27. 不宜温蜜和药的是（　）
A. 含有较多树脂的药物　B. 含有较多胶类的药物　C. 含有较多糖类的药物
D. 含有芳香挥发性药物　E. 含有大量全草药物

28. 含较多树脂、糖等黏性成分的药物粉末和药的蜜温宜为（　）
A. 105 ～ 115℃上　B. 80 ～ 100℃　C. 60 ～ 80℃
D. 60℃以下　E. 30℃以下

29. 蜜丸制备中，一般炼蜜与药粉的比例是（　）
A. 1∶0.5 ～ 1∶1　B. 1∶4 ～ 1∶5　C. 1∶1 ～ 1∶1.5
D. 1∶2 ～ 1∶3　E. 1∶3 ～ 1∶4

30. 制备牛黄解毒丸时，每 100g 粉末应加炼蜜（　）
A. 200g　B. 100 ～ 110g　C. 140g
D. 50g　E. 80g

31. 机制蜜丸时可选用下列哪种润滑剂（　）
A. 软皂　B. 甘油　C. 麻油
D. 乙醇　E. 液体石蜡

32. 塑制法制备蜜丸表面粗糙的主要原因不包括（　）
A. 药粉过粗　B. 蜜量过少且混合不均匀　C. 润滑剂用量过多
D. 药料含纤维多　E. 矿物类或贝壳类药量过大

33. 蜜丸贮存一定时间后，在其表面呈现皱褶的现象称为（　）
A. 表面粗糙　B. 空心　C. 丸粒过硬
D. 皱皮　E. 皱缩

34. 下列关于浓缩丸叙述中，错误的是（　）
A. 体积大、纤维性强的药可提取制膏
B. 体积和服用剂量减小
C. 与水丸比，微生物限度更难达标

D. 可以水、蜂蜜、蜜水为赋形剂制丸
E. 吸潮性较强，包装时必须注意防潮

35. 小丸的粒径为（　）
A. 0.5 ～ 3.5mm　B. 约 1mm　C. 5 ～ 10mm
D. 0.5 ～ 5mm　E. 约 10mm

36. 制备浓缩丸时，下列哪些药材宜制膏（　）
A. 贵重细料药　B. 含淀粉多的药材　C. 体积小的药材
D. 矿物类药材　E. 富含纤维的药材

37. 一般处方中膏多粉少时用哪种方法制备浓缩丸（　）
A. 泛制法　B. 塑制法　C. 压制法
D. 搓捏法　E. 滴制法

38. 挤出－滚圆制丸法不具备的优点是（　）
A. 制丸效率高　B. 粒度分布宽　C. 圆整度高
D. 脆碎度小　E. 丸粒表面光滑

39. 尤适宜中药水提浸膏粉制丸的方法是（　）
A. 塑制法　B. 泛制法　C. 挤出－滚圆法
D. 离心造丸法　E. 流化床喷涂法

40. 离心造丸法的特点不包括（　）
A. 成丸速度快　B. 真球度高
C. 密度和强度较挤出－滚圆法低
D. 适合流动性差及黏性大的物料制丸
E. 可使起模、成丸、包衣在同一台机器内完成

41. 下列关于水蜜丸的叙述，错误的是（　）
A. 水蜜丸是药材细粉以蜜水为黏合剂制成的
B. 它较蜜丸体积小，光滑圆整，易于服用
C. 比蜜丸利于贮存
D. 可以采用泛制法制备，起模时必须用水
E. 水蜜丸在成型时，蜜水的浓度应以高→低→高的顺序

42. 黏性适中药粉塑制法制备水蜜丸时，每 100g 细粉用炼蜜量是（　）
A. 10 ～ 15g　B. 40g　C. 50g
D. 60g　E. 70g

43. 下述丸剂中只能用塑制法制备的是（　）
A. 蜜丸　B. 水丸　C. 糊丸
D. 水蜜丸　E. 浓缩丸

44. 饮片细粉以米糊或面糊等为黏合剂制成的丸剂是（　）
A. 蜡丸　B. 糊丸　C. 浓缩丸
D. 水丸　E. 蜜丸

45. 糊丸干燥温度应控制在（　　）
A. 80℃　B. 70℃以下　C. 60℃以下
D. 50℃以下　E. 40℃以下

46. 具有“取其难化而旋旋取效或毒药不伤脾胃”特点的是（　　）
A. 水丸　B. 蜜丸　C. 糊丸
D. 蜡丸　E. 滴丸

47. 制备蜡丸时用的辅料为（　　）
A. 蜂蜡　B. 石蜡　C. 液状石蜡
D. 川白蜡　E. 地蜡

48. 蜡丸制备通常采用（　　）
A. 塑制法　B. 滴制法　C. 泛制法
D. 搓捏法　E. 模压法

49. 蜡丸制丸操作需保温（　　）
A. 80℃　B. 70℃　C. 60℃
D. 50℃　E. 40℃

50.《中国药典》自哪年版开始收载滴丸剂型（　　）
A. 1977 年版　B. 1985 年版　C. 2000 年版
D. 2005 年版　E. 2010 年版

51. 滴丸与其他固体制剂相比，显著的特点为（　　）
A. 剂量准确　B. 自动化程度高　C. 可使液体药物固体化
D. 可包衣　E. 生物利用度高

52. 滴丸的制备原理是（　　）
A. 基于包合技术　B. 微囊化　C. 形成脂质体
D. 微粉化　E. 基于固体分散技术

53. 滴丸的丸重范围为（　　）
A. 5 ～ 600mg　B. 50 ～ 100mg　C. ＞ 1000mg
D. 100 ～ 500mg　E. 500 ～ 1000mg

54. 滴丸制备中固体药物在基质中的状态为（　　）
A. 药物与基质形成络合物　B. 形成固态凝胶　C. 形成固态乳剂
D. 形成分子、胶体或微晶状态　E. 形成微囊

55. 下列滴丸冷凝液具备的条件不包括（　　）
A. 不与主药发生作用　B. 对人体无害、不影响疗效
C. 有适宜的黏度　D. 脂溶性强　E. 有适宜的相对密度

56. 滴丸制备的工艺流程为（　　）
A. 药物＋基质→混悬或熔融→滴制→洗丸→冷却→干燥→选丸→质检→分装
B. 药物＋基质→混悬或熔融→滴制→冷却→干燥→洗丸→选丸→质检→分装
C. 药物＋基质→混悬或熔融→滴制→冷却→洗丸→选丸→干燥→质检→分装

D. 药物＋基质→混悬或熔融→滴制→洗丸→选丸→冷却→干燥→质检→分装
E. 药物＋基质→混悬或熔融→滴制→冷却→洗丸→干燥—选丸→质检→分装

57. 下列哪项不是影响滴丸丸重差异的因素（ ）
A. 药物与基质未完全熔融、混合不均匀
B. 滴制压力不均衡
C. 滴制液温度不恒定
D. 滴速控制不当
E. 滴头与冷却液面距离过小

58. 滴丸圆整度影响因素及解决措施叙述错误的是（ ）
A. 冷凝剂上部温度高
B. 丸内空气来不及逸出
C. 液滴在冷凝液中移动的速度过快
D. 更换合适的冷凝液
E. 保证冷却液的温度从上到下逐渐降低形成梯度

59. 丸剂包衣的目的不包括（ ）
A. 增加药物稳定性　B. 掩盖不良臭味　C. 减少药物用量
D. 改善外观　E. 控制丸剂的溶散

60. 朱砂安神丸一般包衣为（ ）
A. 滑石衣　B. 药物衣　C. 肠溶衣
D. 糖衣　E. 薄膜衣

61. 制备防风通圣丸时用滑石粉的目的为（ ）
A. 起模　B. 盖面　C. 包衣
D. 加大成型　E. 润滑

62. 包衣滴丸的溶散时限为（ ）
A. 30 分钟内　B. 40 分钟内　C. 50 分钟内
D. 1 小时内　E. 90 分钟内

63. 下列不需要检查溶散时限或崩解时限的丸剂是（ ）
A. 水丸　B. 小蜜丸　C. 大蜜丸
D. 浓缩丸　E. 水蜜丸

64. 丸剂蜡壳包装所采用的原料组成是（ ）
A. 石蜡　B. 蜂蜡　C. 蜂蜡与石蜡
D. 鲸蜡　E. 松香

二、B 型题（配伍选择题，由一组试题共用一组备选项，备选项在前，题干在后。备选项可重复选用，也可不选用。每道题只有一个最佳答案）

A. 水丸　B. 蜜丸　C. 滴丸
D. 糊丸　E. 蜡丸

1. 一般不含其他附加剂，实际含药量较高的剂型为（　）
2. 溶散迟缓，可延缓药效的丸剂为（　）
3. 疗效迅速，生物利用度高的丸剂为（　）
4. 体内不溶散，仅缓缓释放药物的丸剂为（　）

A. 水　B. 药汁　C. 蜜水
D. 醋　E. 酒
5. 黏性较强的药粉泛丸宜选用（　）
6. 黏性适中，无特殊要求的药粉泛丸宜用（　）
7. 入肝经理气止痛的处方泛丸宜用（　）
8. 含有纤维性药材、新鲜药材的处方泛丸宜制成（　）

A. 1.37　B. 不低于 1.349（25℃）　C. 1.05
D. 1.40　E. 1.35
9. 药用蜂蜜相对密度（　）
10. 嫩蜜相对密度（　）
11. 中蜜相对密度（　）
12. 老蜜相对密度（　）

A. 9% 以下　B. 10% 以下　C. 14% ～ 16%
D. 17% ～ 20%　E. 不得超过 24.0%
13. 药用蜂蜜含水量（　）
14. 嫩蜜含水量（　）
15. 中蜜含水量（　）
16. 老蜜含水量（　）

A. 50 ～ 60℃　B. 60 ～ 80℃　C. 105 ～ 115℃
D. 119 ～ 122℃　E. 116 ～ 118℃
17. 温蜜和药的蜜温为（　）
18. 嫩蜜炼制温度为（　）
19. 中蜜炼制温度为（　）
20. 老蜜炼制温度为（　）

A. 嫩蜜，温蜜和药　B. 中蜜，温蜜和药　C. 中蜜，热蜜和药
D. 老蜜，温蜜和药　E. 老蜜，热蜜和药
21. 处方中含较多粉性药材，黏性适中的药材，制蜜丸时宜用（　）
22. 处方中树脂类、胶类药材所占比例较大，制蜜丸时宜用（　）

23. 处方中矿物药、纤维性强的药物含量较大，制蜜丸时宜用（　）
24. 处方中药粉黏性适中，但含有芳香挥发性药物，制蜜丸时宜用（　）

A. 药粉与炼蜜的比例一般是 1∶1 ～ 1∶1.5
B. 宜多，可高达 1∶2 以上
C. 每 100g 药材细粉用炼蜜 40g 左右
D. 每 100g 药材细粉用炼蜜 10 ～ 15g
E. 每 100g 药材细粉用炼蜜 50g 左右
25. 黏性适中的药材制备蜜丸，炼蜜用量为（　）
26. 一般黏性药材塑制法制备水蜜丸，炼蜜用量为（　）
27. 含糖、淀粉、黏液质、胶质类较多的药材塑制法制备水蜜丸，炼蜜用量为（　）
28. 含纤维和矿物质较多的药材塑制法制备水蜜丸，炼蜜用量为（　）

A. 滴制法　B. 泛制法　C. 塑制法
D. 压制法　E. 喷制法
29. 浓缩丸处方中膏多粉少时，宜采用（　）
30. 浓缩丸处方中膏少粉多时，宜采用（　）

A. PEG6000　B. 水　C. 甲基硅油
D. 硬脂酸　E. 蜂蜜
31. 制备水溶性滴丸时用的冷凝液为（　）
32. 制备水不溶性滴丸时用的冷凝液为（　）
33. 滴丸的水溶性基质为（　）
34. 滴丸的非水溶性基质为（　）

A. 不检查水分　B. 水分不得过 9.0%　C. 水分不得过 12.0%
D. 水分不得过 15.0%　E. 水分不得过 24.0%
35. 蜜丸和浓缩蜜丸（　）
36. 水蜜丸和浓缩水蜜丸（　）
37. 水丸、糊丸和浓缩水丸（　）
38. 蜡丸（　）

A. 不检查溶散时限
B. 应在 30 分钟内全部溶散
C. 应在 1 小时内全部溶散
D. 应在 2 小时内全部溶散
E. 按肠溶衣片检查法检查崩解时限，应符合规定

39. 小蜜丸、水蜜丸和水丸，以及包衣滴丸（　）
40. 浓缩水丸、浓缩蜜丸、浓缩水蜜丸和糊丸（　）
41. 蜡丸（　）
42. 大蜜丸及研碎、嚼碎后或用开水、黄酒等分散后服用的丸剂（　）

三、C型题（综合分析选择题，包括一个试题背景信息和一组试题，这一组试题是基于一个实例或案例背景信息逐题开展，每道题都有独立的备选项。题干在前，备选项在后。每道题备选项中，只有一个最佳答案）

六味地黄丸处方为：熟地黄160g，酒萸肉80g，牡丹皮60g，山药80g，茯苓60g，泽泻60g。制法为：以上六味，粉碎成细粉，过筛，混匀。制丸方法为：用乙醇泛丸，干燥，制成丸剂1；或每100g粉末加炼蜜35～50g与适量的水，制丸，干燥，制成丸剂2；或加炼蜜80～110g制成丸剂3。

1. 丸剂1、丸剂2、丸剂3分别属于（　）
   A. 水丸、蜜丸、水蜜丸
   B. 浓缩水丸、浓缩蜜丸、浓缩水蜜丸
   C. 水丸、水蜜丸、蜜丸
   D. 水丸、水蜜丸、浓缩蜜丸
   E. 水丸、蜜丸、浓缩丸
2. 丸剂1、丸剂2、丸剂3采用的制备方法分别是（　）
   A. 泛制法、塑制法、泛制法
   B. 泛制法、塑制法、塑制法
   C. 泛制法、塑制法、滴制法
   D. 泛制法、塑制法、压制法
   E. 泛制法、塑制法、挤出－滚圆法
3. 该制剂的制丸操作叙述错误的是（　）
   A. 丸剂1、丸剂2、丸剂3制丸采用的黏合剂分别为乙醇、炼蜜和水、炼蜜
   B. 丸剂1制备过程包括原料药粉碎、成型、盖面、起模、干燥、选丸、分装
   C. 丸剂1制备丸剂的关键操作是起模
   D. 全方药材黏性适中，丸剂2制备时，每100g药材细粉用炼蜜35～50g，炼蜜与水的比例为1∶2.5～1∶3.0
   E. 丸剂3制丸块时要求应能随意塑形而不开裂，手搓捏而不黏手，不黏附器壁
4. 成丸后不需干燥，需立即分装的丸剂剂型是（　）
   A. 水丸　　B. 浓缩丸　　C. 蜜丸
   D. 水蜜丸　　E. 糊丸
5. 丸剂1、丸剂2、丸剂3的溶散时限快慢顺序为（　）
   A. 丸剂1＞丸剂2＞丸剂3　　B. 丸剂1＞丸剂3＞丸剂2
   C. 丸剂2＞丸剂1＞丸剂3　　D. 丸剂2＞丸剂3＞丸剂1

E. 丸剂 3 ＞丸剂 2 ＞丸剂 1

某种六味地黄丸的处方为：熟地黄 120g，酒萸肉 60g，牡丹皮 45g，山药 60g，茯苓 45g，泽泻 45g。制法为：以上六味，牡丹皮用水蒸气蒸馏法提取挥发性成分；药渣与酒萸肉 20g、熟地黄、茯苓、泽泻加水煎煮二次，每次 2 小时，煎液滤过，滤液合并，浓缩成稠膏；山药与剩余酒萸肉粉碎成细粉，过筛，混匀，与上述稠膏和牡丹皮挥发性成分混匀，制丸，干燥，打光，即得。

6. 该制剂属于（　）

A. 浓缩水丸　B. 浓缩蜜丸　C. 浓缩水蜜丸　D. 水丸　E. 水蜜丸

7. 该制剂采用的制备方法是（　）

A. 泛制法　B. 塑制法　C. 滴制法　D. 压制法　E. 挤出 – 滚圆法

8. 该制剂的制丸操作叙述错误的是（　）

A. 处方部分药材经水煎煮制得的稠膏作为黏合剂
B. 山药富含淀粉，故粉碎成细粉加入
C. 制丸过程包括药材细粉与稠膏混合、制丸块、制丸条、分粒、搓圆、选丸、干燥、盖面
D. 制好的丸剂应及时在 80℃干燥
E. 该制剂可用全自动制丸机生产

9. 该制剂的水分和溶散时限要求为（　）

A. ≤ 15.0%，30 分钟　B. ≤ 12.0%，1 小时　C. ≤ 9.0%，2 小时　D. 不检查，1 小时　E. ≤ 15.0%，2 小时

小金丸的处方为：麝香或人工麝香 30g，木鳖子（去壳、去油）150g，制草乌 150g，枫香脂 150g，醋乳香 75g，醋没药 75g，醋五灵脂 150g，酒当归 75g，地龙 150g，香墨 12g。制法为：以上十味，除麝香或人工麝香外，其余木鳖子（去壳去油）等九味粉碎成细粉，将麝香或人工麝香研细，与上述粉末配研，过筛。每 100g 粉末加淀粉 25g，混匀，另用淀粉 5g 制稀糊，泛丸，低温干燥，即得。

10. 该制剂属于（　）

A. 水丸　B. 水蜜丸　C. 蜜丸　D. 糊丸　E. 蜡丸

11. 该处方中淀粉的主要作用是（　）

A. 稀释剂　B. 黏合剂　C. 崩解剂　D. 稳定剂　E. 促进药物释放

12. 该处方制剂的水分和溶散时限要求为（　）

A. ≤ 15.0%，30 分钟　B. ≤ 12.0%，1 小时　C. ≤ 9.0%，2 小时

D. 不检查，1 小时　　E. ≤ 15.0%，2 小时

处方：苏合香脂 100g，冰片 200g，PEG 6000 700g。

13. 该处方制剂属于（　）
A. 水丸　　B. 蜜丸　　C. 浓缩丸
D. 蜡丸　　E. 滴丸

14. 该处方制剂用于胸闷、心绞痛、心肌梗塞等及冠心病，能迅速缓解症状，从制剂学角度分析，其起效迅速的原因是（　）
A. 用滴制法制备　　B. 形成固体分散体　　C. 含有挥发性药物
D. 受热时间短，破坏少　　E. 剂量准确

15. 该处方中 PEG 6000 的作用是（　）
A. 水溶性基质　　B. 非水溶性基质　　C. 冷凝剂
D. 黏合剂　　E. 包衣剂

16. 该处方制剂采用的制备方法是（　）
A. 泛制法　　B. 塑制法　　C. 滴制法
D. 压制法　　E. 挤出 – 滚圆法

17. 该处方制剂制备时不可选用的冷凝介质是（　）
A. 液状石蜡　　B. 甲基硅油　　C. 植物油
D. 水　　E. 液状石蜡加甲基硅油

四、X 型题（多项选择题，由一个题干和五个备选答案组成。题干在前，备选项在后。每道题备选项中至少有两个正确答案，多选、少选、错选或不选均不得分）

1. 丸剂的缺点包括（　）
A. 可缓和某些药物的毒副作用
B. 传统丸剂药效作用迟缓，有些新型丸剂可起速效作用
C. 可减缓药物成分挥发或掩盖异味
D. 多以原粉入药，服用剂量偏大，小儿服用困难
E. 生产过程中控制不严时，易导致微生物超标

2. 中药丸剂的制备方法可用（　）
A. 泛制法　　B. 塑制法　　C. 滴制法
D. 压制法　　E. 挤出 – 滚圆法

3. 可用塑制法制备的丸剂有（　）
A. 蜡丸　　B. 糊丸　　C. 蜜丸
D. 水蜜丸　　E. 水丸

4. 下列关于水丸特点的叙述，正确的是（　）
A. 较易溶散，吸收、显效较快

B. 可分层泛制，以掩盖药物的不良气味
C. 含药量高，丸粒体积小便于吞服又不易吸潮
D. 泛制法制丸工时长，丸粒规格和溶散时间易控制
E. 塑制法制丸生产效率高，生产过程易于控制，丸形圆整，溶散快

5. 制备水丸时用酒为赋形剂的特点包括（　　）
A. 降低泛制操作时药物的黏性
B. 良好的有机溶剂有助于一些成分溶出
C. 引药上行，增强活血散瘀作用
D. 制成的丸剂易于干燥
E. 有助于成品的微生物限度达标

6. 制备水丸时常需制成药汁的药物有（　　）
A. 含淀粉量多的药材
B. 富含纤维、质地坚硬、黏性大难以制粉的药材
C. 树脂类、浸膏类、可溶性盐类药材
D. 乳汁、牛胆汁等液体药材
E. 鲜药材

7. 水丸起模叙述正确的是（　　）
A. 将药粉制成直径 1mm 左右的球形粒子
B. 起模方法有药粉直接起模与湿颗粒起模
C. 起模用粉应选用黏性适宜的药粉
D. 起模常用水作为润湿剂
E. 起模用粉量应根据药粉的性质和丸粒的规格决定

8. 水丸制丸操作中应注意的是（　　）
A. 加水量以丸粒表面润湿而不粘连为度
B. 加粉量以能被润湿的丸粒完全吸附为度
C. 在成型过程中，随着丸粒的逐渐增大，每次加水、加粉量也应相应地逐渐增加
D. 除在泛制过程中及时筛选外，在丸粒干燥后必须进一步选丸
E. 处方中若含芳香挥发性或刺激性较大的药粉，最好泛于丸粒中层

9. 常用的水丸盖面方法有（　　）
A. 干粉盖面　　B. 淀粉浆盖面　　C. 淀粉盖面
D. 清水盖面　　E. 粉浆盖面

10. 炼制中蜜应符合的条件是（　　）
A. 炼制温度达 116 ～ 118℃　B. 含水量在 14% ～ 16%　C. 相对密度 1.37 左右
D. 出现红棕色的较大气泡　E. 手捻有黏性，不可拉出白丝

11. 炼制老蜜应符合的条件是（　　）
A. 含水量在 10% 以下
B. 相对密度 1.40 左右

C. 出现均匀的淡黄色细气泡
D. 可拉出长白丝
E. 可滴水成珠

12. 下列药物含量较多时，制蜜丸不应选择热蜜和药的是（　）
A. 石膏　B. 大枣　C. 乳香
D. 阿胶　E. 冰片

13. 下列关于蜜丸制备的叙述，正确的是（　）
A. 药材粉碎成细粉或最细粉
B. 机制、手工制蜜丸常用润滑剂均为乙醇
C. 冬季多用稍嫩蜜，夏季用稍老蜜
D. 夏季用蜜量多，冬季用蜜量少
E. 蜜丸不经干燥即可包装

14. 制丸块是塑制蜜丸的关键工序，下列措施正确的是（　）
A. 机制蜜丸用麻油与蜂蜡的融合物作润滑剂，传统手工制丸用酒作润滑剂
B. 根据药粉的性质、粉末的粗细、含水量、气温及湿度等确定炼蜜的程度
C. 含较多树脂、胶类等遇热易融化成分的药物，宜以 60 ～ 80℃温蜜和药
D. 中蜜的用量一般为药粉重量的 1 ～ 1.5 倍
E. 采用热蜜和药，缩短制丸操作时间可有效降低微生物数量

15. 蜜丸制备中，影响丸块质量的主要因素有（　）
A. 炼蜜程度　B. 和药蜜温　C. 用蜜量
D. 气温　E. 湿度

16. 下列对药粉与炼蜜的比例叙述正确的是（　）
A. 药粉与炼蜜一般是 1∶1 ～ 1∶1.5，但有时也会超过这个比例
B. 含糖类、胶质等黏性较强的药粉用蜜量宜少
C. 含纤维较多、质地疏松、黏性极差的药粉，用蜜量宜多，可高达 1∶2 以上
D. 夏季用蜜量应少，冬季用蜜量应多
E. 用蜜量过多，可能使蜜丸丸粒过硬

17. 浓缩丸的制法主要有（　）
A. 泛制法　B. 滴制法　C. 塑制法
D. 压制法　E. 喷制法

18. 目前发展的用于制备小丸的现代方法有（　）
A. 滴制法　B. 塑制法　C. 挤出 – 滚圆法
D. 离心造丸法　E. 流化床喷涂法

19. 下列对浓缩丸药材的处理正确的是（　）
A. 药材饮片的提取、粉碎处理，应根据处方的功能主治和药材性质确定
B. 质地坚硬、黏性大、体积大、富含纤维的药材，宜提取制膏
C. 贵重药材及体积小、淀粉多的药材，宜粉碎制成细粉

D. 药材的提取、粉碎比例，一般以稠膏与药粉混合即可制成适宜丸块为宜
E. 必要时可加适量的细粉或炼蜜进行调节

20. 泛制法制备成丸后，应及时进行干燥（　）
A. 一般干燥温度控制在80℃以下
B. 含挥发性成分的丸剂应在60℃以下
C. 含淀粉较多药物的丸剂干燥温度为100℃
D. 含大量黏液质药物的丸剂干燥温度为120℃
E. 可采用热风循环干燥、微波灭菌干燥、沸腾干燥、螺旋震动干燥等设备

21. 含毒性药或刺激性药物宜制成（　）
A. 水丸　B. 浓缩丸　C. 糊丸
D. 蜡丸　E. 滴丸

22. 下列蜡丸的制备，叙述正确的是（　）
A. 蜡丸所用蜂蜡需精制
B. 常用塑制法制备
C. 控制好制备的温度，整个制丸操作需80℃保温制丸
D. 控制好蜂蜡用量，一般药粉与蜂蜡比例为1∶0.5～1∶1
E. 蜂蜡和药粉混合均匀后，降至室温后制丸条，分粒，搓圆

23. 滴丸的特点有（　）
A. 起效迅速，生物利用度高
B. 剂量准确，质量稳定
C. 粉尘少，有利于劳动保护
D. 生产工序少，工艺周期短，生产效率高
E. 由于制备过程中需要加热，易氧化、易挥发的药物稳定性降低

24. 下列关于滴丸的叙述，正确的是（　）
A. 一般用滴制法制备　B. 仅适用于急症治疗　C. 可使液体药物固体化
D. 载药量较小　E. 常用非水溶性基质为硬脂酸、单硬脂酸甘油酯

25. 丸剂的包衣种类包括（　）
A. 药物衣　B. 糖衣　C. 薄膜衣
D. 肠溶衣　E. 保护衣

26. 下列丸剂包衣形式中，属于药物衣的是（　）
A. 青黛衣　B. 黄柏衣　C. 朱砂衣
D. 雄黄衣　E. 百草霜衣

27. 丸粒包衣时需用适宜的黏合剂，常用的有（　）
A. 阿拉伯胶浆　B. 糯米粉糊　C. 单糖浆及胶糖混合浆
D. 酒　E. 水

28. 关于蜡壳包装，叙述正确的是（　）
A. 蜡壳通透性差，可隔绝空气、水分、光线

B. 防止丸剂吸潮、虫蛀、氧化变质
C. 能保证有效成分不会挥发
D. 凡含芳香性药物或贵重药材的丸剂，多采用蜡壳包装
E. 蜡壳原料一般用蜂蜡和石蜡的混合物

五、填空题

1. 中药丸剂按辅料不同分为______、______、______、______、______等。
2. 中药丸剂按制法不同分为______、______及______。
3. 炼蜜时，可以______、______和______三项来量化判断炼蜜程度。
4. 制备蜜丸时，蜂蜜应视处方中药物的性质炼成______、______和______三种规格。
5. 目前生产的浓缩丸主要是______。
6. 滴丸剂中除主药以外的赋形剂均称为______，用于冷却滴出的液滴，使之收缩冷凝而成滴丸的液体称为____________。
7. 用滴丸机以滴制法制备滴丸时，滴出的方式有____________和______________。
8.《中国药典》2020 年版对中药丸剂的质量检查项目主要有______、______、______、______、______、______、______。
9. 丸剂应______贮存，防止______、______、______、______。

六、名词解释

1. 丸剂	2. 泛制法	3. 塑制法
4. 滴制法	5. 水丸	6. 起模
7. 盖面	8. 蜜丸	9. 大蜜丸
10. 小蜜丸	11. 蜂蜜的炼制	12. 制丸块
13. 皱皮	14. 浓缩丸	15. 小丸
16. 挤出—滚圆法	17. 离心造丸法	18. 流化床喷涂法
19. 水蜜丸	20. 糊丸	21. 蜡丸
22. 滴丸	23. 包衣丸剂	24. 药物衣
25. 保护衣	26. 蜡壳包装	

七、简答题

1. 简述丸剂的特点。
2. 简述导致水丸溶散超时限的主要原因。
3. 简述药用蜂蜜的质量要求。
4. 简述炼蜜的规格、黏性及适用性。
5. 简述塑制法制蜜丸丸粒过硬的主要原因。
6. 简述浓缩丸作为蜜丸的改进剂型有哪些特点。

7. 简述塑制法制备浓缩丸的注意事项。

八、分析与论述题

1. 戊己丸

黄连 300g，吴茱萸（制）50g，白芍（炒）300g，水适量。请判定丸剂类型，进行处方分析，并简述制备方法。

2. 大山楂丸

山楂 1000g，六神曲（麸炒）150g，炒麦芽 150g，蔗糖 600g，水 270mL，炼蜜 600g。请判定丸剂类型，进行处方分析，并简述制备方法。

3. 西黄丸

牛黄或体外培育牛黄 15g，麝香或人工麝香 15g，醋乳香 550g，醋没药 550g，黄米 350g。请判定丸剂类型，进行处方分析，并简述制备方法。

4. 妇科通经丸

巴豆（制）80g，干漆（炭）160g，醋香附 200g，红花 225g，大黄（醋炙）160g，沉香 163g，木香 225g，醋莪术 163g，醋三棱 163g，郁金 163g，黄芩 163g，艾叶（炭）75g，醋鳖甲 163g，硇砂（醋制）100g，醋山甲 163g，黄蜡适量，朱砂粉适量。请判定丸剂类型，进行处方分析，并简述制备方法。

5. 益心酮滴丸

山楂叶提取物 6.4g，聚乙二醇 6000 24.0g，泊洛沙姆 188 6.0g，甲基硅油适量。请判定丸剂类型，进行处方分析，并简述制备方法。

六、计算题

现有 500kg 原料药粉，采用泛制法制成 3000 粒重 0.6kg 的水丸，求其起模用粉量。

参考答案及解析

一、A 型题

1. 答案：E

解析：传统丸剂药效作用迟缓，如蜜丸、浓缩丸、糊丸、蜡丸在胃肠道中溶散缓慢，发挥药效迟缓；以水溶性材料为基质的滴丸剂，溶化快，奏效迅速，可用于急救。

2. 答案：C

解析：蜡丸在体内外均不溶散，药物通过微孔或蜂蜡逐步溶蚀等方式缓慢持久地释放，故可延长药效，并能防止药物中毒或防止对胃肠道的刺激。

3. 答案：A

解析：丸剂根据赋形剂可分为蜜丸、水丸、水蜜丸、浓缩丸、糊丸、蜡丸等；根据制法可分为泛制丸、塑制丸、滴制丸等。

4. 答案：B

解析：泛制法可用于水丸、水蜜丸、糊丸、浓缩丸、微丸等的制备。蜜丸采用塑制法制备。

5. 答案：E

解析：醋作为水丸赋形剂，可使药材中生物碱成盐，增加其溶解度，利于吸收，提高疗效。

6. 答案：C

解析：水丸的赋形剂包括水、白酒、黄酒、米醋、药汁、糖汁、低浓度炼蜜水溶液等。

7. 答案：B

解析：白酒和黄酒等作为含乙醇的水丸赋形剂，还具有抑菌防腐作用。

8. 答案：A

解析：处方中含有乳汁、胆汁类的液体药物，可加水溶化后泛丸。

9. 答案：C

解析：泛制法制备水丸的工艺流程为：原料→粉碎→起模→成型→盖面→干燥→选丸→（包衣）→质量检查→包装。

10. 答案：D

解析：泛制法制丸时，除另有规定外，将饮片粉碎成细粉或最细粉。

11. 答案：B

解析：泛制法制备丸剂的关键工艺过程为起模。

12. 答案：C

解析：起模是将药粉制成直径约 1mm 的球形粒子。

13. 答案：A

解析：起模用粉宜选用黏性适中的药粉，且一般用过七号筛的细粉。

14. 答案：B

解析：改善水丸的溶散时限超限问题的措施有：①添加适量崩解剂；②泛丸时采用过五号或六号筛的药粉；③采用低浓度乙醇起模；④尽可能增加每次的加粉量，缩短滚动时间；⑤采用塑制法制丸，并采用微波干燥。

15. 答案：B

解析：通过盖面使丸粒表面致密、光洁、色泽均匀。

16. 答案：D

解析：起模和盖面工序一般用过七号筛的细粉，或根据处方规定选用方中特定药材的细粉。

17. 答案：D

解析：若水丸中含有挥发性或热敏性成分，干燥时应该控制温度在 50 ～ 60℃。

18. 答案：B

解析：二妙丸为水丸，采用泛制法制备。

19. 答案：E

解析：蜜丸的规格：每丸重量在 0.5g（含 0.5g）以上的称大蜜丸；每丸重量在 0.5g 以下的称小蜜丸。蜜丸的特点：蜂蜜是蜜丸剂的主要赋形剂。蜜丸临床上多用于镇咳祛痰药、补中益气药等。蜜丸在胃肠道中缓缓溶散释药，作用缓慢持久。

20. 答案：C

解析：药用蜂蜜应达到以下质量要求：①外观呈半透明、带光泽、浓稠的液体，白色至淡黄色或橘黄色至黄褐色，久放或遇冷渐有白色颗粒状结晶析出。气芳香，味极甜。② 25℃时相对密度在 1.349 以上。③水分不得过 24.0%。④酸度、寡糖检查应符合要求。⑤碘试液检查，应无淀粉、糊精。⑥ 5- 羟甲基糠醛不得过 0.004%；蔗糖和麦芽糖分别不得过 5.0%。⑦果糖和葡萄糖的总量不得少于 60.0%，果糖与葡萄糖含量比值不得小于 1.0。

21. 答案：C

解析：特别要注意来源于曼陀罗花、雪上一枝蒿等有毒花的蜂蜜，其蜜汁色深，味苦麻而涩，有毒，不可药用。

22. 答案：D

解析：炼蜜是为了除去杂质、降低水分含量、破坏酶类、杀死微生物、增强黏合力。

23. 答案：B

解析：蜜丸指饮片细粉以蜂蜜为黏合剂制成的丸剂。药材经提取浓缩后制丸为浓缩丸。

24. 答案：A

解析：蜜丸采用塑制法制备，工艺流程为：物料准备→制丸块→制丸条→分粒→搓圆→干燥→整丸→质检→包装。

25. 答案：B

解析：制丸块又称和药、合坨，是塑制法的关键工序。将适量的炼蜜加入药材细粉中，用捏合机充分混匀，制成软硬适宜、具有一定可塑性的丸块。

26. 答案：A

解析：制丸块是塑制法的关键工序。

27. 答案：E

解析：若方中含有大量的叶、茎、全草或矿物性药材，粉末黏性很小，需用老蜜趁热加入。

28. 答案：C

解析：若方中有多量树脂类、胶类、糖及油脂类药味时，药粉黏性较强且遇热易融化。加入热蜜后融化，使丸块黏软不易成型，待冷后又变硬，不利制丸，并且服用后丸粒不易溶散，则需用温蜜和药。蜜温以 60 ～ 80℃为宜。

29. 答案：C

解析：蜜丸制备中，一般炼蜜与药粉的比例是 1∶1 ～ 1∶1.5。

30. 答案：B

解析：牛黄解毒丸方中药粉黏性适中，采用炼蜜制丸，用量为每 100 克粉末应加炼蜜 100 ～ 110g。

31. 答案：D

解析：制丸时，为避免丸块黏附器具，操作时可用适量的润滑剂，一般机制蜜丸用乙醇做润滑剂，传统制丸用麻油与蜂蜡的融合物做润滑剂。

32. 答案：C

解析：塑制法制备蜜丸表面粗糙的主要原因有：①药粉过粗；②蜜量过少且混合不均匀；③润滑剂用量不足；④药料含纤维多；⑤矿物类或贝壳类药量过大。

33. 答案：D

解析：蜜丸贮存一定时间后，在其表面呈现皱褶的现象称为皱皮。

34. 答案：C

解析：浓缩丸方中全部或部分药材经过提取浓缩后，体积减小，便于服用与携带；利于储藏，不易霉变。

35. 答案：A

解析：小丸的粒径为 0.5 ～ 3.5mm。

36. 答案：E

解析：浓缩丸处方中药材饮片的提取、粉碎处理，应根据处方的功能主治和药材性质确定。通常质地坚硬、黏性大、体积大、富含纤维的药材，宜提取制膏。

37. 答案：B

解析：制备浓缩丸一般处方中膏多粉少时用塑制法，一般处方中膏少粉多时用泛制法。

38. 答案：B

解析：挤出 – 滚圆制丸法具有制丸效率高、粒度分布窄、圆整度高、脆碎度小、丸粒表面光滑等优点。

39. 答案：C

解析：尤适宜中药水提浸膏粉制丸的方法是挤出 – 滚圆制丸法。

40. 答案：D

解析：离心造丸法成丸速度快，真球度高，药粉粘锅结团少，可进行多层缓释微丸制备。但是密度和强度较挤出 – 滚圆法低，不适合流动性差及黏性大的物料制丸。该方法可以使起模、成丸、包衣在同一台机器内完成。

41. 答案：E

解析：成型时为使水蜜丸的丸粒光滑圆整，蜜水加入的方式应按低浓度→高浓度→低浓度的顺序依次加入。先用浓度低的蜜水加大丸粒，待逐步成型时，用浓度稍高的蜜水，已成型后，再改用浓度低的蜜水撞光。否则，蜜水浓度过高会造成丸粒黏结。

42. 答案：B

解析：黏性适中药粉塑制法制备水蜜丸时，每 100g 细粉用炼蜜量是 40g。

43. 答案：A

解析：蜜丸用塑制法制备，水丸、糊丸、水蜜丸、浓缩丸可采用泛制法和塑制法制备。

44. 答案：B

解析：饮片细粉以米糊或面糊等为黏合剂制成的丸剂称为糊丸。

45. 答案：C

解析：糊丸干燥温度应控制在60℃以下，切忌高温烘烤，否则会出现丸粒外干内湿软，或出现裂隙、崩碎现象。

46. 答案：D

解析：蜡丸在体内外均不溶散，药物通过微孔或蜂蜡逐步溶蚀等方式缓慢持久地释放，故可延长药效，并能防止药物中毒或防止对胃肠道的刺激。与古人所说“蜡丸取其难化而旋旋取效或毒药不伤脾胃”相吻合。

47. 答案：A

解析：蜡丸系指饮片细粉以蜂蜡为黏合剂制成的丸剂。

48. 答案：A

解析：蜡丸常采用塑制法制备。

49. 答案：C

解析：蜡丸制丸操作需60℃保温。

50. 答案：A

解析:《中国药典》自1977年版开始收载滴丸剂型。

51. 答案：E

解析：滴丸的特点：起效迅速，生物利用度高。滴丸是用熔融法制成的固体分散体，药物在基质中以分子、胶体或微晶状态高度分散，采用水溶性基质可提高药物的溶解性，加快药物的溶出速度和吸收速度，故能提高药物的生物利用度。

52. 答案：E

解析：滴丸是用熔融法制成的固体分散体。

53. 答案：A

解析：滴丸的丸重范围为5～600mg。

54. 答案：D

解析：滴丸是用熔融法制成的固体分散体，药物在基质中以分子、胶体或微晶状态高度分散。

55. 答案：D

解析：滴丸冷凝介质应符合以下要求：①安全无害，不溶解主药和基质，也不与主药和基质发生化学反应；②密度与液滴密度相近，使滴丸在冷凝介质中，缓缓下沉或上浮，以使其能充分凝固，丸形圆整。

56. 答案：E

解析：滴丸的制备工艺流程为：药物＋基质→混悬或熔融→滴制→冷却→洗丸→

干燥→选丸→质检→分装。

57. 答案：E

解析：滴丸丸重差异超限的主要原因有：①药物与基质未完全熔融、混合不均匀。②滴制压力不均衡。③滴制液温度不恒定。④滴速控制不当。滴速快、丸重大；滴速慢、丸重小。⑤滴头与冷却液面距离过大，液滴溅落破碎等。

58. 答案：A

解析：滴丸圆整度差的主要原因是：①冷凝液未控制好温度梯度。滴出的液滴经空气滴到冷凝液的液面时，会变形并带进空气，此时如冷凝液上部温度过低，液滴未收缩成丸前就凝固，导致滴丸不圆整，丸内空气来不及逸出而形成空洞、拖尾。②冷凝液选择不当。液滴与冷凝液的相对密度差过大或冷凝液的黏度小，使液滴在冷凝液中移动的速度过快，易成扁形。针对性的解决措施有调节制冷系统参数，保证冷却液的温度从上到下逐渐降低形成梯度，使液滴有足够时间收缩和释放气泡；更换合适的冷凝液。

59. 答案：C

解析：丸剂包衣的主要目的：①掩盖恶臭、异味，使丸面平滑、美观，便于吞服。②防止主药氧化、变质或挥发。③防止吸潮及虫蛀。④根据医疗的需要，将处方中一部分药物作为包衣材料包于丸剂的表面，在服用后首先发挥药效。⑤包肠溶衣可避免药物对胃的刺激，或肠溶缓释。

60. 答案：B

解析：药物衣的包衣材料是丸剂处方的组成部分，用于包衣既可首先发挥药效，又可保护丸粒、增加美观。中药丸剂包衣多属此类。常见的有朱砂衣、甘草衣、黄柏衣、雄黄衣、青黛衣、百草霜衣、滑石衣、礞石衣、牡蛎衣、金箔衣等。

61. 答案：C

解析：防风通圣丸中滑石粉既是药物，又用作包衣剂，节省了辅料，同时也可防止薄荷、荆芥中挥发性成分的散失。

62. 答案：D

解析：包衣滴丸应在 1 小时内全部溶散。

63. 答案：C

解析：除另有规定，大蜜丸及研碎、嚼碎后或用开水、黄酒等分散后服用的丸剂不检查溶散时限。

64. 答案：C

解析：丸剂蜡壳包装的蜡壳原料组成一般用蜂蜡与石蜡的混合物。常用石蜡调节蜡壳的硬度。

二、B 型题

1 ～ 4 答案：ADCE

解析：本组题目考察不同丸剂剂型的特点。水丸以水或水性液体为赋形剂，一般不含其他附加剂，实际含药量高。糊丸以米糊、面糊为黏合剂，干燥后丸粒坚硬，在胃内溶散迟缓、释药缓慢，故可延长药效。滴丸是用熔融法制成的固体分散体，药物在基质中以分子、胶体或微晶状态高度分散，采用水溶性基质可提高药物的溶解性，加快药物的溶出速度和吸收速度，故能提高药物的生物利用度。蜡丸在体内外均不溶散，药物通过微孔或蜂蜡逐步溶蚀等方式缓慢持久地释放，故可延长药效，并能防止药物中毒或防止对胃肠道的刺激。

5 ～ 8. 答案：EADB

解析：本组题目考察水丸的赋形剂的种类和选用。黏性较强的药粉泛丸宜选用酒为赋形剂，如在制备六神丸时，以水为润湿剂，其黏合力太强不利于制丸，可用酒代替水。黏性适中，无特殊要求的药粉泛丸宜用水为赋形剂，水本身无黏性，但可诱导中药某些成分，如黏液质、胶质、多糖、淀粉，使之产生黏性泛制成丸。用醋为赋形剂具有引药入肝、理气止痛、行水消肿、解毒杀虫、矫味矫臭等作用，另外可使药粉中生物碱成盐，增加其溶解度，利于吸收。当处方中含有一些不易制粉的药材时，可根据其性质提取或压榨制成药汁，既可起赋形剂作用，又可以减少服用量，保存药性，如富含纤维的药材、质地坚硬的药材、黏性大难以制粉的药材等可煎汁；树脂类、浸膏类、可溶性盐类，以及液体药物，如乳汁、牛胆汁，可加水溶化后泛丸；新鲜药材捣碎压榨取汁泛丸。

9 ～ 12. 答案：BEAD

解析：本组题目考察药用蜂蜜和炼蜜的相对密度。药用蜂蜜的质量要求其在 25℃时相对密度不低于 1.349。嫩蜜、中蜜、老蜜的相对密度分别为 1.35、1.37、1.40 左右。

13 ～ 16. 答案：EDCB

解析：本组题目考察药用蜂蜜和炼蜜的含水量。药用蜂蜜的质量要求其水分不得超过 24.0%。嫩蜜、中蜜、老蜜的含水量分别为 17% ～ 20%、14% ～ 16%、10% 以下。

17 ～ 20. 答案：BCED

解析：本组题目考察温蜜和药和炼蜜的温度。若方中有多量树脂类、胶类、糖及油脂类药味时，药粉黏性较强且遇热易融化。加入热蜜后融化使丸块黏软不易成型，待冷后又变硬，不利制丸，并且服用后丸粒不易溶散，则需用温蜜和药。蜜温以 60-80℃为宜。方中含有冰片等芳香挥发性药物，也应用温蜜和药。嫩蜜、中蜜、老蜜的炼制温度分别为 105 ～ 115℃、116 ～ 118℃、119 ～ 122℃。

21 ～ 24. 答案：CAEB

解析：本组题目考察炼蜜的适用性以及和药温度。嫩蜜稍有黏性，适合于含较多油脂、黏液质、胶质、糖、淀粉、动物组织等黏性较强的药材细粉制丸。中蜜适于中等黏性的药材细粉制丸。老蜜适于黏性差的矿物质或和纤维质药材细粉制丸。和药蜜温：炼蜜应趁热加入药粉中，粉蜜容易混合均匀。若方中含有大量的叶、茎、全草或矿物性药材，粉末黏性很小，需用老蜜趁热加入；若方中有多量树脂类、胶类、糖及油脂类药味时，药粉黏性较强且遇热易融化，加入热蜜后融化使丸块黏软不易成型，待冷后又变硬，不利制丸，并且服用后丸粒不易溶散，则需用温蜜和药。蜜温以 60 ～ 80℃为宜。方中含有冰片等芳香挥发性药物，也应用温蜜和药。

25 ～ 28. 答案：ACDE

解析：本组题目考察蜜丸和水蜜丸制备的用蜜量。蜜丸制备时的用蜜：药粉与炼蜜的比例一般是 1∶1 ～ 1∶1.5。含糖类、胶质等黏性强的药粉用蜜量宜少；含纤维较多、质地轻松、黏性极差的药粉，用蜜量宜多，可高达 1∶2 以上；夏季用蜜量应少，冬季用蜜量宜多。采用塑制法制备水蜜丸时，一般黏性的药材，每 100g 细粉用炼蜜 40g 左右；如含糖、淀粉、黏液质、胶质类较多的药材，需用低浓度的蜜水为黏合剂，每 100g 药粉用炼蜜 10 ～ 15g；如含纤维和矿物质较多的药材，则每 100g 药粉用炼蜜 50g 左右，炼蜜与水的比例为 1∶2.5 ～ 1∶3。

29 ～ 30. 答案：CB

解析：本组题目考察浓缩丸的制备。浓缩丸制备时，一般处方中膏多粉少时用塑制法制丸，一般处方中膏少粉多时用泛制法制丸。

31 ～ 34. 答案：CBAD

解析：本组题目考察滴丸的基质和冷凝液。水溶性基质常用的有聚乙二醇类（PEG）、硬脂酸钠、甘油明胶、聚氧乙烯单硬脂酸酯（S–40）、聚醚（poloxamer）等；非水溶性基质常用的有硬脂酸、单硬脂酸甘油酯、蜂蜡、虫蜡、氢化植物油等。水溶性基质的冷凝介质主要有液状石蜡、甲基硅油、植物油等；非水溶性基质的冷凝介质可用水、不同浓度乙醇、无机盐溶液等。

35 ～ 38. 答案：DCBA

解析：本组题目考察丸剂的水分。丸剂的水分照《中国药典》（2020 年版）四部水分测定法测定。除另有规定外，蜜丸和浓缩蜜丸中所含水分不得过 15.0%，水蜜丸和浓缩水蜜丸不得过 12.0%，水丸、糊丸和浓缩水丸不得过 9.0%。蜡丸不检查水分。

39 ～ 42. 答案：CDEA

解析：本组题目考察丸剂的溶散时限。丸剂的水分照《中国药典》（2020 年版）四部水分测定法测定。除另有规定外，小蜜丸、水蜜丸和水丸应在 1 小时内全部溶散；浓缩水丸、浓缩蜜丸、浓缩水蜜丸和糊丸应在 2 小时内全部溶散。滴丸剂不加挡板检查，应在 30 分钟内全部溶散；包衣滴丸应在 1 小时内全部溶散。蜡丸照《中国药典》（2020 年版）四部崩解时限检查法片剂项下的肠溶衣片检查法检查，应符合规定。除另有规定，大蜜丸及研碎、嚼碎后或用开水、黄酒等分散后服用的丸剂不检查溶散时限。

三、C 型题

1. 答案：C

解析：六味地黄丸处方中六味，粉碎成细粉，过筛，混匀后，分别用乙醇泛丸，干燥，制成水丸；或每 100g 粉末加炼蜜 35 ～ 50g 与适量的水，制丸，干燥，制成水蜜丸；或加炼蜜 80 ～ 110g 制成蜜丸。此处水丸、水蜜丸和蜜丸制丸所用黏合剂分别为乙醇、炼蜜和水，以及炼蜜。

2. 答案：B

解析：同上，水丸、水蜜丸和蜜丸制丸所用方法分别为泛制法、塑制法、塑制法。

3. 答案：B

解析：水丸的制备过程应为：原料药粉碎、起模、成型、盖面、干燥、选丸、分装。

4. 答案：C

解析：水丸、浓缩丸、水蜜丸、糊丸成丸后均应及时干燥，蜜丸一般成丸后即分装，以保证丸药的滋润状态。

5. 答案：A

解析：水丸以水或水性液体为赋形剂，服用后药物在体内易溶散，吸收、显效较蜜丸、糊丸、蜡丸快。小蜜丸、水蜜丸和水丸应在 1 小时内全部溶散；浓缩水丸、浓缩蜜丸、浓缩水蜜丸和糊丸应在 2 小时内全部溶散。

6. 答案：A

解析：将饮片或部分饮片提取浓缩后，与适宜的辅料或其余饮片细粉，以水、炼蜜或炼蜜和水为黏合剂制成的丸剂，又称药膏丸、浸膏丸。根据所用黏合剂的不同，分为浓缩水丸、浓缩蜜丸和浓缩水蜜丸。该六味地黄丸为浓缩水丸。

7. 答案：B

解析：浓缩丸的制备方法主要有泛制法和塑制法，比较常用的是塑制法，本题六味地黄丸采用的是塑制法。

8. 答案：D

解析：本题六味地黄丸处方含挥发性成分和淀粉较多，成丸后应在 60℃以下干燥。

9. 答案：C

解析：本题六味地黄丸为浓缩水丸，其水分不得过 9.0%，应在 2 小时内全部溶散。

10. 答案：D

解析：本题小金丸为糊丸。

11. 答案：B

解析：糊丸系指饮片细粉以米粉、米糊或面糊等为黏合剂制成的丸剂。

12. 答案：C

解析：本题小金丸为糊丸，其水分不得过 9.0%，应在 2 小时内全部溶散。

13. 答案：E

解析：本题为苏冰滴丸，为滴丸剂。

14. 答案：B

解析：本题苏冰滴丸用于胸闷、心绞痛、心肌梗塞等及冠心病，能迅速缓解症状，从制剂学角度分析，其起效迅速的原因是形成了固体分散体。

15. 答案：A

解析：本题苏冰滴丸，处方中采用 PEG6000 作为水溶性基质。

16. 答案：C

解析：本题苏冰滴丸采用滴制法制备。

17. 答案：D

解析：本题苏冰滴丸，采用PEG6000作为水溶性基质，冷凝液可选液状石蜡、甲基硅油、植物油等，不能选水作为冷凝液。

四、X型题

1. 答案：DE

解析：除滴丸外，丸剂多以原粉入药，服用剂量偏大，小儿服用困难；生产过程中控制不严时，易导致制剂微生物超标。

2. 答案：ABCDE

解析：丸剂的制备方法主要有泛制丸、塑制丸、滴制丸。现代发展有离心造丸法、挤出－滚圆成丸法、流化床喷涂制丸法等制备微丸技术及与压片工艺相似的压制法制丸技术。

3. 答案：ABCDE

解析：塑制法可用于蜜丸、水蜜丸、水丸、浓缩丸、糊丸、蜡丸和微丸的制备。

4. 答案：ABCE

解析：水丸的特点：①以水或水性液体为赋形剂，服用后药物在体内易溶散、吸收，显效较蜜丸、糊丸、蜡丸快。②一般不另加其他固体赋形剂，实际含药量高。③泛制法制丸时，可将易挥发、有刺激气味、性质不稳定的药物泛入内层，降低对消化道的刺激性，提高稳定性；也可将速释药物泛入外层，缓释药物泛入内层，或将药物分别包衣，以达到控制药物释放速度和部位的目的。④丸粒小，表面致密光滑，既便于吞服又不易吸潮，利于贮藏。⑤泛制法制丸工时长，经验性强，丸粒规格与溶散时限较难控制；塑制法制丸生产效率高，生产过程易于控制，丸形圆整、溶散快，因此，在工业化生产中应用广泛。

5. 答案：ABCDE

解析：常用白酒和黄酒。酒性大热，味甘、辛。借“酒力”发挥引药上行、祛风散寒、活血通络、矫腥除臭等作用。由于酒中含有不同浓度的乙醇，能溶解树脂、油脂，使药材细粉产生黏性，但高浓度乙醇不溶解蛋白质、多糖等成分，故其诱导药材黏性的能力较水小，应根据药粉中的成分酌情选用。如在制备六神丸时，以水为润湿剂，其黏合力太强不利于制丸，可用酒代替水。

6. 答案：BCDE

解析：当处方中含有一些不易制粉的药材时，可根据其性质提取或压榨制成药汁，既可起赋形剂作用，又可以减少服用量，保存药性，如富含纤维的药材、质地坚硬的药材、黏性大难以制粉的药材等可煎汁；树脂类、浸膏类、可溶性盐类，以及液体药物，如乳汁、牛胆汁，可加水溶化后泛丸；新鲜药材捣碎压榨取汁泛丸。

7. 答案：ABCDE

解析：起模系指制备丸粒基本母核的操作。丸模通常为直径1mm左右的球形粒子，是泛丸成型的基础。起模的方法主要有药粉直接起模与湿颗粒起模。起模是泛制法制备丸剂的关键操作。因为丸模的形状直接影响成品的圆整度，其粒径和数量影响成品丸粒的规格及药物含量均匀度。起模成功的关键在于选择黏性适宜的药粉起模，如黏性过大，加水后易黏成团块；黏性过小或无黏性，药粉松散不易黏结成丸模。

8. 答案：ABCDE

解析：水丸制丸的成型时加粉加水量及其比例也是影响成品丸圆整度、粒径和数量的关键因素。起模过程中，每次的加水、加粉量应小，以避免水量过多使小粒子粘连，丸模数量少。若粉量过多，每次粒子黏附不完，会不断产生更多的小粒子，丸模长不大。在成型过程中，随着丸粒的逐渐增大，每次加水、加粉量也相应地逐渐增加。同时，在每次加粉后，应有适当的滚转时间，以使丸粒圆整致密。

9. 答案：ADE

解析：盖面系指将已近成品规格并筛选均匀的丸粒，用药材细粉或清水继续在泛丸锅内滚动，使达到规定的成品粒径标准的操作。通过盖面使丸粒表面致密、光洁、色泽一致。根据盖面用的材料不同，分为干粉盖面、清水盖面和粉浆盖面三种方式。

10. 答案：ABCE

解析：中蜜，又称炼蜜，是将嫩蜜继续加热，温度达到 116 ～ 118℃，含水量为 14% ～ 16%，相对密度为 1.37 左右，出现浅黄色有光泽的翻腾的均匀细气泡，用手捻有黏性，当两手指分开时无白丝出现。适于中等黏性的药材细粉制丸。

11. 答案：ABDE

解析：老蜜，将中蜜继续加热，温度达到 116 ～ 118℃，含水量在 10% 以下，相对密度为 1.40 左右，出现红棕色的较大气泡，手捻之甚黏，当两手指分开出现长白丝，滴水成珠。适于黏性差的矿物质或和纤维质药材细粉制丸。

12. 答案：BCDE

解析：若方中有多量树脂类、胶类、糖及油脂类药味时，药粉黏性较强且遇热易融化。加入热蜜后融化使丸块黏软不易成型，待冷后又变硬，不利制丸，并且服用后丸粒不易溶散，则需用温蜜和药。蜜温以 60 ～ 80℃为宜。方中含有冰片等芳香挥发性药物，也应用温蜜和药。

13. 答案：ACE

解析：蜜丸制备时，需将药材饮片依法淋洗、干燥、灭菌后，粉碎成细粉或最细粉，混匀，备用。在其他条件相同的情况下，一般冬季多用稍嫩蜜，夏季用稍老蜜。夏季用蜜量应少，冬季用蜜量宜多。制丸时，为避免丸块黏附器具，操作时可用适量的润滑剂。一般机制蜜丸用乙醇作润滑剂，传统制丸用麻油与蜂蜡的融合物作润滑剂。蜜丸一般成丸后即分装，以保证丸药的滋润状态。

14. 答案：BCDE

解析：蜜丸制备时蜂蜜炼制的程度，应根据处方中药材的性质、粉末的粗细、含水量的高低、当时的气温及湿度，决定所需黏合剂的黏性强度来炼制蜂蜜。若方中有多量树脂类、胶类、糖及油脂类药味时，需用温蜜和药，蜜温以 60 ～ 80℃为宜。一般机制蜜丸用乙醇作润滑剂，传统制丸用麻油与蜂蜡的融合物做润滑剂。蜜丸制备时的用蜜：药粉与炼蜜的比例一般是 1 : 1 ～ 1 : 1.5。采用热蜜和药，缩短制丸操作时间可有效降低蜜丸的微生物数量。

15. 答案：ABC

解析：影响丸块质量的主要因素有炼蜜程度、和药蜜温、用蜜量。

16. 答案：ABCD

解析：蜜丸制备时的用蜜：药粉与炼蜜的比例一般是 1∶1 ～ 1∶1.5。含糖类、胶质等黏性强的药粉用蜜量宜少；含纤维较多、质地疏松、黏性极差的药粉，用蜜量宜多，可高达 1 ∶ 2 以上；夏季用蜜量应少，冬季用蜜量宜多。用蜜量不足可能使蜜丸在存放过程中变得坚硬。

17. 答案：AC

解析：制备浓缩丸一般处方中膏多粉少时用塑制法，一般处方中膏少粉多时用泛制法。

18. 答案：CDE

解析：用于制备小丸（0.5 ～ 3.5mm）的方法，目前发展的有挤出 – 滚圆法、离心造丸法、流化床喷涂法等。

19. 答案：ABCDE

解析：浓缩丸处方中药材饮片的提取、粉碎处理，应根据处方的功能主治和药材性质确定。通常质地坚硬、黏性大、体积大、富含纤维的药材，宜提取制膏；贵重药材及体积小、淀粉多的药材，宜粉碎制成细粉。药材提取与制粉的比例，须根据出膏率、出粉率及采用的制丸工艺等情况综合分析确定，使服用剂量控制在一个合理可行的范围内。药材的提取、粉碎比例，一般以提取浓缩的稠膏与药粉混合即可制成适宜丸块为宜，必要时可加适量的细粉或炼蜜进行调节。

20. 答案：ABE

解析：泛制丸含水量大，易发霉，应及时干燥。干燥温度一般控制在 80℃以下，含挥发性成分的水丸，应控制在 50 ～ 60℃。可采用热风循环干燥、微波灭菌干燥、沸腾干燥、螺旋震动干燥等。泛制法制备成浓缩丸后，应及时进行干燥。一般干燥温度控制在 80℃以下，含挥发性成分或淀粉较多的丸剂应在 60℃以下干燥。不宜加热干燥的应采用其他适宜的干燥方法。

21. 答案：CD

解析：糊丸以米糊、面糊为黏合剂，干燥后丸粒坚硬，在胃内溶散迟缓、释药缓慢，故可延长药效，同时能减少药物对胃肠道的刺激，故适宜于含有毒性或刺激性较强的药物制丸。蜂蜡主要含脂肪酸、游离脂肪醇等成分，极性小，不溶于水。蜡丸在体内外均不溶散，药物通过微孔或蜂蜡逐步溶蚀等方式缓慢持久地释放，故可延长药效，并能防止药物中毒或防止对胃肠道的刺激。

22. 答案：ABD

解析：蜡丸常用塑制法制备。蜡丸制备所用蜂蜡需精制。需控制好制备的温度。因为蜂蜡本身黏性小，主要利用其熔化后能与药粉混合均匀，当接近凝固时具有可塑性而制丸。温度过高或过低，药粉与蜡易分层，无法混匀。蜂蜡熔点 62 ～ 67℃，整个制丸操作需 60℃保温。控制好蜂蜡用量，一般药粉与蜂蜡比例为 1∶0.5 ～ 1∶1。若药粉黏性小，用蜡量可适当增加；含结晶水的矿物药（如白矾、硼砂等）多，则用蜡量应适当减少。

23. 答案：ABCD

解析：滴丸的特点：①起效迅速，生物利用度高。滴丸是用熔融法制成的固体分散体，药物在基质中以分子、胶体或微晶状态高度分散，采用水溶性基质可提高药物的溶解性，加快药物的溶出速度和吸收速度，故能提高药物的生物利用度。②缓释、长效作用。以非水溶性基质制成的滴丸，属于骨架型缓释制剂，药物从基质中释放缓慢，呈现长效作用。③生产车间无粉尘，利于劳动保护；设备简单，操作方便，生产工序少，工艺周期短，生产效率高。④工艺条件易于控制，剂量准确，质量稳定。⑤与空气等外界因素接触面积小，易氧化和具有挥发性的药物分散于基质中，可增加其稳定性。⑥可以使液体药物固体化，如芸香油滴丸含油量达 83.5%。⑦可多部位用药。滴丸每丸重量可以从 5 到 600mg，既可口服，也可在耳、鼻、口腔等局部给药。⑧载药量较小，服药数量较大，限制了中药滴丸品种的应用。

24. 答案：ACDE

解析：滴丸一般用滴制法制备。以非水溶性基质制成的滴丸，属于骨架型缓释制剂，药物从基质中释放缓慢，可呈现缓释、长效作用。可以使液体药物固体化。载药量较小，服药数量较大，限制了中药滴丸品种的应用。非水溶性基质常用的有硬脂酸、单硬脂酸甘油酯、蜂蜡、虫蜡、氢化植物油等。

25. 答案：ADE

解析：丸剂包衣主要有药物衣、保护衣、肠溶衣三类。

26. 答案：ABCDE

解析：药物衣的包衣材料是丸剂处方的组成部分，用于包衣既可首先发挥药效，又可保护丸粒、增加美观。中药丸剂包衣多属此类。常见的有朱砂衣、甘草衣、黄柏衣、雄黄衣、青黛衣、百草霜衣、滑石衣、礞石衣、牡蛎衣、金箔衣等。

27. 答案：ABC

解析：丸粒包衣时需用适宜的黏合剂，常用的黏合剂有 10% ～ 20% 的阿拉伯胶浆、10% ～ 20% 的糯米粉糊、单糖浆及胶糖混合浆等。

28. 答案：ABCDE

解析：蜡壳包装系指先将蜡制成一个圆形空壳，割开两个相连的半球形蜡壳，装入丸剂，再密封而成。蜡壳通透性差，可隔绝空气、水分、光线，防止丸剂吸潮、虫蛀、氧化变质，同时能保证有效成分不会挥发。凡含芳香性药物或贵重药材的丸剂，多采用蜡壳包装，确保丸剂在贮存期内不发霉变质。蜡壳原料组成一般用蜂蜡与石蜡的混合物，常用石蜡调节蜡壳的硬度。

五、填空题

1. 蜜丸、水丸、水蜜丸、浓缩丸、糊丸、蜡丸　　2. 泛制丸、塑制丸、滴制丸

3. 温度、含水量、相对密度　4. 嫩蜜、中蜜、老蜜　5. 浓缩水丸
6. 基质、冷凝介质（液）　7. 由上向下滴、由下向上滴
8. 性状、水分、重量差异、装量差异、装量、溶散时限、微生物限度
9. 密封、受潮、发霉、虫蛀、变质

六、名词解释（略）

七、简答题

1. 答：①传统丸剂药效作用迟缓：如蜜丸、浓缩丸、糊丸、蜡丸在胃肠道中溶散缓慢，发挥药效迟缓。②有些新型丸剂可迅速起效：以水溶性材料为基质的滴丸剂，溶化快，奏效迅速，可用于急救。③可缓和某些药物的毒副作用：有些毒性、刺激性药物，通过选用赋形剂，制成糊丸、蜡丸等，可延缓其吸收，减弱毒性和不良反应。④可减缓药物成分挥发或掩盖异味：如用泛制法制备丸剂时，可将芳香性或有特殊不良气味的药物泛制在丸心层，减缓其挥散或掩盖其不良气味。⑤丸剂的缺点：除滴丸外，丸剂多以原粉入药，服用剂量偏大，小儿服用困难；生产过程中控制不严时，易导致制剂微生物超标。

2. 答：①药料的性质：方中含有较多黏性成分的药材，在润湿剂的诱发和泛丸时碰撞下，黏性逐渐增大，使药物结合过于紧密，空隙率降低，水分进入速度减慢；方中含有较多疏水性成分的药材时，会阻碍水分进入丸内。②粉料细度：粉料过细，成型时会增加药丸的致密程度，减少颗粒间空隙和毛细管的形成，水分进入速度减慢甚至难以进入。③赋形剂的性质和用量：赋形剂的黏性愈大、用量愈多，丸粒愈难溶散。④泛丸时程：泛丸滚动时间愈长，粉粒之间滚压黏结愈紧，表面毛细孔隙堵塞亦愈严重。⑤含水量及干燥条件：丸剂的含水量与溶散时间基本上成反比关系，即含水量低，溶散时间长。此外，不同的干燥方法、温度及速度均会影响丸剂的溶散时间。如干燥温度过高，湿丸中的淀粉类成分易糊化，黏性成分易形成不易透水的胶壳样屏障，阻碍水分进入，延长溶散时限。

3. 答：①外观呈半透明、带光泽、浓稠的液体，白色至淡黄色或橘黄色至黄褐色，久放或遇冷渐有白色颗粒状结晶析出。气芳香，味极甜。② 25℃时相对密度在 1.349 以上。③水分不得过 24.0%。④酸度、寡糖检查应符合要求。⑤碘试液检查，应无淀粉、糊精。⑥ 5- 羟甲基糠醛不得过 0.004%；蔗糖和麦芽糖分别不得过 5.0%。⑦果糖和葡萄糖的总量不得少于 60.0%，果糖与葡萄糖含量比值不得小于 1.0。

4. 答：嫩蜜，将蜂蜜加热至 105 ～ 115℃，使含水量 17% ～ 20%，相对密度 1.35 左右，色泽与生蜜相比无明显变化，稍有黏性，适合于含较多油脂、黏液质、胶质、糖、淀粉、动物组织等黏性较强的药材细粉制丸。中蜜，又称炼蜜，是将嫩蜜继续加热，温度达到 116 ～ 118℃，含水量为 14% ～ 16%，相对密度为 1.37 左右，出现浅黄色有光泽的、翻腾的均匀细气泡，用手捻有黏性，当两手指分开时无白丝出现，适于中等黏性的药材细粉制丸。老蜜，将中蜜继续加热，温度达到 116 ～ 118℃，含水量在

10% 以下，相对密度为 1.40 左右，出现红棕色的较大气泡，手捻之甚黏，当两手指分开出现长白丝，滴水成珠，适于黏性差的矿物质或 / 和纤维质药材细粉制丸。

5. 答：①炼蜜过老；②和药蜜温过低；③用蜜量不足；④含胶类药材比例大；⑤和药时蜜温过高使其烊化后又凝固；⑥蜂蜜质量差或不合格。

6. 答：浓缩丸方中全部或部分药材经过提取浓缩后，体积减小，便于服用与携带；利于储藏，不易霉变。

7. 答：①一般处方中膏多粉少时用塑制法制丸。②药材的提取、粉碎比例，一般以提取浓缩的稠膏与药粉混合即可制成适宜丸块为宜，必要时可加适量的细粉或炼蜜进行调节。③制丸操作过程中，要喷洒 95% 乙醇防止丸粒粘连。④制备成丸后，应及时进行干燥。一般干燥温度控制在 80℃以下；含挥发性成分或淀粉较多的丸剂应在 60℃以下干燥。不宜加热干燥的应采用其他适宜的干燥方法。⑤药丸崩解过于迟缓时，可加适量崩解剂如羧甲基淀粉钠等改善。

七、分析与论述题

1. 答:【处方分析】本品为水丸，黄连、吴茱萸（制）、白芍（炒）为主药，水为润湿剂。

【制法】以上三味，粉碎成细粉，过筛，混匀，用水泛丸，干燥，即得。

2. 答:【处方分析】本品为大蜜丸，山楂、六神曲（麸炒）、炒麦芽为主药，蔗糖、水、炼蜜为黏合剂。

【制法】以上三味，粉碎成细粉，过筛，混匀；另取蔗糖 600g，加水 270mL 与炼蜜 600g，混合，炼至相对密度约为 1.38（70℃）时，滤过，与上述粉末混匀，制成大蜜丸，即得。

3. 答:【处方分析】本品为糊丸，牛黄或体外培育牛黄、麝香或人工麝香、醋乳香、醋没药为主药，黄米为黏合剂。

【制法】以上四味，牛黄或体外培育牛黄、麝香或人工麝香研细，另取黄米 350g，蒸熟烘干，与醋乳香、醋没药粉碎成细粉，过筛，再与牛黄或体外培育牛黄、麝香或人工麝香粉末配研，过筛，混匀，用水制丸，阴干，即得。

4. 答:【处方分析】本品为包衣蜡丸。巴豆（制）、干漆（炭）、醋香附、红花、大黄（醋炙）、沉香、木香、醋莪术、醋三棱、郁金、黄芩、艾叶（炭）、醋鳖甲、硇砂（醋制）、醋山甲为主药，黄蜡为黏合剂，朱砂粉为药物衣材料。

【制法】以上十五味，除巴豆（制）外，其余醋香附等十四味粉碎成细粉，过筛，与巴豆细粉混匀。每 100g 粉末加黄蜡 100g 泛丸。每 500g 蜡丸用朱砂粉 7.8g 包衣，打光，即得。

5. 答:【处方分析】本品为滴丸。山楂叶提取物为主药，聚乙二醇 6000、泊洛沙姆 188 为基质，甲基硅油为冷凝液。

【制法】将聚乙二醇 6000、泊洛沙姆 188 加热使熔融，加入山楂叶提取物，搅拌均匀，保温，滴入甲基硅油中，制成 1000 丸。

八、计算题

计算起模用药粉量的公式为：

$$X=\frac{0.625\times D}{C}$$

式中，C 为成品水丸 100 粒干重（g）；D 为药粉总重（kg）；X 为一般起模用粉量（kg）；0.625 为标准模子 100 粒重量（g）。

已知，D=500kg，C=0.6×1000÷3000×100=20（g），则：

X=0.625×500÷20=15.625（kg）。

第十五章 颗粒剂

习 题

一、A 型题（最佳选择题，由一个题干和五个备选答案组成。题干在前，备选项在后。每道题备选项中，只有一个最佳答案）

1. 常用作泡腾颗粒崩解剂的是（ ）

A. 干淀粉　B. 枸橼酸　C. 取代纤维素　D. 羧甲基淀粉钠　E. 交联聚维酮

2. 下列关于颗粒剂干燥的相关叙述中，正确的是（ ）

A. 可溶湿颗粒应放置两小时以上再进行干燥
B. 干燥温度应迅速升温，以便提高效率
C. 干燥一般控制含水量在 5%以内
D. 干燥温度控制在 80 ～ 90℃为宜
E. 使用烘箱应注意颗粒置放厚度，及时翻动

3. 颗粒剂制备中当湿颗粒干燥后进行的工序是（ ）

A. 灌装　B. 检验　C. 混合　D. 整粒　E. 加辅料

4. 酒溶颗粒一般以（ ）浓度乙醇作为溶剂。

A. 40%　B. 50%　C. 60%　D. 70%　E. 80%

5. 水溶颗粒常用的辅料为糖粉与糊精，其与清膏比例一般为（ ）

A. 清膏：糖粉：糊精的比例为 1:2:2
B. 清膏：糖粉：糊精的比例为 1:2:3
C. 清膏：糖粉：糊精的比例为 1:3:1
D. 清膏：糖粉：糊精的比例为 1:3:2
E. 清膏：糖粉：糊精的比例为 1:2:1

6. 混悬湿颗粒干燥的适宜温度是（ ）

A. 50℃以下　B. 60℃以下　C. 70℃以下　D. 80℃以下　E. 90℃以下

7. 以下说法中错误的是（　）

A. 若颗粒剂处方中含芳香挥发性成分或需加入香精时，可拌入其他药粉中制颗粒

B. 湿法制粒的关键是制软材，软材应该手捏成团，轻按即散

C. 制备酒溶颗粒剂时，需以乙醇作为浸出溶剂

D. 泡腾颗粒剂中的泡腾崩解剂的作用是促使颗粒快速溶散，并有较强的矫味作用

E. 泡腾颗粒剂是溶于水后产生二氧化碳气体，二氧化碳溶于水后呈酸性，能麻痹味蕾，因而可起到矫味的作用

8. 下列不属于颗粒剂分类的是（　）

A. 混悬颗粒剂　　B. 水溶颗粒剂　　C. 泡腾颗粒剂

D. 块形冲剂　　E. 酒溶颗粒剂

9. 关于可溶颗粒剂溶化性检查，说法正确的是（　）

A. 可溶颗粒剂用热水冲服时应溶化 95%以上

B. 可溶颗粒剂用热水冲服时应溶化 90%以上

C. 可溶颗粒剂用热水冲服时应溶化 85%以上

D. 可溶颗粒剂的溶化性允许有轻微浑浊

E. 可溶颗粒剂的溶化性不允许有浑浊

10. 颗粒剂制备中若软材过黏而形成团块不易通过筛网，可采取（　）措施解决。

A. 加药材细粉　　B. 加适量高浓度的乙醇　　C. 加适量黏合剂

D. 加大投料量　　E. 拧紧过筛用筛网

11. 下列制粒方法又称为一步制粒法的是（　）

A. 挤出制粒　　B. 高速搅拌制粒　　C. 流化床制粒

D. 喷雾干燥制粒　　E. 滚转法制粒

12. 下列不属于颗粒剂质量要求的是（　）

A. 溶化性强

B. 不得检出大肠埃希菌

C. 不能通过 1 号筛和能通过 5 号筛的颗粒和粉末总和不得过 25%

D. 含水量不得超过 8.0%

E. 成品的外观应干燥、颗粒均匀

13. 下列有关泡腾颗粒剂，正确的制法是（　）

A. 先将酒石酸、碳酸钠分别制成湿颗粒后，再与药粉混合干燥

B. 先将酒石酸、碳酸钠混匀后，再进行湿法制颗粒

C. 先将酒石酸、碳酸钠分别制成颗粒后，再混合干燥

D. 先将酒石酸、碳酸钠分别与药粉制成颗粒干燥后，再混合

E. 将酒石酸、碳酸钠和药粉混匀后，再进行湿法制颗粒

14. 制粒的目的不包括（　）

A. 粉体药料流动性差，制成颗粒可改善其流动性

B. 多组分药物制粒后可防止各成分的离析

C. 防止生产中粉尘飞散及在器壁上吸附
D. 在片剂生产中可改善其压力的均匀传递
E. 使药物口感变佳，利于服用

15. 湿法制粒不包括（　）
A. 挤出制粒　B. 高速搅拌制粒　C. 流化床制粒
D. 喷雾干燥制粒　E. 滚压法制粒

16. 制颗粒剂辅料的用量可根据清膏的相对密度、黏性强弱适当调整总用量，一般不宜超过清膏量的倍数是（　）
A. 2 倍　B. 5 倍　C. 8 倍
D. 10 倍　E. 15 倍

17. 下列有关颗粒剂溶化性检查，说法正确的是（　）
A. 中药颗粒允许有轻微焦屑异物
B. 已规定溶出度或释放度的颗粒剂仍要进行溶化性检查
C. 混悬颗粒剂必须要进行溶化性检查
D. 泡腾颗粒剂在加水后，5 分钟内颗粒均应完全分散在水中
E. 泡腾颗粒剂在加水后，10 分钟内颗粒均应完全分散在水中

18. 颗粒剂生产中最常用的制粒方法是（　）
A. 挤出制粒法　B. 高速搅拌制粒法　C. 流化床制粒法
D. 喷雾干燥制粒法　E. 离心转动制粒法

19. 常用于对湿和热敏感药材的制粒方法是（　）
A. 挤出制粒　B. 流化床制粒　C. 转动制粒
D. 湿法制粒　E. 高速搅拌制粒

20. 高速搅拌制粒时，为控制粒度的大小可调整（　）
A. 药物的粉碎度
B. 搅拌桨叶和切割刀的转速
C. 药料沿器壁旋转的速度
D. 混合时间
E. 雾化压力

二、B 型题（配伍选择题，由一组试题共用一组备选项，备选项在前，题干在后。备选项可重复选用，也可不选用。每道题只有一个最佳答案）

A. ±10%　B. ±8%　C. ±7%
D. ±5%　E. ±7.5%

1. 标示装量 1.5g 至 6.0g 的颗粒剂装量差异限度是（　）
2. 标示装量 1.0g 或 1.0g 以下的颗粒剂装量差异限度是（　）
3. 标示装量 1.0g 至 1.5g 的颗粒剂装量差异限度是（　）

A. 水溶颗粒剂　　B. 酒溶颗粒剂　　C. 泡腾颗粒剂
D. 混悬颗粒剂　　E. 可溶颗粒剂

4. 以药材细粉作为辅料可用于（　）的制备。
5. 采用水提醇沉工艺一般用于（　）的制备。
6. 以枸橼酸作为辅料可用于（　）的制备。
7. 用酒冲服饮用的是（　）

A. 用高浓度乙醇制粒　　B. 用淀粉浆制粒　　C. 过筛整粒
D. 加辅料调整　　E. 减少辊压压力

8. 颗粒内部产生“焦化”时（　）
9. 制软材的药粉黏性太大时（　）
10. 颗粒过分松散时（　）

三、C型题（综合分析选择题，包括一个试题背景信息和一组试题，这一组试题是基于一个实例或案例背景信息逐题开展，每道题都有独立的备选项。题干在前，备选项在后。每道题备选项中，只有一个最佳答案）

感冒清热颗粒剂，具有疏风散寒、解表清热功能，用于风寒感冒，头痛发热，恶寒身痛，鼻流清涕，咳嗽咽干。药材所含挥发油为有效成分。

1. 中药颗粒剂大多属于下列哪种颗粒（　）
A. 混悬颗粒　　B. 水溶颗粒　　C. 泡腾颗粒
D. 肠溶颗粒　　E. 酒溶颗粒

2. 本题干中颗粒剂宜采用的提取方法是（　）
A. 渗漉法　　B. 浸渍法　　C. 升华法
D. 双提法　　E. 回流法

3. 向颗粒剂中加入挥发油的最佳方法是（　）
A. 与其他药粉混匀后，再制颗粒
B. 先制成 β-CD 包合物后，再与整粒后的颗粒混匀
C. 用乙醇溶解后喷在药粉上，再与其余的颗粒混匀
D. 用甲醇溶解后喷在干燥后的颗粒上
E. 与稠膏混匀后，再制颗粒

中药颗粒剂剂型始于我国20世纪70年代，至今已发展成为主要的中药固体制剂剂型之一。

4. 制软材是湿法制粒的关键工序，软材是否适宜，其判断方法为（　）
A. 手捏成团，重按即散　　B. 手捏成团，轻按即散　　C. 手捏成团，重按不散
D. 手捏成团，轻按不散　　E. 手捏成团，按之不散

5. 可溶颗粒湿颗粒干燥的适宜温度是（　）

A. 20 ～ 40℃　　B. 40 ～ 60℃　　C. 60 ～ 80℃
D. 70 ～ 90℃　　E. 80 ～ 90℃

6. 下列辅料可作可溶颗粒赋形剂的是（　）
A. 淀粉　　B. 中药细粉　　C. 硫酸钙二水物
D. 糖粉　　E. 滑石粉

7. 下列关于制软材的叙述，错误的是（　）
A. 若软材过干，黏性不足，可提高乙醇的浓度
B. 若软材过软，药料易黏附筛网或成条状，可加入适当辅料调整干湿度
C. 若软材过干，粉粒过多，可降低乙醇的浓度或加黏合剂
D. 若软材过黏，可提高乙醇的浓度
E. 若细粉过多，可降低乙醇的浓度或加黏合剂

质量检查是药品生产中至关重要的环节。

8. 按《中国药典》（2020 年版）四部规定，颗粒剂的粒度要求是不能通过 1 号筛和能通过 5 号筛的颗粒和粉末总和，不得超过（　）
A. 6.0%　　B. 8.0%　　C. 9.0%
D. 12.0%　　E. 15.0%

9. 按《中国药典》（2020 年版）四部规定，颗粒剂的含水量一般控制在（　）
A. 3% 以内　　B. 4% 以内　　C. 5% 以内
D. 6% 以内　　E. 8% 以内

10. 混悬颗粒及已规定检查溶出度或释放度的颗粒剂可不再进行（　）
A. 装量差异检查　　B. 粒度检查　　C. 溶化性检查
D. 微生物限度检查　　E. 水分检查

11. 凡规定检查含量均匀度的颗粒剂不再进行（　）
A. 装量差异检查　　B. 粒度检查　　C. 溶化性检查
D. 微生物限度检查　　E. 水分检查

12. 凡规定检查杂菌的生物制品颗粒剂可不进行（　）
A. 装量差异检查　　B. 粒度检查　　C. 溶化性检查
D. 微生物限度检查　　E. 水分检查

四、X 型题（多项选择题，由一个题干和五个备选答案组成。题干在前，备选项在后。每道题备选项中至少有两个正确答案，多选、少选、错选或不选均不得分）

1. 制备颗粒剂时，中药提取液的纯化方法有（　）
A. 高速离心法　　B. 乙醇沉淀法　　C. 微孔滤膜滤过法
D. 反渗透法　　E. 大孔树脂吸附法

2. 酒溶颗粒剂一般采用（　）方法制备。

A. 煎煮法　B. 浸渍法　C. 渗漉法
D. 回流法　E. 水蒸气蒸馏法

3. 关于泡腾颗粒剂的叙述，正确的是（　）
A. 泡腾颗粒剂之所以有泡腾性，是因为加入了有机酸及弱碱
B. 泡腾颗粒剂有速溶性
C. 加入的有机酸有矫味作用
D. 应注意控制干燥颗粒的水分
E. 应将有机酸与弱碱分别与干浸膏粉制粒再混合

4. 关于酒溶颗粒剂，叙述正确的是（　）
A. 使用时用一定量的饮用白酒溶解
B. 可替代药酒服用
C. 可酌加冰糖
D. 可酌加适量着色剂
E. 为节约药材，可将药材粉碎成细粉充当辅料

5. 水溶颗粒剂在制备过程中可以采用的精制方法是（　）
A. 水提醇沉法　B. 超滤法　C. 大孔吸附树脂法
D. 高速离心法　E. 絮凝沉淀法

6. 颗粒剂的干燥可选用的方法有（　）
A. 烘干法　B. 沸腾干燥法　C. 红外线干燥法
D. 吸湿干燥法　E. 喷雾干燥法

7. 以下属于挤压制粒机特点的是（　）
A. 结构简单，操作方便，拆装和清理方便
B. 颗粒的粒度由筛网的孔径大小调节，粒子表面较粗
C. 挤压压力不大，可制成松软颗粒，适合颗粒剂制备
D. 制粒过程经过混合、制软材、制粒、整粒操作，程序多，劳动强度较大
E. 制得的颗粒细小均匀，流动性好，热交换迅速

8. 下列关于混悬颗粒剂的药料处理原则，正确的是（　）
A. 热敏性成分的药材宜粉碎成细粉
B. 糖黏性成分的药材宜粉碎成细粉
C. 含挥发性成分的药物宜粉碎成细粉
D. 贵重细料药宜粉碎成细粉
E. 含淀粉较多的药物宜粉碎成细粉

五、填空题

1. 中药颗粒剂湿法制粒时，常选用的润湿剂是 ______。
2. 制备酒溶颗粒剂时，通常使用相当于 _____ 左右浓度乙醇的白酒提取。

六、名词解释

1. 颗粒剂　2. 泡腾颗粒　3. 混悬颗粒
4. 湿法制粒　5. 挤出制粒　6. 干法制粒
7. 一步制粒　8. 制软材

七、简答题

1. 简述颗粒剂的质量要求与检查项目。
2. 颗粒剂的特点是什么？
3. 简述摇摆挤压式制粒机的特点。
4. 制粒的目的是什么？
5. 简述泡腾颗粒剂的制法。
6. 简述中药混悬颗粒剂的制法

八、论述题

1. 指出处方（　）中的作用，并写出维生素 C 颗粒剂的制法。
维生素 C 颗粒剂的处方如下：
维生素 C 1.0g（　）
糊精 10.0g（　）
糖粉 9.0g（　）
酒石酸 0.1g（　）
50% 乙醇适量（　）
共制成 10 包。

2. 处方：麻黄 154g，桂枝 154g，白芍 154g，干姜 154g，细辛 77g，炙甘草 154g，法半夏 231g，五味子 154g。

功能与主治：解表化饮，止咳平喘。用于风寒水饮，恶寒发热，无汗，喘咳痰稀。以上为 25 日服用剂量，每日 3 次。将以上处方由汤剂设计开发制成颗粒剂。

要求：
（1）用规范的语言写出制法。
（2）绘制工艺流程图。
（3）写出工业生产中制备该成品所需要的设备。
（4）写出质量检查项目。

参考答案及解析

一、A 型题

1. 答案：B

解析：本题考查的是泡腾颗粒相关问题。泡腾颗粒利用有机酸与弱碱遇水产生二氧化碳气体，使药液产生气泡呈泡腾状态。常用作泡腾崩解剂的有机酸有枸橼酸、酒石酸等，弱碱常用碳酸氢钠。

2. 答案：E

解析：本题考查的是颗粒剂干燥相关问题。可溶性湿颗粒应及时干燥以免粘连结块或长霉变质。干燥温度应逐渐上升，若一开始干燥温度过高、干燥速度过快，则颗粒表面水分很快蒸发，表层易结成硬壳而影响内部水分向外扩散，且糖粉遇高温可能融化，使颗粒变得坚硬。颗粒的干燥程度应适宜，含水量一般控制在 2% 以内。干燥温度以 60 ～ 80℃为宜，温度过高有效成分易被破坏，挥发性物质易挥发；温度太低不利于干燥。使用烘箱应注意颗粒置放厚度，及时翻动，以免颗粒间受压结块。

3. 答案：D

解析：本题考查的是水溶颗粒的工艺流程。正确的流程为中药的提取，提取液的纯化，选择辅料，制软材，制颗粒，干燥，整粒，质量检查，包装。

4. 答案：C

解析：本题考查的是制备酒溶颗粒剂的浓度。酒溶颗粒剂一般以浓度 60% 的乙醇作为溶剂。

5. 答案：C

解析：本题考查的是制软材时清膏与辅料的比例。制软材时，辅料的用量可根据清膏的相对密度、黏性强弱适当调整，一般清膏、糖粉、糊精的比例为 1 : 3 : 1。

6. 答案：B

解析：本题考查的是制备混悬颗粒时的干燥温度。其干燥温度应在 60℃以下。

7. 答案：A

解析：本题考查的是颗粒剂的制备。芳香挥发性成分应溶于适量乙醇中，均匀喷入干燥颗粒中或制成包合物，再混匀于制成的颗粒中，以提高挥发性成分的稳定性。

8. 答案：D

解析：本题考查的是颗粒剂的分类。根据溶解性能和溶解状态，颗粒剂可分为可溶颗粒、混悬颗粒、泡腾颗粒、肠溶颗粒，而可溶颗粒又分为水溶颗粒和酒溶颗粒。

9. 答案：D

解析：本题考查的是溶化性检查。可溶颗粒剂应全部溶化，允许有轻微浑浊。

10. 答案：B

解析：本题考查的是软材的软硬度与制粒操作的难易及颗粒的质量之间的关系。软材过软时可酌加药材细粉；软材太干而黏性不足可加适量黏合剂；软材过黏必须降低黏度，而加高浓度的乙醇可以起到分散的作用。加大投料量及拧紧过筛用筛网对解决该问题没有帮助。

11. 答案：C

解析：本题考查的是制粒方法。流化床制粒能使混合、制粒、干燥在容器内一次完成，故又称“沸腾制粒”或“一步制粒”。

12. 答案：C

解析：本题考查的是颗粒剂的质量要求。《中国药典》（2020 年版）四部规定，不能通过 1 号筛和能通过 5 号筛的颗粒和粉末总和不得过 15%。

13. 答案：D

解析：本题考查的是泡腾颗粒剂的制法。正确制法是将有机酸制成酸性颗粒，将弱碱制成碱性颗粒，再将两种颗粒混合均匀，整粒。

14. 答案：E

解析：本题考查的是制粒的目的。制粒的目的包括：粉体药料流动性差，制成颗粒可改善其流动性；多组分药物制粒后可防止各成分的离析；防止生产中粉尘飞散及在器壁上吸附；在片剂生产中改善其压力的均匀传递。不包括改变口感。

15. 答案：E

解析：本题考查的是制粒方法的分类。湿法制粒包括：挤出制粒、高速搅拌制粒、流化床制粒、喷雾干燥制粒等；干法制粒包括滚压法制粒、重压法制粒等。

16. 答案：B

解析：本题考查的是颗粒剂的制备。辅料总用量一般不宜超过清膏量的 5 倍。

17. 答案：D

解析：本题考查的是颗粒剂的溶化性检查。混悬颗粒剂及已规定溶出度或释放度的颗粒剂可不进行溶化性检查。中药颗粒不得有焦屑异物，泡腾颗粒剂在加水后，5 分钟内颗粒均应完全分散在水中。

18. 答案：A

解析：本题考查的是颗粒剂的制备方法。颗粒剂生产中最常用的方法是挤出制粒法，所制得的颗粒均匀美观。

19. 答案：B

解析：本题考查颗粒剂的制备方法。流化床制得的颗粒细小均匀，流动性好，热交换迅速，适用于对湿和热敏感的药物制粒。

20. 答案：B

解析：本题考查的是高速搅拌制粒法。粒度的大小由外部破坏力与颗粒内部团聚力所平衡的结果而定，通过调整搅拌桨叶和切割刀的转速可控制粒度的大小。

二、B 型题

1 ～ 3. 答案：CAB

解析：本组题目考查颗粒剂装量差异限度。标示装量 1.5g 至 6.0g 的颗粒剂装量差异限度是 ±7%；标示装量 1.0g 或 1.0g 以下的颗粒剂装量差异限度是 ±10%；标示装量 1.0g 至 1.5g 的颗粒剂装量差异限度是 ±8%；标示装量 6.0g 以上的颗粒剂装量差异限度是 ±5%。

4 ～ 7. 答案：DACB

解析：本组题目考查不同类型颗粒剂的提取工艺及辅料的使用。水溶颗粒中药水提液纯化的常用方法是水提醇沉法，其常用辅料为糖粉和糊精；酒溶颗粒以 60% 左右的乙醇为溶剂，以酒冲服；混悬颗粒是部分中药提取的清膏加饮片细粉制成的颗粒剂，用水冲溶不能全部溶解；枸橼酸是泡腾颗粒常用的辅料。

8 ～ 10. 答案：EAB

解析：本组题目考查软材及颗粒的质量形状不符合要求时的改善办法。重压法制粒时辊压压力过大使受压物料内部温度快速升高而使颗粒内部产生“焦化”现象；当制软材的药粉黏性太大不易过筛，可加入高浓度的乙醇进行调整；当颗粒过分松散时，可加入一些辅料如黏合剂进行调整。

三、C 型题

1. 答案：B

解析：本题考查水溶颗粒的概念。水溶颗粒加水冲溶药液澄清（如感冒退热颗粒、小柴胡颗粒）。

2. 答案：D

解析：含挥发油的中药多采取煎煮法加水蒸气蒸馏法，简称“双提法”。

3. 答案：B

解析：本题考查的是制备可溶性颗粒时挥发油的加入方法。挥发性成分可溶于适量乙醇中，均匀喷入干燥颗粒中，混匀密闭，使其渗透分散于颗粒中；将挥发性成分制成 β-CD 包合物加入颗粒中，可增加其稳定性。

4. 答案：B

解析：制软材是湿法制粒中最关键的一步，判断标准为“手捏成团，轻按即散”或“握之成团，轻压即散”。

5. 答案：C

解析：制备可溶颗粒时的干燥温度应在 60 ～ 80℃。

6. 答案：D

解析：淀粉不溶于冷水，在水中 62 ～ 72℃糊化且黏合性较差，一般不用于颗粒剂，更不用于可溶颗粒剂，若使用可选择可溶性淀粉。中药细粉不溶于水，不适用于可溶颗粒，可用于制备混悬颗粒。硫酸钙二水物不溶于水，可作为片剂的稀释剂和挥发油的吸收剂。糖粉具水溶性，味甜，为可溶颗粒优良赋形剂并有矫味和黏合的作用。滑石粉不溶于水，故不能用作可溶颗粒的赋形剂。

7. 答案：A

解析：软材太干而黏性不足可加适量黏合剂；软材过软时可加入适当辅料调整干湿度；软材过黏必须降低黏度，而加高浓度的乙醇可以起到分散的作用；若细粉过多，可加入适当的黏合剂。

8. 答案：E

解析：按《中国药典》（2020 年版）四部规定，颗粒剂的粒度要求是不能通过 1 号筛和能通过 5 号筛的颗粒和粉末总和，不得超过 15%。

9. 答案：E

解析：按《中国药典》（2020 年版）四部规定，除另有规定外，颗粒剂的含水量一般控制在不得超过 8.0%。

10. 答案：C

解析：可不进行溶化性检查的颗粒剂有：混悬颗粒及已规定检查溶出度或释放度的颗粒剂。

11. 答案：A

解析：凡规定检查含量均匀度的颗粒剂不再进行装量差异检查。

12. 答案：D

解析：凡规定检查杂菌的生物制品颗粒剂可不进行微生物限度检查。

四、X 型题

1. 答案：ABCE

解析：本题考查中药提取液的纯化方法。高速离心法是利用离心力的作用去除不溶性固体杂质的物理方法之一。乙醇沉淀法是通过水和不同浓度的乙醇交替处理，可保留生物碱盐类、苷类、氨基酸、有机酸等有效成分；去除蛋白质、糊化淀粉、黏液质、油脂、脂溶性色素、树脂、树胶、部分糖类等杂质。微孔滤膜滤过是对预滤处理过的药液选用具有一定孔径，能截留一定大小粒径微粒的微孔滤膜实现混合液组分分离的一种方法。反渗透法是利用渗透原理制备纯化水，颗粒剂药液纯化不用此法。大孔树脂吸附可以去除中药提取液中的杂质，纯化有效成分，但由于中药，特别是中药复方成分复杂，性质各异，影响树脂吸附的因素十分复杂，选择适合的树脂型号规格更为重要。

2. 答案：BCD

解析：本题考查酒溶颗粒剂制备方法。酒溶颗粒剂为可溶颗粒剂，要求澄明度，煎煮法所得成分为极性很强的物质，很多不溶于一定浓度的乙醇中；水蒸气蒸馏法是用于提取挥发油的方法。

3. 答案：ABDE

解析：本题考查泡腾颗粒剂的概念及制备。有机酸与弱碱在水中可发生中和反应，即饮用时有机酸已经反应掉。起矫味作用的是生成的二氧化碳能刺激味蕾而矫味。

4. 答案：ABC

解析：本题考查酒溶颗粒的制备。酌加冰糖以矫味；为节约药材可将药材粉碎成细粉充当辅料，是制备混悬性颗粒剂时的原料药处理方法。

5. 答案：ABCDE

解析：本题考查水溶颗粒剂的制备方法。水提醇沉法是较多采用的方法，但最新研究发现醇沉过程在除去杂质的同时，往往损失较大量的有效成分，因此一些新的纯化方法在不断研究，包括高速离心法、超滤法、絮凝沉淀法、大孔吸附树脂法等。

6. 答案：ABC

解析：本题考查颗粒剂的干燥方法。烘干法将湿颗粒摊放在烘盘中，置烘房或烘箱内利用干燥热气流使其干燥。沸腾干燥法利用加压的热气流使湿颗粒悬浮呈流态化似“沸腾状”在动态下进行热交换带走水汽而干燥，该法为湿颗粒状物料干燥的最佳动态干燥法。红外线干燥法利用红外线电磁波被含水物料吸收后直接转变为热能使物料中水分气化而干燥，可用于湿颗粒干燥。吸湿干燥法将湿物料置于干燥器中，用吸水性很强的物质作干燥剂进行干燥，该法仅适用于含水量低、量少的药品。喷雾干燥法利用雾化器将一定浓度的液态物料喷射成雾状液滴落于一定流速的热气流中，使之迅速干燥，该法适用于液态物料的干燥。

7. 答案：ABCD

解析：本题考查的是制粒方法。流化床制粒法制得的颗粒细小均匀，流动性好，热交换迅速，其余选项皆为挤压制粒机特点。

8. 答案：ACDE

解析：本题考查的是混悬性颗粒剂药料的处理方法。混悬性颗粒剂药料处理时，一般性药材以水为溶剂，煎煮提取，而有些药材需要粉碎成细粉。一般含热敏性成分、挥发性成分的药材及淀粉较多的药材、贵重细料药宜粉碎成细粉。

五、填空题

1. 乙醇　　　　　　2. 60%

六、名词解释（略）

七、简答题

1. 答：①性状：颗粒剂应干燥，颗粒均匀，色泽一致，无吸潮、结块、潮解等现象。②粒度：除另有规定外，不能通过 1 号筛和能通过 5 号筛的颗粒和粉末总和不得过 15%。③水分：除另有规定外，不得过 8.0%。④溶化性：取供试品 10g，加热水 200mL，搅拌 5 分钟，不含药材原粉的可溶性颗粒应全部溶化，允许有轻微浑浊。⑤装量差异：单剂量包装的颗粒剂，装量差异限度应符合规定。⑥装量：多剂量包装的颗粒剂，按照《中国药典》（2020 年版）四部最低装量检查法检查，应符合规定。⑦微生物限度：照《中国药典》（2020 年版）四部“微生物限度检查法”检查，应符合规定。

2. 答：颗粒剂的优点：①吸收快，显效迅速。②剂量小，口感好，可调色、香、味，尤其适合儿童用药。③生产设备简单，易操作。④服用、携带、贮藏和运输都很方便。颗粒剂的缺点：①成本相对较高。②含有中药浸膏或以糖为主要赋形剂的颗粒剂容易吸潮结块、潮解，从而发生微生物繁殖、药物降解等变化。

3. 答：①结构简单，操作方便，拆装和清理方便；②颗粒的粒度由筛网的孔径大小调节，粒子表面粗糙，形状呈角柱状，粒度分布较窄；③颗粒的松软程度可由不同黏合剂及其加入量调节，以适应不同需要；④适用于处方中辅料用量大的中药浸膏的制粒；⑤制粒过程经过混合、制软材、制粒、干燥、整粒等操作，程序多，劳动强度大，易污染。

4. 答：①粉体药料流动性差，制成颗粒可改善其流动性。②多组分药物制粒后可防止各成分的离析。③防止生产中粉尘飞散及在器壁上吸附。④在片剂生产中，可改善其压力的均匀传递。

5. 答：泡腾颗粒剂的制备方法是将处方药料按水溶性颗粒剂制法提取、纯化得到清膏或干膏细粉，分成两份，一份中加入有机酸及其他适宜辅料制成酸性颗粒，干燥备用；另一份中加入弱碱及其他适宜辅料制成碱性颗粒，干燥备用。再将两种颗粒混合均匀，整粒，包装即得。

6. 答：一般将处方中含热敏性、挥发性、湿敏性活性成分以及贵重细料药等粉碎成细粉，过六号筛，备用；一般性中药饮片，以水为溶剂煎煮提取，煎液（必要时纯化）浓缩至清膏备用；将清膏与饮片细粉及适量辅料混匀，制成软材，制颗粒，60℃以下干燥，整粒，分装即得。

八、论述题

1. 答:（1）处方分析：维生素 C 是主药，糊精是稀释剂（或填充剂），糖粉是稀释剂（或填充剂），酒石酸是抗氧剂（或稳定剂），50% 乙醇是润湿剂。

（2）制备：将维生素 C、糊精、糖粉分别过 100 目筛，按等量递加法将维生素 C 与辅料混匀，再将酒石酸溶于 50% 乙醇（体积分数）中，一次加入上述混合物中，混匀，制软材，过 16 目尼龙筛制粒，60°C 以下干燥，整粒后包装，每袋 2g，含维生素 C 100mg。

2. 答:（1）以上八味，细辛、桂枝提取挥发油，蒸馏后的水溶液另器收集；药渣与白芍、麻黄、五味子、炙甘草加水煎煮两次，第一次 2 小时，第二次 1.5 小时，合并煎液，滤过，滤液与蒸馏后的水溶液合并，浓缩至约 1000mL；法半夏、干姜粉碎成粗粉，用 70% 乙醇作溶剂，浸渍 24 小时后进行渗漉，收集渗漉液，回收乙醇，与上述药液合并，静置，滤过，滤液浓缩至适量，加入蔗糖粉适量，混匀，制成颗粒，干燥，喷加细辛和桂枝的挥发油，混匀，制成 1000g，即得。

（2）画出规范的工艺流程图，过程与语言描述相符即可。

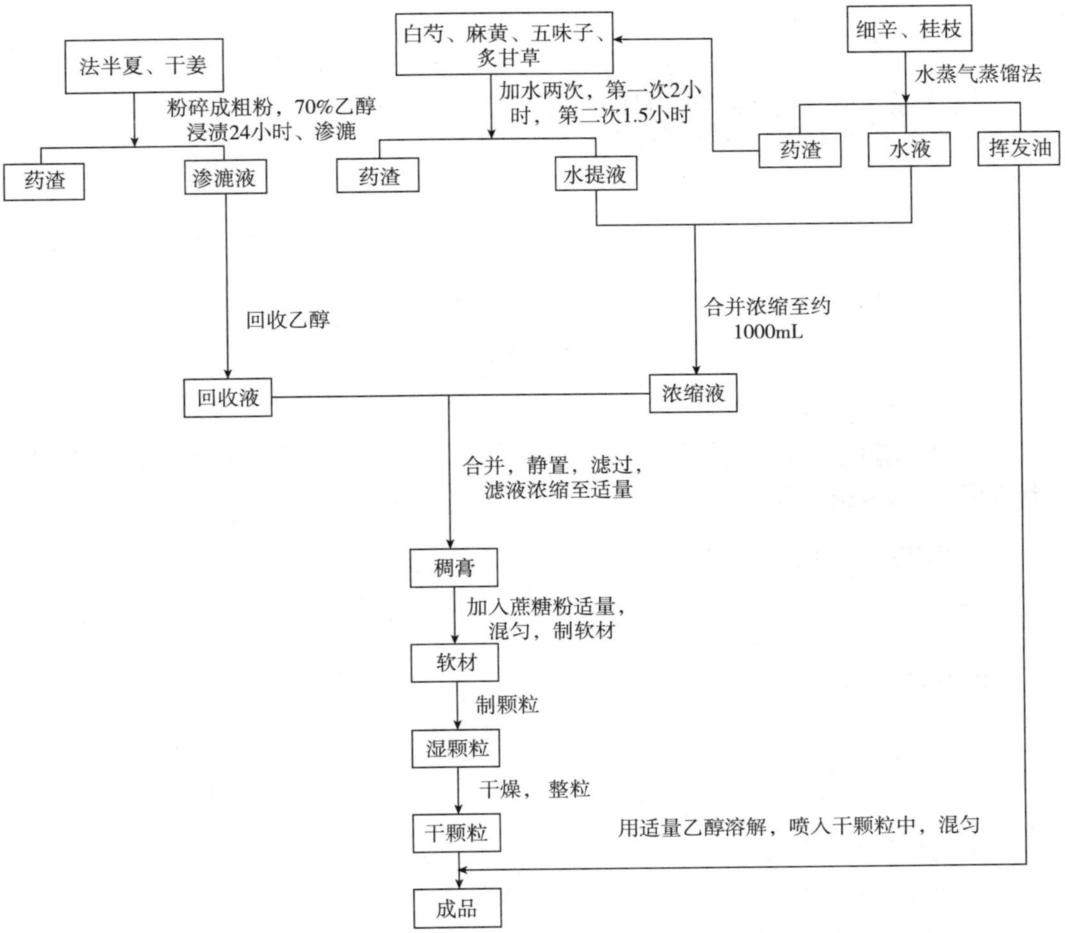

（3）多功能提取罐、渗漉罐、槽型混合机、摇摆式制粒机、干燥设备（如沸腾干燥机、烘箱）、旋转振动筛、自动颗粒包装机等。

（4）性状、粒度、水分、溶化性、装量差异、微生物限度。

第十六章 胶囊剂

习 题

一、A 型题（最佳选择题，由一个题干和五个备选答案组成。题干在前，备选项在后。每道题备选项中，只有一个最佳答案）

1. 以下容积最大的胶囊剂的囊号是（　）
A. 00 号　B. 0 号　C. 1 号
D. 2 号　E. 3 号

2. 以下胶囊剂的特点，描述有误的是（　）
A. 外观光洁，美观，且可掩盖药物的不良气味，便于服用
B. 与片剂、丸剂相比，在胃肠道中崩解较快，故显效也较快
C. 可制成定时、定位释放药物的制剂
D. 药物生物利用度低
E. 药物被装于胶囊中，与光线、空气和湿气隔离

3. 下列选项中不属于胶囊剂的特点的是（　）
A. 掩盖药物不良气味，服用方便
B. 提高药物稳定性
C. 可弥补其他固体剂型的不足
D. 与丸剂、片剂相比，在胃肠道中崩解缓慢
E. 与片剂和丸剂相比，药物的生物利用度较高

4. 下列选项中不是胶囊剂的性状描述的是（　）
A. 不黏结　B. 不变形　C. 不破裂
D. 易黏结　E. 硬胶囊内容物应干燥、疏松

5. 制备肠溶胶囊剂，常用的肠溶材料为（　）
A.PEG　B. 甘油　C. CMC
D. PVA　E. CAP

6. 软胶囊内容物 pH 应控制在（　）
A. 4.5 ～ 7.5　B. 2.1 ～ 4.4　C. 3.2 ～ 6.7
D. 7.5 ～ 9　E. 8.1 ～ 9

7. 软胶囊内容物含水量一般不高于（ ）
A. 2% B. 4% C. 5%
D. 6% E. 7%

8. 制备空胶囊的主要原料为（ ）
A. 糊精 B. 明胶 C. 淀粉
D. 蔗糖 E. 阿拉伯胶

9. 制备硬胶囊壳，不需要加入的附加剂是（ ）
A. 助悬剂 B. 增塑剂 C. 遮光剂
D. 增稠剂 E. 矫味剂

10. 中药硬胶囊剂的内容物，除另有规定外，水分不得超过（ ）
A. 8% B. 9% C. 12%
D. 15% E. 16%

11. 下列关于软胶囊的叙述，不正确的是（ ）
A. 软胶囊的囊壁是由明胶、增塑剂、水三者所构成的
B. 软胶囊的囊壁具有可塑性与弹性
C. 对蛋白质性质无影响的药物和附加剂均可填充于软胶囊中
D. 可填充各种油类和液体药物、药物溶液、混悬液，少数为固体物
E. 液体药物含水 5% 或为水溶性、挥发性、小分子有机物，均可制成软胶囊

12. 硬胶囊制备中常加入琼脂的目的是（ ）
A. 防止明胶吸湿 B. 防止明胶脱水 C. 增加胶囊韧性、可塑性
D. 使蘸模后流动性减少 E. 使外观美观以识别

13. 下列选项中，有可以增加胶囊的韧性及弹性和防脆裂的能力的是（ ）
A. 十二烷基磺酸钠 B. 食用色素 C. 琼脂
D. 甘油 E. 2% 二氧化钛

14. 将一定量的药材细粉或药材提取物加适宜辅料制成均匀的粉末或颗粒，充填于空胶囊中制成的制剂是（ ）
A. 硬胶囊 B. 软胶囊 C. 肠溶胶囊
D. 散剂 E. 颗粒剂

15. 胶丸又称为（ ）
A. 硬胶囊剂 B. 软胶囊剂 C. 缓释胶囊
D. 肠溶胶囊剂 E. 胶剂

16. 软胶囊剂的制法中囊材明胶、增塑剂的比例通常为（ ）
A. 1 :（0.4 ～ 0.6） B. 2 :（0.4 ～ 0.6） C. 3 :（0.4 ～ 0.6）
D. 4 :（0.4 ～ 0.6） E. 5 :（0.4 ～ 0.6）

17. 可制成硬胶囊的为（ ）
A. 药物的水溶液 B. 小剂量、刺激性较强的药物 C. 易风化的药物
D. 易溶性的药物 E. 含油量高的药物

18. 空胶囊的制备流程为（ ）
A. 溶胶→蘸胶→干燥→拔壳→截割→整理
B. 溶胶→干燥→蘸胶→拔壳→整理
C. 溶胶→蘸胶→干燥→拔壳→截割→整理→染色→固化
D. 溶胶→拔壳→干燥→蘸胶→截割→整理
E. 溶胶→干燥→拔壳→截割

19. 相对于颗粒剂、散剂，胶囊剂的特殊检查为（ ）
A. 水分　B. 装量差异　C. 外观
D. 卫生学　E. 崩解时限

20. 关于胶囊剂药物的处理及填充，描述正确的是（ ）
A. 剂量小的药物可部分或全部提取制成稠膏或干浸膏
B. 剂量大的药物或细料药可直接粉碎成细粉，过六号筛，混匀后填充
C. 易引湿或混合后发生共熔的药物可分别加适量稀释剂稀释混匀后再填充
D. 麻醉药可加适量乙醇或液状石蜡混匀后填充
E. 疏松性药物应稀释后填充

21. 对硬胶囊论述正确的是（ ）
A. 胶囊剂的规格为数字越大，容积越大
B. 囊材中含有明胶、甘油、二氧化钛、食用色素等
C. 充填的药物一定是颗粒
D. 可用滴制法制备
E. 硬胶囊剂不能填充液体药物

二、B 型题（配伍选择题，由一组试题共用一组备选项，备选项在前，题干在后。备选项可重复选用，也可不选用。每道题只有一个最佳答案）

A. 粉碎成粉末充填　B. 制成软胶囊　C. 稀释后充填
D. 制成肠溶胶囊　E. 制成微丸后充填

1. 油性药物宜（ ）
2. 吸湿性小、流动性强的药物干浸膏填充胶囊时宜（ ）
3. 对胃刺激性强的药物填充胶囊时宜（ ）
4. 流动性差的药粉或浸膏粉填充胶囊时宜（ ）

A. 着色剂　B. 遮光剂　C. 增塑剂
D. 矫味剂　E. 防腐剂

5. 胶囊的囊材中加入甘油是作为（ ）
6. 胶囊的囊材中加入苯甲酸是作为（ ）
7. 胶囊的囊材中加入二氧化钛是作为（ ）
8. 胶囊的囊材中加入食用色素是作为（ ）

A. 60 分钟　　B. 滴制法　　C. 压制法
D. 邻苯二甲酸醋酸纤维酯　　E. HPMC

9. 无缝软胶囊的制备方法是（　）
10. 软胶囊崩解时限为（　）
11. 肠溶胶囊的肠溶衣料为（　）
12. 非明胶的胶囊囊材为（　）

三、C 型题（综合分析选择题，包括一个试题背景信息和一组试题，这一组试题是基于一个实例或案例背景信息逐题开展，每道题都有独立的备选项。题干在前，备选项在后。每道题备选项中，只有一个最佳答案）

银翘解毒胶囊为中药硬胶囊剂，内容物为浅棕色至棕褐色的颗粒和粉末；将中药饮片提取物制成颗粒，干燥，放冷，喷加薄荷等挥发油，混匀，装入胶囊而得。此药物气芳香，味苦、辛。疏风解表，清热解毒。用于风热感冒，症见发热头痛、咳嗽口干、咽喉疼痛。

1. 下列各规格的胶囊中，容积最小的是（　）
A. 0 号　　B. 1 号　　C. 2 号
D. 3 号　　E. 4 号

2. 空胶囊组成中二氧化钛起什么作用（　）
A. 增稠剂　　B. 增塑剂　　C. 遮光剂
D. 防腐剂　　E. 成型材料

3. 下列不属于胶囊剂质量检查项目的是（　）
A. 水分　　B. 崩解时限　　C. 外观
D. 装量差异　　E. 硬度

4. 空胶囊壳的主要原料为（　）
A. 甘油　　B. 琼脂　　C. 柠檬黄
D. 明胶　　E. 乙基香草醛

5. 该胶囊剂的崩解时限是（　）
A. 60 分钟　　B. 15 分钟　　C. 45 分钟
D. 30 分钟　　E. 25 分钟

连花清瘟胶囊，清瘟解毒，宣肺泄热。用于治疗流行性感冒属热毒袭肺证，症见发热或高热，恶寒，肌肉酸痛，鼻塞流涕，咳嗽，头痛，咽干咽痛，舌偏红，苔黄或黄腻等。2020 年 2 月，连花清瘟胶囊（颗粒）被列入国家卫生健康委《新型冠状病毒肺炎诊疗方案（试行第六版）》，在控制新冠病毒疫情方面具有很大的潜力。

6. 硬胶囊内容物的含水量一般不得超过（　）
A. 3%　　B. 5%　　C. 9%

D. 12%　　E. 10%

7. 关于硬胶囊剂质量要求的叙述，不正确的是（　）

A. 外观应整洁，不得有黏结、变形或破裂等现象

B. 内容物应干燥、松散、混合均匀

C. 水分含量不得超过 9.0%

D. 应在 60 分钟内崩解

E. 平均装量 0.30g 以下的胶囊装量差异限度为 ±10%

8. 硬胶囊壳中加入甘油的目的是（　）

A. 增加胶液的胶冻力　　B. 防止药物的氧化　　C. 防止发生霉变

D. 增加胶囊的韧性及弹性　　E. 调整胶囊剂的口感

9. 硬胶囊壳中不需要添加的是（　）

A. 崩解剂　　B. 增塑剂　　C. 遮光剂

D. 着色剂　　E. 防腐剂

10. 剂量小的药物或细料药填充硬胶囊时，一般要过（　）

A. 3 号筛　　B. 4 号筛　　C. 5 号筛

D. 6 号筛　　E. 7 号筛

银黄软胶囊，中成药名。由金银花提取物、黄芩提取物，以及辅料棕榈油、食用氢化油、卵磷脂、蜂蜡、大豆油组成。具有清热、解毒、消炎的作用。用于急慢性扁桃体炎，急慢性咽喉炎，上呼吸道感染。

11. 软胶囊填充混悬液时，可选用的分散介质是（　）

A. 滑石粉　　B. 去离子水　　C. 稀乙醇

D. 海藻酸钠　　E. 油蜡混合物

12. 一般情况下，制备软胶囊时，干明胶与干增塑剂的重量比是（　）

A. 1∶0.3　　B. 1∶0.5　　C. 1∶0.7

D. 1∶0.9　　E. 1∶1.1

13. 不宜制成软胶囊剂的是（　）

A. 含水量较低的药物溶液　　B. O/W 型乳剂　　C. W/O 型乳剂

D. 对明胶无溶解作用的混悬液　　E. 药物粉末

14. 软胶囊剂的内容物含水量一般不得超过（　）

A. 3%　　B. 5%　　C. 9%

D. 12%　　E. 10%

15. 软胶囊囊壁由明胶、增塑剂、水三者构成，其重量比例通常是（　）

A. 1∶（0.2 ～ 0.4）∶1　　B. 1∶（0.2 ～ 0.4）∶2　　C. 1∶（0.4 ～ 0.6）∶1

D. 1∶（0.4 ～ 0.6）∶2　　E. 1∶（0.4 ～ 0.6）∶3

四、X型题（多项选择题，由一个题干和五个备选答案组成。题干在前，备选项在后。每道题备选项中至少有两个正确答案，多选、少选、错选或不选均不得分）

1. 下列不适宜作为胶囊剂的药物的是（　）
A. 甘草流浸膏　B. 鱼肝油　C. 橙皮酊
D. 药物细粉　E. 易风化药物

2. 下列用于制备软胶囊的方法是（　）
A. 泛制法　B. 塑制法　C. 压制法
D. 滴制法　E. 凝聚法

3. 胶囊剂的特点是（　）
A. 能掩盖药物的不良气味，减小药物的刺激性，便于服用
B. 与片剂、丸剂比较，在胃肠道中崩解、溶出快，吸收好，起效快，生物利用度高
C. 药物充填于胶囊中，与光线、空气和湿气隔绝，可提高药物稳定性
D. 制成不同释药速度和释药方式的胶囊剂，可定时、定位释放药物
E. 分散度较大，给药范围广，便于分剂量服用

4. 采用滴制法制备软胶囊时，影响其质量的因素有（　）
A. 胶液的处方组成比例
B. 胶液的胶冻力及黏度
C. 药液、胶液及冷却液密度
D. 药液、胶液及冷却液温度
E. 软胶囊的干燥温度

5. 下列关于软胶囊剂的正确叙述是（　）
A. 软胶囊的囊壳是由明胶、增塑剂、水三者所构成的，明胶与增塑剂的比例对软胶囊剂的制备及质量有重要的影响
B. 软胶囊的囊壁具有可塑性与弹性
C. 对蛋白质性质无影响的药物和附加剂均可填充于软胶囊中
D. 可填充各种油类和对明胶无溶解作用的液体药物、药物溶液、混悬液和固体物
E. 液体药物若含水 5% 或为水溶性、挥发性有机物制成软胶囊有益崩解和溶出

6. 以下哪些胶囊类型不可剥开服用（　）
A. 缓释胶囊　B. 肠溶胶囊　C. 硬胶囊
D. 软胶囊　E. 控释胶囊

7. 不宜制成胶囊剂的药物（　）
A. 药物的水溶液或稀乙醇溶液　B. 刺激性强的易溶性药物　C. 易风化的药物
D. 吸湿性强的药物　E. 稳定性差的药物

8. 软胶囊填充药物混悬时，非油状介质常用（　）

A. PEG400　　B. PEG1000　　C. PED4000
D. PEG6000　　E. PEG8000

9. 软胶囊填充液的 pH 值可以是（　）
A. 3.4　　B. 4.8　　C. 6.0
D. 7.0　　E. 7.5

10. 常用的明胶空心胶囊的增塑剂是（　）
A. 琼脂　　B. 甘油　　C. 硅胶
D. 山梨醇　　E. 羟甲基纤维素钠

五、填空题

1. 胶囊剂可分为________、________、________、________和硬胶囊。
2. 常用的胶囊着色剂是________、________等，可增加美观，便于识别。
3. O/W 型乳剂可使乳剂________，因此不宜作为软胶囊的填充物。
4. 硬胶囊的崩解时限为______，软胶囊的崩解时限为________。
5. 空心胶囊干燥失重应为________。
6. 较胶囊的囊材弹性主要与________、________及水的比例有关。
7. 软胶囊填充的药物含水量不能超过______。
8. 改善胶囊剂内容物吸潮状况，可采取将内容物制粒或______防潮，用玻璃瓶、塑料瓶和铝塑等包装。
9. 胶囊中可以填充________、________以及________状药物。
10. 胶囊用明胶重金属含量不得过______。

六、名词解释

1. 硬胶囊剂　　2. 胶囊剂　　3. 软胶囊剂
4. 肠溶胶囊　　5. 崩解时限　　6. 明胶空心胶囊
7. 肠溶明胶空心胶囊　　8. CAP　　9. 压制法
10. 结肠靶向胶囊　　11. 滴制法　　12. 植物胶囊
13. 甲醛明胶　　14. 缓释胶囊　　15. 控释胶囊

七、简答题

1. 简述中药胶囊剂的特点。
2. 简述哪些药物不宜制成胶囊剂及原因。
3. 简述硬胶囊制备包括哪几个过程。
4. 简述压制法制备软胶囊的工艺流程。
5. 简述胶囊剂装量差异超限的主要原因及解决办法。
6. 试述采用滴制法制备软胶囊时，影响其质量的因素主要有哪些。

7. 简述空心胶囊的规格及选择的依据。
8. 简述胶囊剂的质量要求。
9. 简述影响软胶囊成型的因素。
10. 简述软胶囊的囊材的组成及比例。

八、论述题

1. 下列为某一胶囊剂的处方，分析该处方中各成分的作用，并设计合理的制备工艺。处方：三七三醇皂苷；淀粉；淀粉浆；硬脂酸镁；明胶。
2. 试述软胶囊对于药物填充有哪些要求。
3. 试述空胶囊制备时常需加入的附加剂及作用。
4. 试述硬胶囊剂药物充填中的注意事项。
5. 硬胶囊剂的制备步骤及所填充的中药材的处理方法。

参考答案及解析

一、A 型题

1. 答案：A

解析：本题考查的是空胶囊的规格。空胶囊规格由大到小分为 000、00、0、1、2、3、4、5 号共 8 种，其中 000 容积最大，数字越大，容积越小。常用的为 1 ～ 3 号。

2. 答案：D

解析：本题考查的是胶囊剂的特点：①外观光洁，美观，且可掩盖药物的不良气味，便于服用；②药物生物利用度高，与片剂、丸剂相比，在胃肠道中崩解较快，故显效也较快；③提高药物的稳定性，因药物被装于胶囊中，与光线、空气和湿气隔离；④可制成定时、定位释放药物的制剂。

3. 答案：D

解析：本题考查的是胶囊剂的特点：①掩味，改善药物稳定性；②起效迅速，生物利用度高；③液体药物固体化；④延缓或定位释放药物。

4. 答案：D

解析：本题考查的是中药胶囊剂的性状（质量要求）：不黏结、不变形、不破裂；硬胶囊内容物应干燥、疏松。

5. 答案：E

解析：本题考查的是中药肠溶胶囊的制备。肠溶胶囊常在空胶囊壳表面包肠溶材料，如 CAP（邻苯二甲酸醋酸纤维素）、Eudragit L、Eudragit S（丙烯酸树脂）等高分子材料，使其在胃中不溶，在肠中溶解释药。

6. 答案：A

解析：本题考查的是软胶囊内容物的处理。软胶囊内容物如果是液体药物，可用缓冲液调节其 pH 在 4.5 ～ 7.5 为宜，因强酸可引起明胶的水解而漏泄，强碱可引起明胶变性而影响药物溶解释放。

7. 答案：C

解析：本题考查的是中药软胶囊内容物含水量。其含水量一般不超过 5%。如果含水量超过 5%，可使软胶囊软化或者溶解。

8. 答案：B

解析：本题考查的是空胶囊的囊材。明胶是制备空胶囊的主要原料，还应根据需要加入适当的辅料，以保证其质量。

9. 答案：A

解析：本题考查的是空胶囊的囊材。明胶是制备空胶囊的主要原料，还应根据需要加入适当的辅料，以保证其质量。常选用的附加剂有：①增塑剂，如甘油可增加胶囊的韧性及弹性，羧甲基纤维素钠可增加明胶液的黏度及其可塑性；②增稠剂，如琼脂可增加胶液的凝结力；③遮光剂，如 2% ～ 3% 的二氧化钛，可防止光对药物的氧化；④着色剂，如柠檬黄、胭脂红等，可增加美观，易于识别；⑤防腐剂，如尼泊金类，可防止胶液在制备胶囊的过程中发生霉变；⑥芳香性矫味剂，如 0.1% 的乙基香草醛，可调整胶囊剂的口感。

10. 答案：B

解析：本题考查的是中药硬胶囊剂的质量要求。质量要求中规定，硬胶囊剂内容物的水分，除另有规定外，不得超出 9.0%。

11. 答案：E

解析：本题考查的是软胶囊的囊材与填充物。软胶囊的囊材主要由胶料（明胶、阿拉伯胶）、增塑剂、水及防腐剂、遮光剂等附加剂组成，具有一定的可塑性和弹性。软胶囊对填充物的要求主要包括：①软胶囊内可填充各种油类或对明胶无溶解作用的液体药物或混悬液，以及固体粉末或颗粒；②填充液体药物时，pH 应控制在 4.5 ～ 5 之间；③填充混悬液时，分散介质常用植物油或 PEG 并含有适宜的助悬剂；④填充固体药物时，药物粉末应过五号筛。不宜制成软胶囊的药物包括：①药物含水量超过 5%，或含低分子量水溶性或挥发性有机物；② O/W 型乳剂；③醛类。

12. 答案：D

解析：本题考查的是胶囊剂常用的囊材与附加材料。胶囊剂常用的囊材有：主要材料、增塑剂、着色剂、防腐剂和遮光剂等。琼脂为常用的胶冻剂，增加胶液的凝冻性，减少蘸模后明胶流动性。

13. 答案：D

解析：本题考查的是胶囊剂常用的囊材与附加材料的性质。增塑剂起到增塑的作用，有保持弹性、柔软性、保湿、防碎裂的作用。常用的增塑剂有甘油、山梨醇、CMC–Na 等；常用的遮光剂为 2% 二氧化钛，适于光敏药物及中药；十二烷基磺酸钠可用于增加光泽；食用色素可作为着色剂，使外观美观以识别；琼脂可增加胶液的凝结力，减少蘸模后明胶的流动性。

14. 答案：A

解析：本题考查的是胶囊剂的分类与含义。胶囊剂分为硬胶囊、软胶囊、缓释胶囊、控释胶囊和肠溶胶囊。①硬胶囊（胶囊）：指采用适宜制剂技术，将药物或加适宜辅料制成的均匀粉末、颗粒、小片、小丸、半固体或液体等，充填于空心胶囊中的胶囊剂。②软胶囊：指将一定量的液体原料药物直接包封，或将固体原料药物溶解或分散在适宜的辅料中制备成溶液、混悬液、乳状液或半固体，密封于软质囊材中的胶囊剂。软胶囊又称胶丸，可用滴制法或压制法制备。③缓释胶囊：指在规定的释放介质中缓慢地非恒速释放药物的胶囊剂。④控释胶囊：指在规定的释放介质中缓慢地恒速释放药物的胶囊剂。

15. 答案：B

解析：本题考查的是软胶囊的含义。胶囊剂分为硬胶囊、软胶囊（胶丸）、缓释胶囊、控释胶囊和肠溶胶囊。软胶囊剂，也称胶丸，系指将药物、提取物与适宜辅料混匀后密封于球形、椭圆形软质囊材中制成的剂型。

16. 答案：A

解析：本题考查的是软胶囊剂囊材的选择。软胶囊剂囊材组成主要材料为明胶、增塑剂、附加剂和水。其中明胶：增塑剂 =1 :（0.4 ～ 0.6）。

17. 答案：E

解析：本题考查的是胶囊剂的特点。当有以下四种情况时不宜制成胶囊剂：①药物的水溶液或乙醇溶液不宜制成胶囊剂，因能使胶囊壁溶解；②易溶性药物以及小剂量的刺激性药物不宜制成胶囊剂，因在胃中溶解后局部浓度过高而刺激胃黏膜；③易风化药物不宜制成胶囊剂，因可使胶囊壁变软；④吸湿性药物不宜制成胶囊剂，因药物可使胶囊壁过分干燥而变脆。

18. 答案：A

解析：本题考查的是空胶囊制备的工艺流程：溶胶→蘸胶制坯→干燥→拔壳→截割→整理。

19. 答案：E

解析：本题考查的是胶囊剂的质量要求与检查。颗粒剂、散剂、胶囊剂均需检查性状（外观）、水分、装量差异以及卫生学（微生物限度），但只有胶囊剂需要检查崩解时限。

20. 答案：C

解析：本题考查的是胶囊剂药物的处理：①剂量小的药物或细料药可直接粉碎成细粉，过六号筛，混匀后填充；②剂量大的药物可部分或全部提取制成稠膏或干浸膏，再将剩余的药物细粉与之混合，干燥，研细，过筛，混匀后填充；③挥发油应先用吸收剂或方中其他药物细粉吸收后再填充，或包合后再填充；④易引湿或混合后发生共熔的药物可分别加适量稀释剂稀释混匀后再填充；⑤疏松性药物可加适量乙醇或液状石蜡混匀后填充；⑥麻醉药、毒剧药应稀释后填充。

21. 答案：B

解析：本题考查的是硬胶囊剂的制备。硬胶囊剂系指将药材提取物与药粉或辅料制成的均匀粉末或颗粒填于空心胶囊中制成的剂型。胶囊的主要原料是明胶，辅料有：①增塑剂，如甘油、羧甲基纤维素钠。②增稠剂，如琼脂。③遮光剂，如2%～3%的二氧化钛。④着色剂，如柠檬黄、胭脂红等。⑤防腐剂，如尼泊金类。⑥芳香性矫味剂，如0.1%的乙基香草醛。根据药物的性质，填充的药物有细粉和颗粒两种。封口后，必要时应进行除粉和打光处理。⑦硬胶囊也可以填充油性液体药物，但不能用滴制法制备。

二、B型题

1～4. 答案：BADE

解析：本组题目考查的是胶囊剂的分类与特点，以及药物填充方法。①硬胶囊（胶囊）：指采用适宜制剂技术，将药物或加适宜辅料制成的均匀粉末、颗粒、小片、小丸、半固体或液体等，充填于空心胶囊中的胶囊剂。②软胶囊：指将一定量的液体原料药物直接包封，或将固体原料药物溶解或分散在适宜的辅料中制备成溶液、混悬液、乳状液或半固体，密封于软质囊材中的胶囊剂。软胶囊又称胶丸，可用滴制法或压制法制备。③缓释胶囊：指在规定的释放介质中缓慢地非恒速释放药物的胶囊剂。④控释胶囊：指在规定的释放介质中缓慢地恒速释放药物的胶囊剂。⑤小剂量、吸湿性小、流动性好的药物可以直接粉末后充填于硬胶囊中，但流动性差的药物粉或浸膏粉需制成颗粒或微丸后填充。

5～8. 答案：CEBA

解析：本组题目考查的是中药胶囊剂的附加剂。胶囊剂常选用的附加剂有：①增塑剂，如甘油可增加胶囊的韧性及弹性，羧甲基纤维素钠可增加明胶液的黏度及其可塑性；②增稠剂，如琼脂可增加胶液的凝结力；③遮光剂，如2%～3%的二氧化钛，可防止光对药物的氧化；④着色剂，如柠檬黄、胭脂红等，可增加美观，易于识别；⑤防腐剂，如尼泊金类，可防止胶液在制备胶囊的过程中发生霉变；⑥芳香性矫味剂，如0.1%的乙基香草醛，可调整胶囊剂的口感。

9～12. 答案：BADE

解析：本组题目考查的是软胶囊的制备方法、胶囊囊材的组成成分及胶囊的崩解时限。软胶囊剂有有缝胶丸和无缝胶丸两类。无缝胶丸一般用滴制法制备。软胶囊的崩解时限一般为60分钟。胶囊剂的囊材通常为明胶，但也可用HPMC作囊壳材料，也称植物胶囊。肠溶胶囊囊壳可通过普通胶囊经用邻苯二甲酸醋酸纤维酯（CAP）包衣，或用甲醛处理后得到。

三、C型题

1. 答案：E

解析：本题考查的是空胶囊的规格。空胶囊规格由大到小分为000、00、0、1、2、3、4、5号共8种，常用的为0～3号。

2. 答案：C

解析：本组题考查的是中药胶囊剂的附加剂。胶囊剂常选用的遮光剂为 2%～3% 的二氧化钛，可防止光对药物的氧化。

3. 答案：E

解析：本题考查的是胶囊剂的质量要求与检查。胶囊剂需检查外观、水分、装量差异、崩解度或溶出度，不需检查硬度。

4. 答案：D

解析：本题考查的是空胶囊的囊材：明胶是制备空胶囊的主要原料，还应根据需要加入适当的辅料，以保证其质量。

5. 答案：D

解析：本题考查的是胶囊剂的质量评价中的崩解时限。胶囊剂崩解时限，除另有规定外，硬胶囊为 30 分钟，软胶囊为 60 分钟。肠溶胶囊要求在人工胃液中 2 小时不崩解，但在人工肠液中 60 分钟崩解。

6. 答案：C

解析：本题考查的是胶囊剂的水分。《中国药典》（2020 年版）规定硬胶囊含水量一般不得超过 9%。

7. 答案：D

解析：本题考查的是胶囊剂崩解时限，除另有规定外，硬胶囊为 30 分钟，软胶囊为 60 分钟。

8. 答案：D

解析：本题考查的是胶囊剂的成囊材料。常选用的增塑剂为甘油和羧甲基纤维素钠，甘油可增加胶囊的韧性及弹性，羧甲基纤维素钠可增加明胶液的黏度及其可塑性。

9. 答案：A

解析：本题考查的是胶囊剂常用的囊材与附加材料。胶囊剂常用的囊材有：主要材料（明胶）、增塑剂、着色剂、防腐剂和遮光剂等。

10. 答案：D

解析：本题考查的是胶囊剂的药物处理。①剂量小的药物或细料药可直接粉碎成细粉，过六号筛，混匀后填充；②剂量大的药物可部分或全部提取制成稠膏或干浸膏，再将剩余的药物细粉与之混合，干燥，研细，过筛，混匀后填充。

11. 答案：E

解析：本题考查的是软胶囊药物处理。软胶囊剂中填充混悬液时，混悬液的分散介质常用植物油或 PEG400；混悬液中还应有助悬剂，对于油状基质，通常使用的助悬剂是 10% ～ 30% 的油蜡混合物。

12. 答案：B

解析：本题考查的是软胶囊囊壁的组成。软胶囊囊壁由胶料、增塑剂、附加剂和水等组成。胶囊壁的可塑性、弹性与明胶、增塑剂、水三者的比例有关。干明胶：干增塑剂：水 =1：（0.4 ～ 0.6）：1，若增塑剂用量过高或过低，则囊壁会过软或过硬。

13. 答案：B

解析：本题考查的是软胶囊药物的性质。软胶囊药物可以是对明胶无溶解作用的液体药物和药物溶液、混悬液及乳浊液、固体药物。不适用于含水量超过 5%；O/W 型；醛类成分；含低分子量水溶性 / 挥发性有机物：乙醇、丙酮、酸、胺、酯等。

14. 答案：B

解析：本题考查的是软胶囊药物的性质。软胶囊药物含水量超过 5% 或含低分子量水溶性 / 挥发性有机物：乙醇、丙酮、酸、胺、酯等，均能使软胶囊软化或者溶解，因而此类药物不适于软胶囊。

15. 答案：C

解析：见 12 题。

四、X 型题

1. 答案：ACE

解析：本题考查的是胶囊剂的药物的特点。当有以下四种情况时不宜制成胶囊剂：①药物的水溶液或乙醇溶液不宜制成胶囊剂，因能使胶囊壁溶解；②易溶性药物以及小剂量的刺激性药物不宜制成胶囊剂，因在胃中溶解后局部浓度过高而刺激胃黏膜；③易风化药物不宜制成胶囊剂，因可使胶囊壁变软；④吸湿性药物不宜制成胶囊剂，因药物可使胶囊壁过分干燥而变脆。流浸膏剂、酊剂含水量大，能使胶囊壁溶解；易风化药物可使胶囊壁变软。

2. 答案：CD

解析：本题考查的是软胶囊剂的制备方法。有压制法和滴制法。

3. 答案：ABCD

解析：本题考查的是胶囊剂的特点。①外观光洁，美观，且可掩盖药物的不良气味，便于服用；②药物生物利用度高，与片剂、丸剂相比，在胃肠道中崩解较快，故显效也较快；③提高药物的稳定性，因药物被装于胶囊中，与光线、空气和湿气隔离；④可制成定时、定位释放药物的制剂。

4. 答案：ABCDE

解析：本题考查的是滴制法制备软胶囊的影响因素。滴制法由具双层喷头的滴丸机完成。以明胶为主的软质囊材（胶液）与被包药液，分别在双层喷头的外层与内层按不同速度喷出，使定量的胶液将定量的药液包裹后，滴入与胶液不相混溶的冷却液中，由于表面张力作用使之形成球形，并逐渐凝固成软胶囊剂。影响滴制法制软胶囊剂质量的因素：①明胶液的组成：以明胶∶甘油∶水 =1.0∶（0.3 ～ 0.4）∶（0.7 ～ 1.4）为宜，否则胶丸壁过软或过硬。②明胶液的黏度：以 3 ～ 5E 为宜。③药液、胶液与冷却液密度：比例适宜，既保证胶囊剂在冷却液中有一定的沉降速度，又有足够时间使之逐渐冷却成球形。④温度：胶液与药液应保持 60℃，喷头处应为 75 ～ 80℃，冷却液应为 13 ～ 17℃，胶囊剂干燥温度为 20 ～ 30℃，且配合鼓风的条件。

5. 答案：ABCD

解析：本题考查的是影响软胶囊形成的因素。①软胶囊的囊壁组成的影响：可塑性和弹性式软胶囊剂的囊壁特点，也是软胶囊剂形成的基础，它由明胶、增塑剂、水三者构成，其重量比例通常是，明胶：增塑剂：水 =1 :（0.4 ～ 0.6）: 1。若增塑剂用量过低（或过高），则囊壁会过硬（或过软）；由于在软胶囊的制备中以及放置过程中仅仅是水分的损失，因此明胶与增塑剂的比例对软胶囊剂的制备及质量有着十分重要的影响。常用的增塑剂有甘油、山梨醇或二者的混合物。②药物性质与液体介质的影响：由于软质囊材以明胶为主，因此对蛋白质性质无影响的药物和附加剂才能填充，而且填充物多为液体，如各种油类和对明胶无溶解作用的液体药物、药物溶液和混悬液，少数为固体物。值得注意的是：液体药物若含 5% 水或为水溶性、挥发性、小分子有机物，如乙醇、酮、酸、酯等，能使囊材软化或溶解；醛可使明胶变性等，这些均不宜制成软胶囊。液态药物 pH 以 2.5 ～ 7.5 为宜，否则易使明胶水解或变性，导致泄漏或影响崩解和溶出，可选用磷酸盐、乳酸盐等缓冲液调整。③药物为混悬液时对胶囊大小的影响：软胶囊剂常用固体药物粉末混悬在油性或非油性（PEG400 等）液体介质中包制而成，圆形和卵形者可包制 5.5 ～ 7.8mL。

6. 答案：ABE

解析：本题考查的是胶囊剂的分类与特点。缓释、控释胶囊：缓释、控释胶囊不仅能使血药浓度平稳，还可以减少患者服药次数，方便慢性疾病患者长期用药。由于特殊的制剂工艺，大多数缓释、控释制剂不可以掰开、咀嚼或碾碎服用。一旦分割后服用，维持药物发挥缓控释作用的结构将被破坏，药物会迅速释放出来，引起体内药物浓度骤然上升，甚至造成药物中毒。非洛地平缓释胶囊、硝苯地平缓释胶囊等，如果掰开服用，可引起致命的低血压。肠溶胶囊：某些药物在胃中易被破坏或对胃有较强刺激性，常制成肠溶胶囊，以确保胶囊到达碱性的十二指肠内才溶解，保证药物效力充分发挥。如把这种胶囊剥开吞服，会降低甚至失去药效，并增加对胃的刺激性，甚至引起胃出血。另外，胶囊内的药物有规定的剂量，剥开后容易撒失药粉，导致服用剂量不准确，不利于治疗。

7. 答案：ABCD

解析：本题考查的是胶囊剂药物的特点。当有以下四种情况时不宜制成胶囊剂：①药物的水溶液或乙醇溶液不宜制成胶囊剂，因能使胶囊壁溶解；②易溶性药物及小剂量的刺激性药物不宜制成胶囊剂，因在胃中溶解后局部浓度过高而刺激胃黏膜；③易风化药物不宜制成胶囊剂，因可使胶囊壁变软；④吸湿性药物不宜制成胶囊剂，因药物可使胶囊壁过分干燥而变脆。

8. 答案：CD

解析：本题考查的是软胶囊填充药物的处理，如填充物为混悬液时，常用油状基质介质（植物油或挥发油）或非油状介质（常用 1% ～ 15% PEG4000 或者 PEG6000），但应注意其吸湿性对囊材的影响。

9. 答案：BCDE

解析：本题考查的是软胶囊药物的处理。软胶囊液态药物以 pH4.5 ～ 7.5 为宜，否则易使明胶水解或变性，导致囊壁泄漏或影响软胶囊的溶解，可选用磷酸盐、乳酸盐等缓冲液调整。

10. 答案：BDE

解析：常用的明胶空心胶囊的增塑剂有甘油、山梨醇、CMC-Na、HPC、油酸酰胺磺酸钠等，可增加囊壳的韧性与可塑性。

五、填空题

1. 肠溶胶囊、软胶囊、缓释胶囊、控释胶囊
2. 柠檬黄、胭脂红
3. 失水破坏
4. 30 分钟、1 小时
5. 12.5% ～ 17.5%
6. 明胶、增塑剂
7. 5%
8. 包薄膜衣
9. 固体、半固体、液体
10. 百万分之二十

六、名词解释（略）

七、简答题

1. 答：①可掩盖药物不适的苦味及臭味，使其整洁、美观、容易吞服。②药物的生物利用度较高，与片剂、丸剂相比，在胃肠道中崩解快，吸收、显效也较快。③可提高药物稳定性。对光、湿热敏感的药物，装入不透光胶囊，可提高其稳定性。④能弥补其他固体剂型的不足。如含油量高的药物，难溶性、消化道内不易吸收的药物，可制成软胶囊剂（如牡荆油胶丸）。⑤可定时、定位释放药物。如将药物先制成颗粒，然后用不同释放速度的包衣材料进行包衣，按所需比例混合均匀，装入空胶囊中即可达到延效的目的。若需在肠道中显效者，可制成肠溶性胶囊，也可制成直肠用胶囊供直肠给药。⑥利于识别。

2. 答：①水溶液和稀醇溶液，能使胶囊软化和溶化，所以不能制成胶囊剂；②易溶性药物，或小剂量有刺激性的药物，由于胶囊壳溶解后局部浓度过高刺激胃而不宜制成胶囊剂；③风化药物，可使胶壳变软，潮解药物可使胶壳变脆，不宜制成胶囊剂；④强酸性药物，可导致囊壳水解，强碱性药物能使囊壳变性影响崩解，不宜制成胶囊剂。

3. 答：①药物处理，应按散剂的要求制成优良的散剂或颗粒剂作为填充物；②囊壳大小的选择，按剂量要求选择不同型号的囊壳，一般常用 0 号或 1 号胶囊壳；③药物的填装，可采用手工和机械两种填充方式，加入的稀释剂和装量多少必须经过严格计算，操作环境条件应符合生产要求；④封口，在两节联结处，用胶液或超声波处理黏合；⑤囊外清洁与磨光；⑥包装。

4. 答：软胶囊剂的制备工艺流程：胶液配制→制备胶片与药液→压制软胶囊→清洗→吹风干燥→筛选→包装。

5. 答：①胶囊壳不规格：通过改用合格的胶囊壳加以解决；②药物因素：药物颗粒的均匀性和流动性差直接影响着装量差异，可通过加入适宜的辅料或制颗粒等方法加以解决；③设备因素：结合药物的物理性质，选用适宜的填充机械，同时要及时维修保

养，确保机械设备正常运转。

6. 答：主要包括：①胶液的处方组成比；②胶液的黏度；③药液、胶液及冷却液三者的密度；④胶液、药液及冷却液的温度；⑤软胶囊的干燥温度等；⑥滴制的速度；⑦喷头的大小等。

7. 答：空心胶囊的规格由大到小分为 000、00、0、1、2、3、4、5 共 8 种型号。其中 000 号最大，5 号最小。常用的为 0 ～ 3 号。空心胶囊的选择应按药物剂量所占容积（或堆密度）来选用最小的空心胶囊。

8. 答：①性状：胶囊剂应整洁，不得有黏结、变形或破裂现象，并应无异臭，硬胶囊内容物应干燥、松散、混合均匀。②水分：硬胶囊的内容物照《中国药典》附录水分测定法测定，除另有规定外，不得超过 9.0%。③装量差异：每粒装量与标示装量相比较（有含量测定项的或无标示装量的胶囊剂与平均装量相比较），应在 ±10.0% 以内，超出装量差异限度的不得多于 2 粒，并不得有 1 粒超出限度 1 倍；④除另有规定外，照崩解时限检查法（通则 0921）检查，均应符合规定。凡规定检查溶出度或释放度的胶囊剂，一般不再进行崩解时限的检查。硬胶囊应在 30 分钟内，软胶囊应在 60 分钟内全部崩解并通过筛网。肠溶胶囊剂的崩解时限，应先在人工胃液中检查 2 小时，再在人工肠液中检查。⑤微生物限度，以动物、植物、矿物质来源的非单体成分制成的胶囊剂，生物制品胶囊剂，照非无菌产品微生物限度检查：微生物计数法（通则 1105）和控制菌检查法（通则 1106）及非无菌药品微生物限度标准（通则 1107）检查，应符合规定。规定检查杂菌的生物制品胶囊剂，可不进行微生物限度检查。

9. 答：①囊壁组成的影响：囊壁具有可塑性与弹性是软胶囊的特点，它由明胶、增塑剂、水三者所构成，其重量比通常是，明胶 – 干增塑剂 – 水 =1 :（0.4 ～ 0.6）: 1。明胶剂与增塑剂的比例对软胶囊剂的制备及质量有着十分重要的影响。常用增塑剂如甘油、山梨醇或二者的混合物。②药物性质与液体介质的影响：植物油和 PEG400。油类以及对明胶无溶解的药物溶液。液体药物 pH 以 2.5 ～ 7.5 为宜，可选用磷酸盐、乳酸盐等缓冲液调整。液体药物若含 5% 水或为水溶性、挥发性、小分子有机物均不宜制成软胶囊。③基质吸附率：1g 固体药物制备混悬液时所需液体基质的克数，可按下式计算：基质吸附率 = 基质重量 / 固体药物重量。根据基质吸附率，称取基质与固体药物混合匀化，测定其堆密度，便可决定制备一定剂量的混悬液所需模具的大小。

9. 答：软胶囊的囊材主要由胶料（胶囊用明胶、阿拉伯胶等）、增塑剂（如甘油、山梨醇等）、附加剂（防腐剂、遮光剂等）和水组成。软胶囊胶料、增塑剂、水的比例为 1.0 :（0.4 ～ 0.6）:（1.0 ～ 1.6）。

八、论述题

1. 答：三七三醇皂苷为主药物，淀粉为填充剂，淀粉浆为黏合剂，硬脂酸镁为润滑剂，明胶为胶囊的囊材。

制备方法：取三七三醇皂苷，与淀粉混匀，加入淀粉浆适量，制成颗粒，干燥，整粒，加入硬脂酸镁，混合均匀，装入胶囊，即得。

2. 答：①软胶囊可填充各种油类或对囊壁无溶解作用的药物溶液或混悬液，也可充填固体药物。②一般填充固体药物粉末应过五号筛并且混合均匀。③低分子量水溶性或挥发性有机物（如乙醇、丙酮、羧酸等）或充填药物的含水量超过5%，会使软胶囊溶解或软化。④油基通用1%～15%的PEG4000或PEG6000，有时可加入抗氧剂、表面活性剂提高软胶囊剂的稳定性和生物利用度。⑤软胶囊填充药物混悬液时，分散介质常用植物油或PEG400，油状介质常用10%～30%的油蜡混合物作助悬剂，而非油状介质则常用1%～15% PEG4000或PEG6000。⑥ O/W型乳剂填充于软胶囊中，可使乳剂失水破坏；醛类可使明胶变性，故均不宜制成软胶囊。⑦药物pH4.5～7.5为宜，否则易使明胶水解或变性，导致囊壁泄漏或影响软胶囊的溶解，可选用磷酸盐、乳酸盐等缓冲液调整。

3. 答：①增塑剂（如甘油、山梨醇、羧甲基纤维素钠等），可增加囊壳的韧性与可塑性；②增稠剂（琼脂），可增加胶液的胶冻力；③遮光剂（二氧化钛），可防止光对药物氧化的催化，增加光敏性药物的稳定性；④着色剂（柠檬黄、胭脂红等），可增加美观，便于识别；⑤防腐剂（对羟基苯甲酸酯类），可防止胶液在制备和贮存过程中发生霉变；⑥增光剂（十二烷基磺酸钠），可增加囊壳的光泽；⑦矫味剂（乙基香草醛等），可调整胶囊剂的口感等。

4. 答：①小剂量药、麻醉药、毒剧药以稀释剂（乳糖淀粉）稀释一定倍数混合后填充；②引湿成分、低共熔药物加适量稀释剂（氧化镁、碳酸镁），混合后填充；③疏松性药物小量填充时，加适量乙醇或液状石蜡湿润后填充；④中药浸膏粉应保持干燥，添加适当辅料后填充；⑤挥发油用吸收剂（碳酸钙、轻质氧化镁、磷酸氢钙）或中药细粉吸收后填充。

5. 答：（1）制备硬胶囊分四步进行：空胶囊的制备→药物的处理→硬胶囊的填充→胶囊的封口。（2）硬胶囊所填充的中药材的处理方法：①贵重、剂量小的药材粉碎成粉末；②剂量大的药材，可将易粉碎的粉碎成粉末，不易粉碎的提取浓缩成稠膏，再将二者混匀干燥，粉碎成粉末或制成颗粒；③将全部药材提取浓缩成稠膏，加吸收剂混匀、干燥粉碎成粉末；④提取有效成分，干燥、粉碎并混匀。

第十七章 片 剂

习 题

一、A 型题（最佳选择题，由一个题干和五个备选答案组成。题干在前，备选项在后。每道题备选项中，只有一个最佳答案）

1. 常用于包隔离层，可增加衣层黏性和牢固性，并有防止药物吸潮变质及糖衣被破坏作用的包衣材料是（ ）

A. 糖浆　B. 滑石粉　C. 胶浆
D. 川蜡　E. 有色糖浆

2. 片剂的崩解剂碳酸氢钠与枸橼酸的主要崩解机理为（ ）

A. 毛细管作用　B. 改善药物的润湿性　C. 酶解作用
D. 产气作用　E. 膨胀作用

3. 糖浆在片剂制备中可作为（ ）

A. 润湿剂　B. 吸收剂　C. 黏合剂
D. 润滑剂　E. 稀释剂

4. 10% 的淀粉浆在片剂中的作用为（ ）

A. 润湿剂　B. 崩解剂　C. 黏合剂
D. 润滑剂　E. 稀释剂

5. 以处方中的药材提取得到的单体或者有效部位为原料制成的片剂是（ ）

A. 全粉末片　B. 提纯片　C. 半浸膏片
D. 全浸膏片　E. 包衣片

6. 硝酸甘油片为（ ）

A. 分散片　B. 口含片　C. 舌下片
D. 溶液片　E. 包衣片

7. 中药片剂中用颗粒压片时，干颗粒的含水量一般控制在（ ）

A. 13% ～ 15%　B. 7% ～ 9%　C. 5% ～ 7%
D. 3% ～ 5%　E. 1% ～ 3%

8. 在片剂的制备过程中，低取代羟丙基纤维素的主要作用为（ ）

A. 稀释剂　B. 崩解剂　C. 润湿剂

D. 润滑剂　E. 吸收剂

9. 下面哪项是咀嚼片不需要检查的项目（　）

A. 水分　B. 溶出度　C. 含量均匀度

D. 崩解时限　E. 外观性状

10. 遇水能迅速崩解，均匀分散，可以口服、吮服或吞服的片剂为（　）

A. 溶液片　B. 口含片　C. 分散片

D. 包衣片　E. 舌下片

11. 片剂糖衣层的糖浆浓度一般为（　）

A. 65% ～ 75%　B. 50% ～ 60%　C. 30% ～ 40%

D. 20% ～ 25%　E. 10% ～ 15%

12. 片剂包糖衣的顺序为（　）

A. 粉衣层→糖衣层→隔离层→有色糖衣层→打光

B. 粉衣层→隔离层→糖衣层→有色糖衣层→打光

C. 隔离层→粉衣层→糖衣层→有色糖衣层→打光

D. 隔离层→糖衣层→粉衣层→有色糖衣层→打光

E. 糖衣层→粉衣层→有色糖衣层→隔离层→打光

13.《中国药典》(2020 年版）四部通则规定，糖衣片的崩解时限应为（　）

A. 30 分钟　B. 1 小时　C. 1.5 小时

D. 2 小时　E. 2.5 小时

14. 片剂包薄膜衣时可作为增塑剂使用的是（　）

A. 羟丙甲基纤维素　B. 色素　C. 乙醇

D. 丙二醇　E. 二氧化钛

15. 片剂包糖衣的工序中，不加糖浆或胶浆的是（　）

A. 隔离层　B. 粉衣层　C. 糖衣层

D. 有色糖衣层　E. 打光

16. 乙醇作为片剂润湿剂时常用的浓度是（　）

A. 60% ～ 80%　B. 30% ～ 70%　C. 50% ～ 80%

D. 30% ～ 50%　E. 20% 以下

17. 表面活性剂作为片剂辅助崩解剂的主要机理是（　）

A. 酶解作用　B. 产气作用　C. 膨胀作用

D. 改善药物的润湿性　E. 毛细管作用

18. 片剂制备中兼黏合和崩解作用的辅料是（　）

A. 微晶纤维素　B. 羧甲基淀粉钠　C. 硬脂酸镁

D. 乳糖　E. 低取代羟丙基纤维素

19. 压片时，颗粒粗细相差过大或者颗粒流动性差时会产生（　）

A. 裂片　B. 松片　C. 黏冲

D. 片重差异超限　E. 色斑

20. 用粉末直接压片时常用的干黏合剂为（ ）

A. 糊精 B. 微晶纤维素 C. 淀粉
D. 羧甲基淀粉钠 E. 硬脂酸镁

21.《中国药典》（2020 年版）规定，中药薄膜衣片的崩解时限为（ ）

A. 15 分钟 B. 30 分钟 C. 1 小时
D. 1.5 小时 E. 2 小时

22. 以下属于片剂润滑剂的是（ ）

A. 羧甲基淀粉 B. 硬脂酸镁 C. PVP
D. 乙醇 E. 糊精

23. 可避免肝脏首过效应的片剂类型是（ ）

A. 泡腾片 B. 分散片 C. 舌下片
D. 溶液片 E. 口含片

24. 湿法制粒压片主要改善（ ）

A. 流动性和崩解性 B. 流动性和压缩成型性 C. 崩解性和溶出性
D. 防潮性和稳定性 E. 润滑性和抗黏着性

25. 正清风痛宁片的主要成分为盐酸青藤碱，它属于哪种片剂类型（ ）

A. 提纯片 B. 全粉末片 C. 全浸膏片
D. 半浸膏片 E. 以上均不是

26. 乳糖在片剂中可作为（ ）

A. 润滑剂 B. 崩解剂 C. 稀释剂
D. 润湿剂 E. 黏合剂

27. 中药片剂的硬度一般为（ ）

A. 1 ～ 2kg B. 2 ～ 3kg C. 4 ～ 5kg
D. 5 ～ 6kg E. 8 ～ 10kg

28. 单冲压片机调节药片片重时应调节（ ）

A. 下压力盘的高度 B. 上压力盘的位置 C. 上冲下降的位置
D. 下冲下降的位置 E. 上下冲同时调节

29. 硬脂酸镁作润滑剂一般用量为（ ）

A. 0.3% ～ 1% B. 0.1% ～ 0.3% C. 1% ～ 3%
D. 3% ～ 5% E. 5% 以上

30.《中国药典》（2020 年版）规定，糖衣片的崩解时限为（ ）

A. 15 分钟 B. 30 分钟 C. 1 小时
D. 1.5 小时 E. 2 小时

31. 片剂制粒中挥发油在哪步制备工艺中加入（ ）

A. 制粒前 B. 混合药粉时 C. 混入赋形剂中
D. 整粒时 E. 包衣时

32. 可作为肠溶衣物料的是（ ）

A. 卡波姆　　B. 丙烯酸树脂Ⅱ号　　C. MC
D. PVP　　E. PEG

33. 压片时，冲头和模圈上常有细粉黏着，使片剂表面不光、不平或有凹痕，称为（　）
A. 脱壳　　B. 裂片　　C. 色斑
D. 黏冲　　E. 松片

34. 包糖衣时包粉衣层的目的是（　）
A. 使片面消失原有棱角　　B. 增加片剂硬度　　C. 有利于药物溶出
D. 片心稳定性增强　　E. 使片剂美观

35. 按《中国药典》(2020 年版）四部制剂通则规定，凡检查溶出度和释放度的片剂，不再进行（　）
A. 片重差异检查　　B. 含量均匀度检查　　C. 溶散时限检查
D. 崩解时限检查　　E. 含量测定

36. 压片时，一般干颗粒中含有通过二号筛的粉粒以占总量的（　）为宜。
A. 45% ～ 60%　　B. 20% ～ 40%　　C. 10% ～ 20%
D.10% ～ 30%　　E.5% ～ 10%

37. 以下不属于引起片重差异超限的原因的是（　）
A. 物料的流动性差　　B. 物料中细粉太多　　C. 物料粒度大小相差悬殊
D. 冲头表面不光滑　　E. 刮粉器和模孔吻合性差

38. 湿法制粒压片的工艺流程正确的是（　）
A. 原辅料→粉碎→混合→制软材→制颗粒→整粒→压片
B. 原辅料→混合→粉碎→制软材→制颗粒→干燥→整粒→压片
C. 原辅料→粉碎→混合→制软材→制颗粒→干燥→压片
D. 原辅料→粉碎→混合→制软材→制颗粒→干燥→整粒→压片
E. 原辅料→混合→制软材→制颗粒→整粒→压片

39. 片剂生产中制颗粒的目的是（　）
A. 减少片重差异
B. 改善药物崩解
C. 避免复方制剂中各成分间的配伍变化
D. 改善片剂硬度
E. 改善药物溶出

40. 下列哪项不属于松片的原因（　）
A. 黏合剂用量不足　　B. 脂肪油含量过少　　C. 颗粒过干
D. 冲头长短不齐　　E. 制粒时乙醇浓度过高

41. 片剂辅料中常作为崩解剂的是（　）
A. 滑石粉　　B. 乙基纤维素　　C. 羧甲基淀粉钠
D. 硬脂酸镁　　E. 淀粉浆

42. 片剂辅料中，既能作填充剂又能作黏合剂及崩解剂的是（　）
A. 淀粉　B. 微晶纤维素　C. 乙醇
D. 淀粉浆　E. 蔗糖
43. 不宜用于粉末直接压片的是（　）
A. 对湿、热不稳定药物　B. 贵重药物　C. 含毒性成分药材
D. 含纤维较多药材　E. 含淀粉较多药材
44. 单冲压片机调节药片硬度时应调节（　）
A. 下压力盘的高度　B. 上压力盘的位置　C. 上冲下降的位置
D. 下冲上升的位置　E. 上下冲同时调节
45. 下列关于片剂的特点，叙述不正确的是（　）
A. 溶出度及生物利用度较部分丸剂好
B. 质量稳定
C. 剂量准确
D. 适合儿童服用
E. 运输、贮存及使用方便
46. 在规定的释放介质中缓慢地非恒速释放药物的片剂种类是（　）
A. 缓释片　B. 控释片　C. 可溶片
D. 分散片　E. 泡腾片
47. 对油类有较强的吸收能力，常作为片剂稀释剂和挥发油的吸收剂的是（　）
A. 淀粉　B. 糊精　C. 乳糖
D. 硫酸钙　E. 甘露醇
48. 宜选用水作润湿剂的情况是（　）
A. 物料中的成分不耐热
B. 物料中的成分易溶于水
C. 物料中的成分不易水解
D. 物料中以较大量糖粉及糊精为赋形剂
E. 颗粒若干燥后过硬时
49. 关于片剂质量检查，不正确的是（　）
A. 粉末或颗粒混合不均匀和片重差异超限均可影响含量均匀度
B. 片剂需做硬度检查
C. 糖衣片、薄膜衣片应在包衣前后均需检查片重差异
D. 凡检查含量均匀度的片剂，一般不再进行片重差异检查
E. 凡检查溶出度的片剂，不再进行崩解时限的检查
50. CMS–Na 作为片剂崩解剂的主要崩解机理为（　）
A. 毛细管作用　B. 改善药物的润湿性　C. 酶解作用
D. 产气作用　E. 膨胀作用
51.《中国药典》（2020 年版）对片重差异检查，以下说法中不正确的是（　）

A. 取 20 片，精密称定片重并求得平均值
B. 片重差异指每片重量与标示片重的差值
C. 片重小于 0.30g 的片剂，重量差异限度为 ±7.5%
D. 片重 0.30g 或 0.30g 以上，重量差异限度为 ±5%
E. 不得有 2 片超过限度一倍

52. 黏合剂黏性较强、用量过多会造成（　）
A. 片重差异超限　B. 黏冲　C. 崩解时限超限
D. 松片　E. 裂片

53. 某批药品需制成片剂 100 万片，其干颗粒重 250kg，加入辅料 50kg，则每片的重量为（　）
A. 0.25g　B. 0.60g　C. 0.40g
D. 0.80g　E. 0.30g

54. 不符合干颗粒质量要求的是（　）
A. 中药干颗粒的含水量一般为 3% ～ 5%
B. 干颗粒松紧以手指轻捻能粉碎成有粗糙感的细粒为宜
C. 干颗粒中通过二号筛的量占 30% ～ 50% 为宜
D. 干颗粒中应无通过六号筛的细粉
E. 干颗粒应具有适宜的流动性和可压性

55. 某片剂标示量为 150mg，其中干颗粒测得的主药含量为 50%，则该片重为（　）
A. 400mg　B. 300mg　C. 200mg
D. 150mg　E. 75mg

56. 下列包衣材料可使片剂在胃中崩解的是（　）
A. CAP　B. 丙烯酸树脂Ⅱ号　C. 羟丙基甲基纤维素
D. 虫胶　E. 邻苯二甲酸羟丙基纤维素

57. 中药片剂制备中含浸膏量大或黏性太大时宜选用的辅料为（　）
A. 吸收剂　B. 稀释剂　C. 黏合剂
D. 润滑剂　E. 崩解剂

58. 用于包衣的片芯形状应为（　）
A. 平顶形　B. 浅弧形　C. 深弧形
D. 扁形　E. 无要求

59. 部分片剂包糖衣时可视情况不包的衣层是（　）
A. 粉衣层　B. 隔离层　C. 糖衣层
D. 有色糖衣层　E. 打光

60. 包糖衣如出现片面裂纹的原因是（　）
A. 温度高、干燥速度太快
B. 片芯未干燥
C. 包糖衣层时最初几层没有层层干燥

D. 胶液层水分进入片芯

E. 有色糖浆用量过少

61. 舌下片给药途径是（ ）

A. 口服 B. 黏膜 C. 呼吸道

D. 皮肤 E. 注射

62. 片剂辅料中兼具矫味和黏合作用，但长期贮存会使片剂过硬，造成片剂崩解或溶出困难的是（ ）

A. 淀粉 B. 糊精 C. 糖粉

D. 乳糖 E. 微晶纤维素

63. 以下不会影响片剂成型的选项是（ ）

A. 物料的压缩成型性 B. 抗氧剂 C. 润滑剂

D. 水分含量 E. 压力

二、B型题（配伍选择题，由一组试题共用一组备选项，备选项在前，题干在后。备选项可重复选用，也可不选用。每道题只有一个最佳答案）

A. 硬脂酸镁 B. 滑石粉 C. 聚乙二醇4000

D. 氢化植物油 E. 微粉硅胶

1. 制备片剂时，不能用于遇碱不稳定的药物的润滑剂是（ ）

2. 制备片剂时，适用于油类和浸膏类药物的润滑剂是（ ）

3. 使用时可溶于轻质液状石蜡中喷于颗粒上的润滑剂是（ ）

A. 包隔离层 B. 包粉衣层 C. 包糖衣层

D. 片衣着色 E. 打光

4. 15%的明胶浆作为片剂包衣物料时的作用是（ ）

5. 滑石粉作为片剂包衣物料时的作用是（ ）

6. 川蜡作为片剂包衣物料时的作用是（ ）

A. 松片 B. 裂片 C. 黏冲

D. 片重差异超限 E. 崩解时间超限

7. 可通过喷洒稀乙醇润湿干颗粒或减少压力来减少（ ）

8. 可通过更换冲模，并擦净冲头表面来减少（ ）

9. 可通过选用黏性较强的黏合剂或增加其用量来减少（ ）

A. 糖粉 B. 乙醇 C. 甘露醇

D. 纤维素衍生物 E. 糊精

10. 用量过多导致片剂在贮存过程中逐渐变硬的辅料是（ ）

11. 适合纤维性强或质地疏松的药物压片的是（ ）

12. 常用于咀嚼片的稀释剂是（　　）

A. 舌下片　　B. 控释片　　C. 泡腾片
D. 分散片　　E. 口含片
13. 可减少药物的首过效应的是（　　）
14. 血药浓度平稳的是（　　）
15. 增加难溶性药物的吸收和生物利用度的是（　　）

A. 羧甲基淀粉钠　　B. 硬脂酸镁　　C. 乙醇
D. 乳糖　　E. 羟丙甲纤维素
16. 可作为片剂润滑剂的辅料是（　　）
17. 可作为片剂崩解剂的辅料是（　　）
18. 可作为片剂润湿剂的辅料是（　　）

A. 口腔贴片　　B. 分散片　　C. 咀嚼片
D. 口含片　　E. 舌下片
19. 可以加水分散，也可口中吮服或吞服的片剂是（　　）
20. 含于口腔内缓慢溶解的片剂是（　　）
21. 通过口腔黏膜吸收可避免首过作用的片剂是（　　）
22. 不需加入崩解剂的片剂是（　　）

A. 毛细管作用　　B. 改善药物的润湿性　　C. 酶解作用
D. 产气作用　　E. 膨胀作用
23. 干淀粉在片剂中作为崩解剂的主要崩解机理是（　　）
24. 枸橼酸与碳酸氢钠在片剂中作为崩解剂的主要崩解机理是（　　）
25. 吐温 80 在片剂中作为崩解剂的主要崩解机理是（　　）
26. 低取代羟丙纤维素作为崩解剂的主要崩解机理是（　　）

A. 吸收剂　　B. 润滑剂　　C. 稀释剂
D. 黏合剂　　E. 崩解剂
27. 在片剂中碳酸钙可用作（　　）
28. 在片剂中硬脂酸镁可用作（　　）
29. 在片剂中淀粉浆可用作（　　）
30. 在片剂中甘露醇可用作（　　）

A. 物料的细粉太多，塑性差
B. 颗粒不够干燥，润滑剂选用不当

C. 片剂黏合力差，压缩压力不足
D. 粉末混合不均匀
E. 物料流动性差，粒度大小相差悬殊
31. 容易造成裂片的是（ ）
32. 容易造成松片的是（ ）
33. 容易造成片重差异超限的是（ ）
34. 容易造成黏冲的是（ ）

A. 隔离层 B. 粉衣层 C. 糖衣层
D. 有色糖衣层 E. 打光
35. 增加衣层的牢固，使片面坚实、平滑，需要（ ）
36. 增加美观，具避光作用，需要（ ）
37. 能消除药片原有的棱角的是（ ）
38. 为使片衣表面光亮，且具防潮作用，需要（ ）

A. 锅壁上蜡未除尽
B. 片芯不干，水分进入片芯
C. 包粉衣层到糖衣层过程，滑石粉量减得太快
D. 有色糖浆用量过少，又未搅匀
E. 片剂过干或太湿
39. 包糖衣出现脱壳现象的原因为（ ）
40. 包糖衣出现花斑的原因为（ ）
41. 包糖衣出现片面裂纹的原因为（ ）

A. 稀释剂 B. 润滑剂 C. 崩解剂
D. 润湿剂 E. 吸收剂
42. 主药剂量少于 0.1g 的药物制片时需要加入（ ）
43. 促使片剂在胃肠液中迅速崩解成小粒子的辅料是（ ）
44. 能改善颗粒流动性的辅料是（ ）
45. 药物本身不具有黏性，加入适当的液体可以诱发其自身的黏性，此液体是（ ）

A. 起霜 B. 起泡和桥接 C. 起皱和“橘皮”膜
D. 碎片粘连和剥落 E. 出汗
46. 包薄膜衣加浆太快，未能及时干燥引起（ ）
47. 干燥不当，衣膜尚未铺展均匀，会导致（ ）
48. 表面的气泡或刻字片衣膜使标志模糊（ ）
49. 增塑剂或组成中有色物在干燥过程中迁移到包衣表面（ ）

三、C 型题（综合分析选择题，包括一个试题背景信息和一组试题，这一组试题是基于一个实例或案例背景信息逐题开展，每道题都有独立的备选项。题干在前，备选项在后。每道题备选项中，只有一个最佳答案）

硝酸甘油片处方：乳糖 88.8g，糖粉 38.0g，17% 淀粉浆适量，硬脂酸镁 1.0g，10% 硝酸甘油乙醇溶液 0.6g（硝酸甘油量），制成 1000 片（每片含硝酸甘油 0.5mg）。

1. 处方中的淀粉浆为（　）

A. 主药　B. 填充剂　C. 黏合剂
D. 崩解剂　E. 润滑剂

2. 处方中糖粉的作用是（　）

A. 主药　B. 稀释剂　C. 黏合剂
D. 崩解剂　E. 润滑剂

3. 硝酸甘油吞服后在吸收过程中容易被灭活而药效降低，应将其制成（　）

A. 口含片　B. 舌下片　C. 咀嚼片
D. 缓释片　E. 泡腾片

肠溶衣包衣液处方：丙烯酸树脂Ⅱ号醇溶液 200mL，邻苯二甲酸二乙酯 2mL，蓖麻油 6mL，吐温 -80 2mL，硅油 2mL，滑石粉 6g，钛白粉 6g，胭脂红适量。

4. 处方中邻苯二甲酸二乙酯作为（　）

A. 包衣材料　B. 增塑剂　C. 掩蔽剂
D. 着色剂　E. 稀释剂

5. 滑石粉的作用是（　）

A. 防止颗粒或片剂的粘连
B. 改变高分子薄膜的物理机械性质，使其更柔顺，有利于包衣
C. 便与鉴别，使产品美观
D. 起遮光作用，使片剂质量稳定
E. 有利于片剂崩解

6. 为使片剂包衣成膜致密有韧性，具耐酶性，丙烯酸树脂Ⅱ号醇溶液可与（　）混合包衣使用。

A. 丙烯酸树脂Ⅰ号　B. 丙烯酸树脂Ⅲ号　C. 纤维醋法酯
D. 醋酸纤维素酞酸酯　E. 聚乙烯醇酞酸脂

《中国药典》（2020 年版）第四部中规定，片剂崩解时限应符合规定。

7. 中药薄膜衣片的崩解时限为（　）

A. 15 分钟　B. 30 分钟　C. 1 小时
D. 1.5 小时　E. 2 小时

8. 不用进行崩解时限检查的片剂为（　）

A. 薄膜衣片　B. 分散片　C. 咀嚼片
D. 可溶片　E. 口含片

9. 检查片剂崩解时限的方法是（　）
A. 转篮法　B. 桨法　C. 吊篮法
D. 小杯法　E. 崩解仪法

处方：中药提取物 400g，干淀粉（4%）23g，淀粉 40g，10% 淀粉浆 24g，硬脂酸镁 0.6kg，制成 1000 片（每片含浸膏粉 0.4g）。

制法：将提取物过 80 目筛，与淀粉混匀，加淀粉浆制软材，用 14 目筛挤出制粒，于 70 ～ 80℃干燥，用 12 目筛整粒，加入干淀粉及硬脂酸镁混匀后压片，即得。

10. 该片的制备方法为（　）
A. 湿法制粒压片法　B. 干法制粒压片法　C. 粉末直接压片法
D. 半干式颗粒压片法　E. 空白颗粒压片法

11. 处方中淀粉、干淀粉的作用分别是（　）
A. 稀释剂、黏合剂　B. 外加崩解剂、稀释剂　C. 稀释剂、外加崩解剂
D. 内加崩解剂、稀释剂　E. 黏合剂、稀释剂

12. 处方中淀粉浆的作用是（　）
A. 外加崩解剂　B. 黏合剂　C. 稀释剂
D. 内加崩解剂　E. 润滑剂

13. 处方中硬脂酸镁为（　）
A. 主药　B. 稀释剂　C. 黏合剂
D. 崩解剂　E. 润滑剂

片剂包糖衣的物料与工序：
物料：糖浆、胶浆、滑石粉、白蜡等。
工序：隔离层→粉衣层→糖衣层→有色糖衣层→打光。

14. 部分片剂包糖衣时可视情况不包的衣层是（　）
A. 粉衣层　B. 隔离层　C. 糖衣层
D. 有色糖衣层　E. 打光

15. 包糖衣时包粉衣层的目的是（　）
A. 增加片剂硬度　B. 有利于药物溶出　C. 片芯稳定性增强
D. 使片剂美观　E. 使片面消失原有棱角

16. 下列不属于片剂包衣目的的是（　）
A. 增加药物稳定性　B. 掩盖药物不良气味　C. 可包药物衣增强疗效
D. 控制药物的释放速度　E. 改善外观，便于识别

复方阿司匹林片：

处方：阿司匹林 268g，对乙酰氨基酚 136g，咖啡因 33.4g，淀粉 266g，淀粉浆适量，滑石粉 15g，轻质液状石蜡 0.25g，酒石酸 2.7g，制成 1000 片。

制法：将咖啡因对乙酰氨基酚与三分之一量的淀粉混匀，加淀粉浆制软材，过 14 目尼龙筛制湿颗粒，于 70℃干燥，干颗粒用 12 目尼龙筛整粒。将此颗粒与阿司匹林混合均匀，加剩余的淀粉及吸附有液状石蜡的滑石粉共同混匀后，过 12 目尼龙筛，颗粒经含量测定合格后，用 12mm 冲压片，即得。

17. 处方中淀粉浆的作用是（　）

A. 主药　B. 稀释剂　C. 黏合剂
D. 崩解剂　E. 润滑剂

18. 处方中淀粉的作用是（　）

A. 稀释剂　B. 黏合剂　C. 崩解剂
D. 润滑剂　E. 助流剂

19. 处方中滑石粉的作用是（　）

A. 主药　B. 稀释剂　C. 黏合剂
D. 崩解剂　E. 润滑剂

20. 处方中加入酒石酸的作用是（　）

A. 提高阿司匹林稳定性　B. 防止低共熔现象　C. 减少阿司匹林的水解
D. 改变阿司匹林的可压性　E. 加快阿司匹林片的崩解和溶出

当归片：

处方：当归浸膏 262g，淀粉 40g，轻质氧化镁 60g，硬脂酸镁 7g，滑石粉 8g，制成 1000 片。

21. 处方中的淀粉为（　）

A. 主药　B. 填充剂　C. 吸收剂
D. 润滑剂　E. 缓释剂

22. 处方中的硬脂酸镁为（　）

A. 主药　B. 填充剂　C. 吸收剂
D. 润滑剂　E. 缓释剂

23. 处方中的滑石粉为（　）

A. 主药　B. 填充剂　C. 吸收剂
D. 润滑剂　E. 缓释剂

银黄片：

处方：金银花提取物 100g，黄芩提取物 40g，淀粉 160g，硬脂酸镁 5g，9% 乙醇溶液适量，共制 1000 片。

24. 处方中淀粉为（　）

A. 润滑剂　B. 崩解剂　C. 矫味剂

D. 润湿剂 E. 填充剂

25. 处方中硬脂酸镁为（ ）

A. 润滑剂 B. 崩解剂 C. 矫味剂

D. 润湿剂 E. 填充剂

26. 处方中的提取物为（ ）

A. 主药 B. 崩解剂 C. 矫味剂

D. 润湿剂 E. 填充剂

27. 处方中的乙醇为（ ）

A. 主药 B. 崩解剂 C. 矫味剂

D. 润湿剂 E. 填充剂

四、X 型题（多项选择题，由一个题干和五个备选答案组成。题干在前，备选项在后。每道题备选项中至少有两个正确答案，多选、少选、错选或不选均不得分）

1. 片剂包衣的目的有（ ）

A. 增加药物稳定性 B. 掩盖药物不良气味 C. 可包药物衣增强疗效

D. 控制药物的释放速度 E. 改善外观，便于识别

2. 片剂包薄膜衣的特点（ ）

A. 节省辅料 B. 简化操作，缩短生产周期 C. 片重增重小

D. 可以加快片剂的崩解 E. 不能完全掩盖片剂原有色泽

3. 压片发生黏冲的原因有（ ）

A. 压力过大 B. 冲头表面粗糙 C. 润滑剂用量不当

D. 颗粒含水量过多 E. 原辅料粗细差异大

4. 易造成片剂松片的原因是（ ）

A. 黏合剂过量

B. 颗粒含水量不当，颗粒过干

C. 压片压力过小或车速过快

D. 细粉过多

E. 原料中含较多挥发油

5. 下列关于片剂的特点，叙述正确的是（ ）

A. 生产自动化程度高

B. 溶出度及生物利用度通常较丸剂好

C. 剂量准确

D. 片剂内药物含量差异小

E. 运输、贮存及携带、应用都比较方便

6. 制备中药半浸膏片时宜用生药粉入药的处方药材是（ ）

A. 黏性大或质地坚硬的药材 B. 用量极少的贵重药材 C. 含淀粉较多的药材

D. 受热有效成分易被破坏的药材
E. 纤维性强，质地疏松的药材

7. 片剂制粒的目的是（　）
A. 避免粉末分层　　B. 避免黏冲，拉模　　C. 增加流动性
D. 减少片剂松片、裂片　　E. 避免片剂产生花斑

8. 引起片剂崩解迟缓的原因是（　）
A. 压片时压力过大
B. 压片时压力过小
C. 黏合剂黏性过强，用量过多
D. 疏水性润滑剂用量过多
E. 颗粒大小不均匀

9. 属于片剂崩解剂的是（　）
A. CMS–Na　　B. 糊精　　C. 碳酸氢钠与枸橼酸
D. L–HPC　　E. 吐温 –80

10. 包糖衣过程中容易出现的问题是（　）
A. 色泽不匀　　B. 片面裂纹　　C. 片面不平
D. 脱壳　　E. 片面摩擦变色

11. 崩解剂的加入方法有（　）
A. 与处方粉料混合在一起制成颗粒
B. 制成溶液后喷入
C. 与已干燥的颗粒混合后压片
D. 溶解于黏合剂内加入
E. 部分与处方粉料混合在一起制粒，部分加在干燥的颗粒

五、填空题

1. 中药片剂按原料处理的方法包括________、____________、_______、提纯片 4 种。
2. 糖粉是可溶性片剂的优良稀释剂，兼有矫味和________作用。
3. 喷雾干燥乳糖的粒子多呈球形，流动性、______较好，可供粉末直接压片。
4. PVP 与 PVPP 常分别用作片剂的______剂和________剂。
5. 泡腾崩解剂由______和______组成。
6. 常用的干法制粒方法主要有______和重压法。
7. Eudragit L 型是片剂的______型薄膜衣材料。
8. 流化包衣法也称______包衣法或悬浮包衣法。
9. 凡规定检查______、释放度或分散均匀性的制剂不再进行崩解时限检查。

六、名词解释

1. 片剂　　2. 泡腾片　　3. 分散片

4. 口崩片	5. 含片	6. 舌下片
7. 包衣片	8. 缓释片	9. 控释片
10. 口腔贴片	11. 可溶片	12. 微囊片
13. 半浸膏片	14. 全浸膏片	15. 全粉片
16. 提纯片	17. 润湿剂	18. 黏合剂
19. 崩解剂	20. 干法制粒压片	21. 粉末直接压片

七、简答题

1. 请简述片剂的优缺点。
2. 简述在片剂制备中崩解剂的加入方法及作用特点。
3. 简述片剂的崩解机理主要有哪些。
4. 简述广义的润滑剂的种类及作用。
5. 简述制颗粒的目的有哪些。
6. 简述干颗粒压片前的处理方法。
7. 简述干法制颗粒压片的含义及特点。
8. 简述全粉末直接压片的含义及特点。
9. 简述压片时常见问题的原因。
10. 简述片剂包衣的目的有哪些。
11. 简述薄膜衣的特点。
12. 简述包糖衣工序的主要步骤及其作用。

八、论述题

1. 制备片剂时为什么需要加入多种辅料？这些辅料的作用分别是什么？
2. 试述片剂制备过程中，中药原料处理的一般原则。
3. 论述中药片剂制颗粒的方法。
4. 试述压片时发生松片的原因及其解决方法。

九、案例分析

1. 银翘解毒片处方和制法如下，试述其制备工艺特点及设计原理。

【处方】金银花 200g，连翘 200g，薄荷 120g，荆芥 80g，淡豆豉 100g，牛蒡子（炒）120g，桔梗 120g，淡竹叶 80g，甘草 100g。

【制法】以上九味，金银花、桔梗分别粉碎成细粉，过筛；薄荷、荆芥提取挥发油，蒸馏后的水溶液另器收集；药渣与连翘、牛蒡子（炒）、淡竹叶、甘草加水煎煮两次，每次 2 小时，滤过，合并滤液；淡豆豉加水煮沸后，于 80℃温浸两次，每次 2 小时，合并浸出液，滤过。合并以上各药液，浓缩成稠膏，加入金银花、桔梗细粉及淀粉或滑石粉适量，混匀，制成颗粒，干燥，放冷，加入硬脂酸镁，喷加薄荷、荆芥挥发油，混匀，压制成 1000 片，或包薄膜衣，即得。

2. 对下列银杏叶片进行药剂学处方分析与制备工艺设计。

处方（*：干淀粉采用“外加法”加入）

成分	每片中用量
银杏叶提取物	80mg
乳糖	60mg
微晶纤维素	60mg
干淀粉 *	25mg
滑石粉	6mg
硬脂酸镁	2mg
10% 淀粉浆	适量

十、计算题

1. 现有某中药复方，每日饮片用量为 120g，取 1000 日剂量的中药，经提取等前处理后制粒，加润滑剂适量，混匀，得物料 3.6kg，压片，每片 0.3g。若日服 3 次，且不考虑工艺中的损耗，则每次需服用多少片能与原给药剂量相当？

2. 某中药处方 8kg 的饮片可供服用 400 次，经煎煮等前处理后制得干颗粒 400g，在其中加入颗粒重量 5% 的干淀粉和 1% 的硬脂酸镁，混匀后压片，若每次服用 3 片，则每片片重应为多少克（结果保留两位有效数字）？

参考答案及解析

一、A 型题

1. 答案：C

解析：胶浆。多用于包隔离层，可增加衣层黏性、塑性和牢固性，并对片芯起保护作用。

2. 答案：D

解析：枸橼酸与碳酸氢钠发生化学反应生成 CO_2 气体，使片剂崩解。

3. 答案：C

解析：糖浆本身具有黏性且黏合力强，能增加药粉间的黏合作用。

4. 答案：C

解析：10% 的淀粉浆为常用的黏合剂，其黏性较强，制备方便。

5. 答案：B

解析：提纯片系指将处方中药材经过提取，得到单体或有效部位，以此提纯物细粉为原料，加适宜的辅料制成的片剂。

6. 答案：C

解析：舌下片系指置于舌下能迅速溶化，药物经舌下黏膜吸收发挥全身作用的片剂，如硝酸甘油片、喘息定片等。

7. 答案：D

解析：干颗粒的含水量以 3% ～ 5% 为宜。含水量过高会产生黏冲现象，含水量过低则易出现顶裂现象。

8. 答案：B

解析：不同类型的辅料具有不同的作用，低取代羟丙基纤维素（L-HPC）在水中不易溶解，具有很好的吸水速度和吸水量，吸水后体积膨胀，吸水膨胀率为 500% ～ 700%，是良好的片剂崩解剂。

9. 答案：D

解析：咀嚼片是通过嚼碎服用，因此不需要崩解时限检查。

10. 答案：C

解析：分散片系指在水中能迅速崩解并均匀分散的片剂。

11. 答案：A

解析：65% ～ 75% 的糖浆浓度高，衣层能很快地析出蔗糖的结晶，致密地黏附在片剂表面。

12. 答案：C

解析：糖衣的包衣过程一般为隔离层→粉衣层→糖衣层→有色糖衣层→打光。

13. 答案：B

解析:《中国药典》(2020 年版) 四部通则规定，全粉片各片均应在 30 分钟内全部崩解，浸膏（半浸膏）片、糖衣片各片均应在 1 小时内全部崩解。

14. 答案：D

解析：增塑剂能增加成膜材料的可塑性，并且和高分子成膜材料具有较强的亲和力，丙二醇属于水溶性增塑剂。

15. 答案：E

解析：打光是在片衣表面擦上极薄的一层虫蜡，为了使片衣表面光亮美观。主要用的是蜡粉。

16. 答案：B

解析：遇水易分解、在水中溶解度大或遇水黏性太大的药物可选择乙醇作为润湿剂。不同浓度的乙醇是中药浸膏制粒的常用润湿剂，常用浓度为 30% ～ 70%。乙醇浓度愈高，粉料被润湿后黏性愈小。用乙醇作润湿剂时应迅速搅拌，立即制粒，迅速干燥。

17. 答案：D

解析：表面活性剂因能改善药物的润湿性，促进崩解。

18. 答案：B

解析：羟甲基纤维素钠广泛用于片剂的辅料，常作为黏合剂和崩解剂；微晶纤维素和乳糖一般为填充剂；硬脂酸镁为润滑剂；低取代羟丙基纤维素为崩解剂。

19. 答案：D

解析：颗粒粗细不均匀、颗粒流动性差、下冲升降不灵活、加料斗装量时多时少都可造成片重差异超限。

20. 答案：B

解析：微晶纤维素具有良好的流动性和可压性，对药物有较大的容纳量，除作为稀释剂外，还兼有润滑、助流、崩解和黏合作用，因此是粉末直接压片的理想填充剂。

21. 答案：C

解析：薄膜衣片按有关装置与方法，可在盐酸溶液中进行检查，应在 1 小时内全部崩解。

22. 答案：B

解析：润滑剂可减少黏冲及降低颗粒与颗粒、药片与模孔壁之间的摩擦力，使片剂光滑美观。硬脂酸镁润滑性强，附着性好。

23. 答案：C

解析：舌下片是将片剂置于舌下，药物经黏膜直接且快速吸收而发挥全身作用的片剂，可避免肝脏对药物的首过作用。

24. 答案：B

解析：压片过程的三大要素是流动性、压缩成型性和润滑性。

25. 答案：A

解析：提纯片系将处方中药材经过提取，得到单体或有效部位，加适宜的辅料制成的片剂。如藿香正气片、北豆根片、正清风痛宁片等。

26. 答案：C

解析：乳糖能溶于水，性质稳定，无吸湿性，有良好的可压性，制成的片剂光洁美观，不影响药物的溶出，对主药的含量测定影响较小，是优良的片剂稀释剂。

27. 答案：B

解析：不同用途片剂硬度各有差异，过大或过小易导致片剂崩解迟缓或松片。

28. 答案：D

解析：片重调节器用来调节下冲下降的位置，实际是调节颗粒在模孔中的填充量而调节片重。

29. 答案：A

解析：硬脂酸镁细腻轻松，有良好的附着性，易与颗粒混匀，能明显减小颗粒与冲模之间的摩擦力，且片面光洁美观，是性能优良、最常用的润滑剂。用量一般在 0.3% ～ 1%，如果用量过大，由于其本身疏水性，会影响片剂润湿，而延长片剂的崩解时间。

30. 答案：C

解析：中药薄膜衣片在 1 小时内全部崩解。

31. 答案：D

解析：整粒时将以乙醇溶解的挥发油溶液喷雾加于筛出的细粉中，再与其他颗粒混匀。

32. 答案：B

解析：肠溶衣材料是指具有耐酸性，在胃液中不溶解，但在肠液中或pH值较高的水溶液中可以溶解的成膜材料。主要包括丙烯酸树脂类聚合物（丙烯酸树脂Ⅱ号、Ⅲ号)、邻苯二甲酸醋酸纤维素（CAP)。

33. 答案：D

解析：压片时，冲头和模圈上常有细粉黏着，使片剂表面不光、不平或有凹痕的现象称为黏冲。冲头上刻有文字或模线者尤易发生黏冲现象。

34. 答案：A

解析：消除片芯原有的棱角，为了使片面平整，为包糖衣层打基础。

35. 答案：D

解析：凡检查溶出度的片剂，不再进行崩解时限的检查。

36. 答案：B

解析：一般干颗粒中20～30目的粉粒以20%～40%为宜。若粗粒过多，压成的片剂重量差异大；而细粉过多，则可能产生松片、裂片、边角毛缺及黏冲等现象。

37. 答案：D

解析：引起片重差异超限的原因有很多种，主要包括：颗粒粗细相差悬殊，黏性、引湿性强的药物颗粒流动性差；润滑剂用量不足或混合不匀；加料器不平衡，加料器堵塞，下冲塞模时下冲不灵活。冲头表面不光滑易引起花片。

38. 答案：D

解析：湿法制粒压片的工艺流程：原辅料→粉碎→混合→制软材→制颗粒→干燥→整粒→压片。本法适用于药物不能直接压片，且遇湿、热稳定的片剂的制备。

39. 答案：A

解析：制成颗粒后再压片，可改善物料的流动性和可压性，减少片剂的重量差异，而且要保证颗粒的压缩成型性。

40. 答案：B

解析：脂肪油和挥发油的含量过多易造成松片。

41. 答案：C

解析：崩解剂系指促使片剂在胃肠液中迅速崩解成细小颗粒的辅料。常用的崩解剂包括干淀粉、羧甲基淀粉钠、低取代羟丙基纤维素、交联聚维酮、交联聚维酮等。

42. 答案：B

解析：微晶纤维素具有快速崩解性、较好流动性，可压性好，可用于粉末直接压片，除作为填充剂外，兼具黏合、崩解等作用。

43. 答案：D

解析：含纤维较多药材粉末直接压片易引起松片。

44. 答案：C

解析：上冲连接一个压力调节器，调节上冲在模圈内的位置，下降的位置越低，压力越大，所得的片剂越硬越薄。

45. 答案：D

解析：儿童和昏迷患者不易吞服。

46. 答案：A

解析：缓释片指在规定的释放介质中缓慢地非恒速释放药物的片剂。

47. 答案：D

解析：硫酸钙不溶于水，无引湿性，性质稳定，对药物无吸附作用，防潮性能强，且对油类具有较强的吸收能力。

48. 答案：C

解析：药料本身具有一定黏性，用水润湿即能黏结成粒，可选水作为润湿剂。用水作润湿剂时，干燥温度高，故对不耐热、遇水易变质或易溶于水的药物不宜应用；黏性较强的物料，用水润湿时可出现结块、湿润不均匀、干燥后颗粒硬度大等现象。

49. 答案：C

解析：参考《中国药典》（2020 年版）四部制剂通则中片剂质量检查要求，糖衣片、薄膜衣片应在包衣前检查片芯的重量差异，包衣后不再检查片重差异。

50. 答案：E

解析：CMS–Na 吸水后的膨胀率达到原体积的 200 ～ 300 倍，其崩解作用十分明显。

51. 答案：E

解析：检查方法：取供试品 20 片，精密称定总重量，求得平均片重后，再分别精密称定各片的重量，每片重量与平均片重相比较（片重 0.3g 以下重量差异限度 ±7.5%，片重 0.3g 或 0.3g 以上重量限度差异 ±5%），超出重量差异限度的不得多于 2 片，并不得有 1 片超出限度的一倍。

52. 答案：C

解析：一般黏合剂用量大片剂易成型，但易使片剂过于坚硬，导致崩解时限超限。

53. 答案：E

解析：100 万片 =1000000 片，药片总重量是 250+50=300kg，即 300000g，总重量除以片数 =300000g/1000000=0.3g/ 片。

54. 答案：C

解析：颗粒中含水量对中药片剂成型及片剂质量影响很大，一般为 3%～ 5%；干颗粒的松紧与片剂的物理外观有关，干颗粒以手指轻捻能碎成有粗糙感的细粉为宜；中药片一般选用通过二号筛或更细的颗粒；一般干颗粒中 20 ～ 30 目的粉粒以 20%～ 40%为宜，且无通过六号筛的细粉。

55. 答案：B

解析：150mg 除以 50% 为 300mg。

56. 答案：C

解析：胃溶型薄膜衣材料可以在胃液中溶解，主要包括羟丙基甲基纤维素、羟丙基纤维素、聚维酮、聚乙烯缩乙醛二乙胺基醋酸酯。

57. 答案：B

解析：稀释剂适合主药剂量小于0.1g，或浸膏黏性太大，或含浸膏量多而制片困难者。

58. 答案：C

解析：对于包衣片剂，除符合一般片剂质量要求外，为确保包衣质量，片芯必须具有适宜的弧度，棱角小，以保证衣料能够全部覆盖于片芯表面。

59. 答案：B

解析：若素片硬度较强、化学成分稳定，可不包隔离层。

60. 答案：A

解析：包糖衣时需40℃以下低温缓缓吹风干燥，使其表面形成细腻的蔗糖晶体衣层，一般重复包10～15层。温度太高会出现裂纹。

61. 答案：B

解析：舌下片指置于舌下能迅速溶化，药物经舌下黏膜吸收发挥全身作用的片剂。

62. 答案：C

解析：糖粉的优点在于黏合力强，可用来增加片剂的硬度，并使片剂的表面光滑。糖粉为片剂优良的稀释剂，兼有矫味和黏合作用，多用于含片、咀嚼片及纤维性较强或质地疏松的中药制片，但长期贮存会使片剂过硬，造成片剂崩解或溶出困难。

63. 答案：B

解析：片剂成型的影响因素有物料的压缩成型性，药物的熔点及晶型，辅料，物料含水量，压力。

二、B型题

1～3. 答案：AED

解析：硬脂酸镁呈弱碱性，不能用于遇碱不稳定的药物的润滑剂；微粉硅胶为白色的轻质粉末，无臭无味，化学性质稳定，比表面积大，特别适宜于油类和浸膏类等药物，与1～2倍的油混合仍呈粉状；氢化植物油由精制植物油经催化氢化制得，应用时将本品溶于轻质液体石蜡或己烷中，然后喷于颗粒上以利于分布均匀。

4～6. 答案：ABE

解析：片剂包衣过程：隔离层→粉衣层→糖衣层→有色糖衣层→打光。包衣时加入适量的明胶浆，使其均匀地黏附于片芯，为了包在片芯外起隔离作用。粉层是为了消除片芯原有的棱角，加入适量糖浆使表面均匀润湿，再加入适量滑石粉使之均匀黏着在片剂表面。打光是指在片衣表面擦上一层极薄的蜡层，其目的是使片衣表面光亮美观，同时有防潮作用。一般使用川蜡、棕榈蜡、蜂蜡等。

7～9. 答案：BCA

解析：颗粒过干或药物失去结晶水过多引起裂片，可喷洒适量稀乙醇湿润，或与适量含水量较高的颗粒掺匀后压片。冲模表面粗糙或冲头刻字（线）太深造成黏冲，应更换冲模，或将冲头表面擦净使光滑。润湿剂或黏合剂选择不当或用量不足，致使压片物料细粉过多，含纤维、角质类、动物类、矿物类药量多，缺乏黏性或具有弹性，致使颗粒松散不易压片，或黏性差的矿物类药量多，或颗粒质地疏松，流动性差，致填充量不足而产生松片，选用黏性较强的黏合剂或适当增加其用量重新制粒。

10 ～ 12. 答案：AAC

解析：糖粉黏合力强，能增加片剂的硬度，使片剂表面光滑美观，适合于纤维性强或质地疏松的药物压片；但吸湿性较强，在中药浸膏制粒、压片中用量过多会使制粒、压片困难。长期贮存会使片剂的硬度过大，造成片剂崩解或药物溶出困难，酸性或碱性强的药物能促使蔗糖转化，增加其引湿性，故不宜配伍使用。甘露醇为白色、无臭、具甜味的结晶性粉末或颗粒，在口中溶解时吸热，有凉爽感，常用于咀嚼片、口崩片，但价格稍贵，常与蔗糖配合使用。

13 ～ 15. 答案：ABD

解析：舌下片是置于舌下能迅速溶化，药物经舌下黏膜吸收发挥全身作用的片剂，可防止胃肠液 pH 及酶对药物的不良影响，避免药物的肝脏首过效应。控释片是在规定的释放介质中缓慢地恒速释放药物的片剂，具有血药浓度平稳、服药次数少、作用时间长的优点。分散片中的原料药物应是难溶的，分散于水中后能形成有一定黏度的混悬液，具有服用方便、吸收快、生物利用度高和不良反应小等优点，如独一味分散片。

16 ～ 18. 答案：BAC

解析：硬脂酸镁润滑性强，附着性好，可作为润滑剂。羧甲基淀粉钠在水中的体积能膨胀 300 倍，能分散在水中形成凝胶。不同浓度的乙醇均可作为润湿剂。

19 ～ 22. 答案：BDAC

解析：在水中能迅速崩解并均匀分散的片剂是分散片，可加水分散，也可口中吮服或吞服。含于口腔中缓慢溶化产生局部或全身作用的片剂是口含片。口腔中咀嚼后吞服的片剂是咀嚼片，药片嚼碎后便于吞服，不需加崩解剂。黏贴于口腔，经黏膜吸收后起局部或全身作用的是口腔贴片，通过口腔黏膜吸收可避免首过作用。

23 ～ 26. 答案：ADBE

解析：片剂崩解的机理：①毛细管作用：崩解剂在片剂中能保持压制片的孔隙结构，形成易于润湿的毛细管通道，并在水性介质中呈现较低的界面张力，当片剂置于水中时，水能迅速地随毛细管进入片剂内部，使整个片剂润湿而促进崩解。干淀粉崩解原理就是基于毛细管作用。②膨胀作用：崩解剂遇水膨胀，促使片剂崩解，如羧甲基淀粉钠、低取代羟丙基纤维素。③产气作用：泡腾崩解剂遇水能产生气体，借气体的膨胀使片剂崩解，枸橼酸与碳酸氢钠遇水则通过产气作用崩解。④酶解作用：有些酶对片剂中某些辅料有作用，当将它们配制在同一片剂中时，遇水即能迅速崩解。⑤吐温 80 为表面活性剂，改善药物的润湿性从而使片剂崩解。

27 ～ 30. 答案：ABDC

解析：一些无机钙盐，如硫酸钙、磷酸氢钙及磷酸钙，常用作片剂的稀释剂和吸收剂，吸收挥发油或脂肪油。淀粉浆是淀粉加水在 70℃左右受热糊化而得，为最常用的黏合剂，淀粉浆的常用浓度为 8%～15%。硬脂酸镁能够明显减小颗粒与冲模之间的摩擦力，且片面光洁美观，是性能优良、最常用的润滑剂。用量一般为 0.3%～1%。甘露醇、山梨醇为白色、无臭、具甜味的结晶性粉末或颗粒，在口中溶解时吸热，有凉爽感，常用于咀嚼片、口崩片，但价格稍贵，常与蔗糖配合使用，可以作为片剂稀释剂。

31～34. 答案：ACEB

解析：制粒时黏合剂或润湿剂选择不当或用量不足致细粉过多或颗粒过粗、过细容易造成裂片，需要加入适量黏合剂；颗粒不够干燥，润滑剂选用不当，会在压片时物料黏在压片机上，容易造成黏冲；片剂黏合力差，或者加入黏合剂不足，压缩压力不足，容易造成松片；粉末混合不均匀，会造成片剂含量不均匀，影响药效及质量；颗粒粗细相差悬殊或黏性、引湿性强的药物颗粒流动性差，致使压片时模孔中颗粒填入量忽多忽少，使片重差异增大。

35～38. 答案：CDBE

解析：一般为：隔离层→粉衣层→糖衣层→有色糖衣层→打光。隔离层是指在片芯外层起隔离作用的衣层，包隔离层的目的在于：①防止药物吸潮。②防止因酸性药物促进蔗糖转化而造成糖衣破坏。③增加片剂硬度。粉衣层又称粉底层，目的是为了消除片剂的棱角，使片面包平。包糖衣层的目的是利用糖浆在片剂表面缓缓干燥，蔗糖晶体连结而成坚实、细腻的薄膜，增加衣层的牢固性和美观度。有色糖衣层亦称色层或色衣，包衣物料是带颜色的糖浆，其目的是使片衣有一定的颜色，以便于区别不同品种，避免药物见光分解破坏。打光是指在片衣表面擦上一层极薄的蜡层，其目的是使片衣表面光亮美观，同时有防潮作用，一般使用川蜡、棕榈蜡、蜂蜡等。

39～41. 答案：BDC

解析：包糖衣出现脱壳现象的原因是片芯本身不干，包衣时未及时充分干燥，水分进入片芯。包糖衣出现花斑的可能原因是有色糖浆用量过少，又未搅匀，或片面粗糙不平，粉衣层和糖衣层未包匀，或粉衣过薄，片面着色不均。包衣时干燥温度过高，糖晶析出过快致片面粗糙不平。包糖衣出现片面裂纹的可能原因是包粉衣层到糖衣层过程，滑石粉量减得太快；温度高干燥快，析出粗糖晶使片面留有裂缝。糖衣片打不光擦不亮的原因有：片面糖晶大而粗糙；打光的片剂过干或太湿；蜡粉受潮，用量过多。

42～45. 答案：ACBD

解析：稀释剂适用于主药剂量小于 0.1g，或浸膏黏性太大，或含浸膏量多而制片困难者。崩解剂系指促使片剂在胃肠液中迅速崩解成小粒子而更有利于药物溶出的辅料。润湿性是指本身不具有黏性，能增加药粉间的黏合作用，以利于制粒和压片的辅料。润滑剂中的助流剂能降低颗粒之间的摩擦力，改善粉体的流动性，减少重量差异。

46～49. 答案：DCBA

解析：包薄膜衣加浆太快，未能及时干燥会导致片剂相互粘连，重新分离时一个片面上的衣膜碎片脱落粘在另一片面上，小片称碎片粘连，大片称剥落。主要由干燥不当引起，衣膜尚未铺展均匀已被干燥，有波纹出现即有起皱现象，喷雾时高低不平会产生“橘皮”样粗糙面。薄膜衣下表面有气泡或刻字片衣膜使标志模糊，表明膜材料与片芯表面之间黏着力不足，前者称为起泡，后者称为桥接。起霜是指有些增塑剂或组成中有色物质在干燥过程中迁移到衣层表面，呈灰暗色且不均匀分布的现象。

三、C 型题

1. 答案：C

解析：淀粉浆（俗称淀粉糊）是片剂中最常用的黏合剂，常用 8% ～ 15% 的浓度，并以 10% 淀粉浆最为常用；若物料可压性较差，可再适当提高淀粉浆的浓度到 20%，相反，也可适当降低淀粉浆的浓度，如氢氧化铝片即用 5% 淀粉浆作黏合剂。淀粉浆的制法主要有煮浆和冲浆两种方法，都是利用了淀粉能够糊化的性质。

2. 答案：B

解析：糖粉多用于咀嚼片与口服片。糖粉作为稀释剂，黏合力强，可用来增加片剂硬度，使表面光滑美观。

3. 答案：B

解析：硝酸甘油不能吞服，因为吞服在吸收过程中容易被灭活而药效降低；把硝酸甘油含于舌下，舌下的许多血管使硝酸甘油极易溶化后直接进入血液，起效快，药效可高达 80%。

4. 答案：B

解析：增塑剂（塑化剂）是一种添加到高分子材料中，可提高其可塑性、加工性、膨胀性或柔韧性的物质。作为药用辅料，邻苯二甲酸酯类增塑剂主要用于药品的薄膜包衣中。

5. 答案：A

解析：滑石粉主要作为片剂生产的助流剂使用，它可将颗粒表面的凹陷处填平，减低颗粒表面的粗糙性，从而达到降低颗粒间的摩擦力、改善颗粒流动性的目的。

6. 答案：B

解析：丙烯酸树脂Ⅱ、Ⅲ号可混合用作肠溶包衣材料，丙烯酸树脂Ⅱ号外观较差，但在包衣过程中不粘连，丙烯酸树脂Ⅲ号成膜性能好，光泽好，在实际生产中二者常按一定比例混合使用。

7. 答案：C

解析：《中国药典》（2020 年版）四部通则崩解时限检查法，规定了崩解仪的结构、实验方法和标准。检查方法采用吊篮法，将吊篮通过上端的不锈钢轴悬挂于支架上，浸入 1000mL 烧杯中，杯内盛有温度为 37℃ ±1℃的水，调节水位高度使吊篮上升时筛网在水面下 15mm 处，下降时筛网距烧杯底部 25mm。除另有规定外，取供试品 6 片，分别置于吊篮的玻璃管中，每管加挡板 1 块，启动崩解仪进行检查。薄膜衣片按上述装置与方法检查，可改在盐酸溶液（9 → 1000）中进行检查，应在 1 小时内全部崩解。

8. 答案：C

解析：咀嚼片不进行崩解时限检查。

9. 答案：C

解析：《中国药典》（2020 年版）四部通则崩解时限检查法，规定了检查方法采用吊篮法。

10. 答案：A

解析：片剂的制法可分为颗粒压片法和直接压片法两大类，目前以颗粒压片法应用最多。颗粒压片法又可分为湿法制粒压片法和干法制粒压片法。直接压片法可分为粉末直接压片法和半干式颗粒（空白颗粒）压片法。实际工作中以湿法制粒压片法应用较为普遍，其工艺流程为：原辅料→粉碎→混合→制软材→制粒→干燥→整粒→压片。

11. 答案：C

解析：淀粉为最常用的稀释剂，为白色细腻的粉末，由支链淀粉和直链淀粉组成。干淀粉是一种常用的崩解剂，用前在 100 ～ 105℃下干燥 1 小时，使含水量在 8%以下，常用量为配方的 5%～ 20%。

12. 答案：B

解析：淀粉浆是淀粉加水在 70℃左右受热糊化而得，为最常用的黏合剂。淀粉浆的常用浓度为 8%～ 15%，若物料的可压性较差，浓度可适当提高。

13. 答案：E

解析：硬脂酸镁为疏水性润滑剂，易与颗粒混匀，压片后片面光洁美观。

14. 答案：B

解析：隔离层是指在片芯外层起隔离作用的衣层，包隔离层的物料通常用邻苯二甲酸醋酸纤维素乙醇溶液、胶浆等。

15. 答案：E

解析：粉衣层，又称粉底层，目的是为了消除片剂的棱角，片面包平。

16. 答案：C

解析：片剂包衣的主要目的：①避光，防潮，隔离空气，提高药物稳定性；②掩盖药物不良气味，提高患者顺应性；③降低药物对胃的刺激作用，避免被胃液或胃酶破坏，为使药物到达小肠释放，可将药物包肠溶衣；④实现药物分别在胃内和肠内发挥疗效，将需在肠内起作用的成分制成片芯，在胃内起作用的成分作为衣层压包于片芯外层制成多层片，口服后，外层先在胃内崩解，而片芯则到达肠内后崩解；⑤增强片剂美观度，便于识别片剂品种。

17. 答案：C

解析：淀粉浆为片剂中最常用的黏合剂，一般浓度为 8% ～ 15%，以 10% 最常用，5% 的浓度过低，无黏合作用。

18. 答案：A

解析：淀粉为最常用的稀释剂。

19. 答案：E

解析：滑石粉为片剂中常用的润滑剂。

20. 答案：C

解析：处方中加入酒石酸以形成酸性环境，可减少阿司匹林（乙酰水杨酸）的水解。

21. 答案：B

解析：稀释剂和吸收剂统称为填充剂，淀粉为最常用的稀释剂。

22. 答案：D

解析：硬脂酸镁为白色粉末，细腻轻松，有良好的附着性，易与颗粒混匀，能够明显减小颗粒与冲模之间的摩擦力，且片面光洁美观，是性能优良、最常用的润滑剂。

23. 答案：D

解析：滑石粉其成分为含水硅酸镁，为白色结晶粉末，不溶于水，是一种优良的助流剂，用后可以分布均匀，减低颗粒表面的粗糙性，增加颗粒的润滑性和流动性。

24. 答案：E

解析：淀粉为常用填充剂。

25. 答案：A

解析：硬脂酸镁为片剂中常用的润滑剂。

26. 答案：A

解析：金银花提取物和黄芩提取物为主药。

27. 答案：D

解析：制粒中常用的润湿剂为蒸馏水和乙醇。润湿剂系指本身没有黏性，但能诱发物料黏性，以利于制粒的液体，适用于具有黏性物料的制粒压片。

四、X 型题

1. 答案：ABDE

解析：片剂包衣的目的：改善片剂的外观，包衣层中可着色，最后抛光，可显著改善片剂的外观；增强片芯中药物的稳定性，有的药物易吸潮，有的药物易氧化变质，有的药物对光敏感，选用适宜的隔湿、遮光等材料包衣后，可显著增强其稳定性；掩盖片剂中药物的不良嗅和味；控制药物的释放部位，例如易在胃液中因酸性或胃酶破坏以及对胃有刺激性并影响食欲，甚至引起呕吐的药物都可包肠溶衣，使在胃中不溶，而在肠中溶解。近年还用包衣法定位给药，例如结肠给药。可通过包衣技术将两种有化学性配伍禁忌的药物分别置于片芯和衣层等。

2. 答案：ABCE

解析：片剂包薄膜衣的特点：①包薄膜衣可节省物料，片重增加少，且片形美观、标志清晰、不易仿冒；②具有防潮、避光、掩味、耐磨，且不易产生裂片、花斑、霉点，易于崩解，大大提高了药物的溶出度、生物利用度、药物保存的有效期。

3. 答案：BCD

解析：压片时造成黏冲或黏模的主要原因有：颗粒不够干燥或物料易于吸湿、润滑剂选用不当或用量不足以及冲头表面锈蚀或刻字粗糙不光等。

4. 答案：BCDE

解析：片剂松片的原因：药物粉碎细度不够、纤维性或富有弹性药物或油类成分含量较多而混合不均匀；黏合剂或润湿剂用量不足或选择不当，使压片物料细粉过多、颗粒质地疏松或颗粒粗细分布不匀，粗粒与细粒分层；颗粒含水量太少，过分干燥的颗粒具有较大的弹性，含有结晶水的药物在颗粒干燥过程中失去较多的结晶水，使颗粒松脆，容易松片；药物本身的性质；颗粒流动性差，填入模孔的颗粒不均匀；有较大块或颗粒、碎片堵塞刮粒器及下料口，填充量不足；压片机械的因素。

5. 答案：ABCDE

解析：片剂的特点：通常片剂的溶出度及生物利用度较丸剂好；剂量准确，片剂内药物含量差异较小；质量稳定，片剂为干燥固体，某些易氧化变质及易潮解的药物可借包衣加以保护，光线、空气、水分等对其影响较小；服用、携带、运输等较方便；机械化生产，产量大，成本低，卫生标准容易达到。

6. 答案：BCD

解析：中药半浸膏片制备时，适合作为粉料的处方饮片是：含淀粉较多的饮片、用量极少的贵重药、受热有效成分易被破坏的饮片。

7. 答案：ABCD

解析：①改善物料流动性；②防止各种成分因粒度、密度的差异在混合过程中产生离析；③避免或减少粉尘；④调整松密度，改善溶出与崩解性能；⑤改善物料在制片过程中压力传递的均匀性。

8. 答案：ACD

解析：引起片剂崩解迟缓的原因有：①崩解剂品种、用量或加入方法不当，崩解迟缓；或干燥不够。②黏合剂黏性过强，用量过大；或疏水性润滑剂使用量大易造成崩解迟缓。③压片颗粒粗硬或压力过大。④含胶、糖或浸膏的片剂贮存温度较高或引湿后，崩解时间延长。

9. 答案：ACDE

解析：片剂的崩解剂主要有干淀粉、羧甲基淀粉钠、低取代羟丙基纤维素、交联聚乙烯吡咯烷酮、交联羧甲基纤维素钠、泡腾崩解剂以及表面活性剂等。

10. 答案：ABCDE

解析：包糖衣过程中容易出现的问题：掉皮，糖浆、滑石粉不粘锅，片剂粘锅或出现夹片，片剂出现露黑边，打光困难，烂片、裂片、花斑和色泽不匀以及变色等问题。

11. 答案：ACE

解析：崩解剂的加入方法有：内加法（将崩解剂与主药等混合后制粒）；外加法（将崩解剂混匀于整粒后的干颗粒中压片）；内外加结合法（即将用量 50% ～ 75% 的崩解剂内加制粒，其余外加在干颗粒中）；特殊加入法（①泡腾崩解剂酸、碱性组分应分别与处方药料或其他辅料制成干颗粒后，临压片时混匀；②表面活性剂的加入，一般制成醇溶液喷于干颗粒上，密闭渗吸；或制粒时溶于黏合剂内；或与崩解剂混匀后加于干颗粒中）。

五、填空

1. 全浸膏片、半浸膏片、全粉片
2. 黏合
3. 可压性
4. 黏合、崩解
5. 碳酸盐、有机酸
6. 滚压法
7. 肠溶
8. 沸腾
9. 溶出度

六、名词解释（略）

七、简答题

1. 答：优点：①溶出度及生物利用度通常较丸剂好；②剂量准确；③质量稳定；④服用、携带、运输和贮存方便；⑤生产效率高，成本低。缺点：①需加入多种赋形剂，制备中需经压缩成型，溶出度较散剂及胶囊剂差；②儿童及昏迷患者不易吞服；③含挥发性成分的片剂贮存较久时含量下降。

2. 答：①内加法：崩解剂与处方粉料混合在一起制颗粒。崩解作用起自颗粒的内部，使颗粒全部崩解。由于崩解剂包于颗粒内，与水接触较迟缓，且淀粉等在制粒过程中已接触湿和热，崩解作用较弱。②外加法：崩解剂加于压片前的干颗粒中。片剂的崩解发生在颗粒之间，崩解速度较快，但崩解后往往呈颗粒状态。③内外加法：部分崩解剂在制粒过程中加入，部分崩解剂加入压片前的干颗粒中。此种方法可使片剂的崩解既发生在颗粒内部又发生在颗粒之间，效果较好。

3. 答：①毛细管作用：崩解剂在片剂中保持有孔隙结构，形成易被水湿润的毛细管孔道，片剂经加压成形后，内部存在大量微小孔隙，片剂接触水后，水随毛细管迅速进入片剂内部，促使崩解。②膨胀作用：崩解剂遇水膨胀，促使片剂崩解。③产气作用：泡腾崩解剂遇水能产生气体，借气体的膨胀使片剂崩解。④酶解作用：有些酶对片剂中某些辅料有作用，当将它们配制在同一片剂中时，遇水即能迅速崩解，如以淀粉浆作黏合剂时，可将淀粉酶加到干颗粒中，由此压制的片剂遇水即能崩解。

4. 答：广义的润滑剂包括助流剂、抗黏剂和润滑剂。助流剂为降低颗粒之间摩擦力，改善粉体流动性，减少重量差异的辅料。抗黏剂为防止压片时产生黏冲，保证压片操作的顺利进行以及使片剂表面光洁的辅料。润滑剂为降低压片和推出片时药片与冲模壁之间的摩擦力，保证压片时应力分布均匀，防止裂片的辅料。

5. 答：①增加物料的流动性；②改善可压性，避免松片、顶裂等现象；③避免粉末分层，以致含量不准；④避免细粉飞扬。

6. 答：①整粒：目的是将干颗粒过筛，使其中的团块状物、条状物分散成均匀的颗粒。②加挥发油、挥发性药物及液体物料：从干颗粒中用五号筛筛出部分细粉或细粒吸收挥发油或液体药物，再以等量递增法与颗粒混匀。若挥发油量超过 0.6% 时，先以吸收剂吸收，再与颗粒混匀。油溶液或挥发性固体，先用少量乙醇溶解，再均匀喷入颗粒中混匀。以上各法最后均应放置桶内密闭贮放数小时，使挥发性成分在颗粒中渗透均匀。近年也有将挥发油制成 β－环糊精包合物加于颗粒中，以便于制粒压片，且可减少挥发油在贮存过程中的挥发损失。③加润滑剂及崩解剂：外加的崩解剂应先将崩解剂干燥，过筛，在整粒时加入干颗粒中，充分混合。润滑剂常在整粒后用六号筛筛入干颗粒中混匀。

7. 答：干法制粒压片系指不用润湿剂或液态黏合剂而将粉末物料或干浸膏制成颗粒进行压片的方法。制备中物料不经过湿和热的处理，可提高不稳定药物的产品质量，节省工时。但干法制颗粒需用特殊设备，各种物料的性质不一，给干法制粒带来困难。在中药片剂生产中除干浸膏直接粉碎成颗粒应用稍多外，仅少数产品使用此法。

8. 答：粉末直接压片系指药物粉末与适宜的辅料混匀后，不经制颗粒而直接压片的方法。优点：①可省去制粒、干燥等工序，缩短工艺过程，有利于自动化连续生产；②生产过程中无湿热过程，提高了药物的稳定性；③片剂崩解后为药物的原始粒子，比表面积大，有利于药物的溶出，提高药效。缺点：对物料的流动性、可压性和润滑性的要求较高。

9. 答：归纳起来常从下面三个方面考虑：①颗粒的质量：是否过硬、过松、过湿、过干、大小悬殊、细粉过多等；②空气湿度：是否太高；③压片机是否正常：如压力大小、车速是否过快、冲模是否磨损等。

10. 答：①避光、防潮、隔离空气，提高药物稳定性；②掩味，提高患者顺应性；③降低药物对胃的刺激，避免被胃液或胃酶破坏；④实现药物分别在胃内和肠内发挥疗效；⑤增强片剂美观度，便于识别片剂品种。

11. 答：优点：①节省物料，简化操作，工时短而成本低；②衣层牢固光滑，衣层薄，片芯增重少；③对崩解的影响小；④片剂包衣后原来标记仍可显出；⑤便于生产工艺的自动化等。缺点：①操作时可能会用到有机溶剂；②片剂原来的颜色不易完全掩盖，不如糖衣美观。

12. 答：①隔离层：物料常用邻苯二甲酸醋酸纤维素乙醇溶液、胶浆等。其作用是防止药物吸潮；防止因酸性药物促进蔗糖转化而造成糖衣破坏；增加片剂硬度。②粉衣层：物料是用糖浆和滑石粉。其作用是消除片剂的棱角，片面包平。③糖衣层：物料只用糖浆而不用滑石粉。其作用是增加衣层的牢固性和美观度。④有色糖衣层：物料是有色糖浆。其作用是增加美观，避光，便于识别。⑤打光：物料是川蜡、棕榈蜂蜡等。其作用是使片衣表面光亮美观，同时有防潮作用。

八、论述题

1. 答：压片所用的药物应具备以下性能：①有良好的流动性和可压性；②有一定的黏着性；③润滑性好，不黏冲头和模圈；④遇体液能迅速崩解、溶解、吸收而产生应有的疗效。很少有药物完全具备这些性能，因此，必须另加辅料或适当处理使之达到上述要求。

片剂辅料一般包括稀释剂、吸收剂、润湿剂、黏合剂、崩解剂及润滑剂。稀释剂和吸收剂统称为填充剂。为了应用和生产的方便，片剂的直径一般不小于 6mm，片重多在 100mg 以上。当药物剂量小于 100mg，或中药片剂中含浸膏量多或浸膏黏性太大，制片困难时，需加入稀释剂。当原料药中含有较多挥发油、脂肪油或其他液体时，需加吸收剂吸收。稀释剂与吸收剂的加入可保证片剂一定体积，使片剂含药量均匀，能改善药物压缩成型性。润湿剂和黏合剂在片剂中具有黏结固体粉末的作用。润湿剂系指本身没有黏性，但能诱发物料黏性，以利于制粒的液体；而黏合剂是指本身具有黏性，能增加物料的黏合力的物质，适用于没有黏性或黏性差的中药提取物或原药粉制粒压片。崩解剂系指促使片剂在胃肠液中迅速崩解成细小颗粒的辅料。片剂的崩解是药物溶出的第一步，为使片剂能迅速发挥药效，除了缓控释片、口含片、咀嚼片、舌下片外，一般均需加入崩解剂。此外，为了保证压片时顺利加料和出片，减少黏冲，降低颗粒之间、药片与冲模之间的摩擦力，使片剂光滑美观，在压片前常加入一定量的润滑剂。

2. 答：①按处方选用合格的药材，进行洁净、灭菌、炮制和干燥处理，制成净药材。②生药原粉入药：含淀粉较多的饮片、贵重药、剧毒药、树脂类药及受热有效成分易破坏的饮片等，一般粉碎成100目左右的细粉。如山药、桔梗、浙贝母、牛黄、大黄、木香等。③含水溶性有效成分的饮片，或含纤维较多、黏性较大、质地松泡或坚硬的药材，以水煎煮，浓缩成稠膏。必要时采用高速离心或加乙醇等纯化方法去除杂质，再制成稠膏或干浸膏。如大腹皮、丝瓜络、茅根、熟地黄、大枣及磁石等。④含挥发性成分较多的饮片宜用双提法，即先用水蒸气蒸馏法提取挥发油成分，药渣再加水煎煮或将蒸馏后剩余药液制成稠膏或干浸膏粉。⑤含醇溶性成分的饮片，可用适宜浓度的乙醇或其他溶剂以回流、渗漉、浸渍等方法提取，回收乙醇后再浓缩成稠膏。如刺五加、丹参等。⑥有效成分明确的饮片采用特定的方法和溶剂提取后制片。

3. 答：按原料不同可分为：①药材全粉制粒法：系将处方中全部药材细粉混匀，加适量的黏合剂或润湿剂制成软材，挤压过筛制粒的方法。黏合剂或润湿剂需根据药粉自身黏性情况进行选择。②部分药材细粉与稠浸膏混合制粒法：系将处方中部分药材提取制成稠浸膏，另一部分药材粉碎成细粉，两者混合后若黏性适中可直接制成软材、制颗粒的方法。多以处方量的10% ～ 30%药材打粉，其余制稠浸膏。③全浸膏制粒法：系将处方中全部药材提取制成浸膏再制粒的方法。④提纯物制粒法：将提纯物细粉与适量稀释剂、崩解剂等混匀后，加入黏合剂或润湿剂，制软材、制颗粒。此外，按操作不同可分为挤出制粒法、高速搅拌制粒法、流化喷雾制粒法等。

4. 答：①润湿剂或黏合剂选择不当或用量不足，致使压片物料细粉过多；或药料缺乏黏性和/或具弹性，致使颗粒松散不易压片；或颗粒质地疏松，流动性差，致填充量不足而产生松片。可将原料粉碎成通过六号筛的细粉，再加适量润湿剂或选用黏性较强的黏合剂重新制粒予以克服。②颗粒含水量不当。颗粒过干，弹性变形较大，压成的片子硬度较差；如含水量过多，不但压片时易黏冲，片剂硬度亦减低。可采用相应方法，调节颗粒最适宜的含水量。③药料中含挥发油、脂肪油等成分较多，易引起松片。若油为有效成分，可加适当的吸收剂吸油，或制成微囊或包合物等。若油为无效成分，可用压榨法或脱脂法去除。④制剂工艺不当，如制粒时乙醇浓度过高；润滑剂、黏合剂不适；药液浓缩时温度过高，使部分浸膏炭化，黏性降低；或浸膏粉碎不细，黏性减小等。可针对原因解决，也可采用新技术改进制剂工艺。⑤冲头长短不齐，颗粒所受压力不同，或下冲下降不灵活致模孔中颗粒填充不足也会产生松片，应更换冲头。压力过小或车速过快，受压时间过短，常引起松片，可适当增大压力，减慢车速。⑥片剂露置过久，吸湿膨胀而松片。片剂应在干燥、密闭条件下贮藏、保管。

九、案例分析

1. 答：①该片剂属半浸膏片，工艺为湿法制粒压片。金银花含有遇热不稳定的有效成分，桔梗粉性较强，两者粉碎入药，既可有效地保留其有效成分，又药辅合一，可起到填充剂和崩解剂的作用，大大减少辅料用量。其他中药材采用水提工艺制备得到稠膏，以减少服用剂量，同时药辅合一，可起到黏合剂的作用。②薄荷、荆芥的有效成分既含挥发油，又含水溶性成分，故采用双提法提取，即先用蒸馏法提取挥发油，药渣与其他药材混合后煎煮法提取。该操作符合中医复方合煎的传统经验，可以充分发挥药物各成分间的相互作用，有利于成分的溶出和作用的发挥。③淡豆豉采用 80℃温浸提取是为了防止长时间煎煮造成过滤困难。④采用稠膏与生药粉混匀制粒工艺需要根据药材性质及出膏率来决定要粉碎的药味及其用量，目标是两者混匀后恰可以制成适宜软材。稠膏的相对密度与黏稠度、生药粉的吸水能力及吸水后的内聚性均会影响颗粒的制备、药物的混匀等。

2. 答：①处方分析：银杏叶提取物：药物；乳糖：填充剂或稀释剂；微晶纤维素：填充剂或稀释剂；干淀粉：崩解剂；滑石粉：润滑剂或助流剂；硬脂酸镁：润滑剂；10% 淀粉浆：黏合剂。②因为处方用到了 10% 淀粉浆，故工艺应设计为湿法制颗粒压片。设计举例如下：将银杏叶提取物与乳糖和微晶纤维素混合均匀，加入适量 10% 淀粉浆制成软材。挤压过 14 目筛制成湿颗粒，在适当温度下干燥。过 14 或 20 目筛整粒，加入干淀粉、滑石粉和硬脂酸镁混合均匀，压片。

十、计算题

1. 单服总次数 =1000 日 ×3 次 / 日 =3000 次；单服片剂总重量 =3600g/3000 次 =1.2g/ 次；每次应服片数 =1.2g/ 次 ÷0.3g/ 片 =4 片 / 次。

2. 片重 =（干颗粒重 + 压片前加入的辅料重）/ 理论片数 =（400+400×0.05+400×0.01）/（400×3）=0.35（g）

第十八章 气雾剂、喷雾剂与粉雾剂

习 题

一、A 型题（最佳选择题，由一个题干和五个备选答案组成。题干在前，备选项在后。每道题备选项中，只有一个最佳答案）

1. 下列关于气雾剂特点的叙述，正确的是（　）
A. 使用不便　B. 无定位作用　C. 奏效迅速
D. 生产成本低　E. 给药剂量不准确、副作用大

2. 可经呼吸道吸入给药的剂型是（　）
A. 注射剂　B. 胶囊剂　C. 颗粒剂
D. 气雾剂　E. 栓剂

3. 混悬型气雾剂属于（　）
A. 三相气雾剂　B. 吸入粉雾剂　C. 双相气雾剂
D. 单相气雾剂　E. 二相气雾剂

4. 二相气雾剂为（　）
A. 混悬型气雾剂　B. 吸入粉雾剂　C. 溶液型气雾剂
D. O/W 乳剂型气雾剂　E. W/O 乳剂型气雾剂

5. 下列类型的气雾剂，不属于按分散系统分类的是（　）
A. 溶液型气雾剂　B. 混悬型气雾剂　C. 乳剂型气雾剂
D. 粉末气雾剂　E. 二相气雾剂

6. 二相气雾剂配制时，有时需加入适宜的潜溶剂，下列可作为潜溶剂的是（　）
A. 七氟丙烷　B. 丙二醇　C. 丙烷
D. CO_2　E. CMC–Na

7. 以下是气雾剂的抛射剂的是（　）
A. HFA　B. Azone　C. Carbomer
D. Poloxamer　E. Eudragit L

8. 混悬型气雾剂的组成部分不包括（　）
A. 抛射剂　B. 潜溶剂　C. 助悬剂
D. 分散剂　E. 润湿剂

9. 关于气雾剂的叙述中，正确的是（　）
A. 抛射剂在常温下的蒸气压大于大气压
B. 抛射剂的蒸气压对成品特性无显著影响
C. HFA-134a、HFA-227ea 各单用与一定比例混合使用性能无差异
D. 仅氟利昂类可用作气雾剂的抛射剂
E. 喷出雾滴的大小取决于药液的黏度

10. 借助手动泵的压力，使药液呈雾状喷出的制剂是（　）
A. 气雾剂　B. 粉雾剂　C. 注射剂
D. 抛射剂　E. 喷雾剂

11. 气雾剂的特征不包括（　）
A. 药物吸收速率恒定
B. 避免了肝脏首过作用
C. 避免与空气和水的接触，稳定性好
D. 能使药物迅速达到作用部位
E. 分布均匀，起效快

12. 药物到达吸收部位速度很快，不亚于静脉注射的是（　）
A. 栓剂　B. 软膏剂　C. 气雾剂
D. 膜剂　E. 滴丸

13. 乳剂型气雾剂为（　）
A. 单相气雾剂　B. 二相气雾剂　C. 三相气雾剂
D. 双相气雾剂　E. 吸入粉雾剂

14. 关于气雾剂的含义，叙述正确的是（　）
A. 是借助于手动泵的压力将药液喷成雾状的制剂
B. 系指药物与适宜抛射剂装于具有特制阀门系统的耐压容器中而制成的制剂
C. 系指药物与适宜抛射剂采用特制的干粉吸入装置，由患者主动吸入雾化药物的制剂
D. 系指微粉化药物与载体以胶囊、泡囊储库形式装于具有特制阀门系统的耐压密封容器中而制成的制剂
E. 系指微粉化药物与载体以胶囊、泡囊或高剂量储库形式，采用特制的干粉吸入装置，由患者主动吸入雾化药物的制剂

15. 医用气雾剂中，我国目前最常用的抛射剂是（　）
A. 氟氯烷烃类　B. 压缩气体　C. 氢氟烷烃类
D. 烷烃　E. 惰性气体

16. 气雾剂喷射药物的动力是（　）
A. 推动钮　B. 定量阀门　C. 阀门系统
D. 内孔　E. 抛射剂

17. 下列属于气雾剂阀门系统组成部件的是（　）

A. 药物　B. 抛射剂　C. 附加剂
D. 橡胶封圈　E. 耐压容器

18. 可作为气雾剂抛射剂的是（　）
A. 乙醚　B. 乙醇　C. 四氟乙烷
D. 二氯甲烷　E. 甲醇

19. 对于气雾剂的叙述中，正确的是（　）
A. 给药剂量难以控制
B. 抛射剂降低药物稳定性
C. 抛射剂用量少，蒸气压高
D. 抛射剂常作为气雾剂的稀释剂
E. 加入丙酮会升高抛射剂的蒸气压

20. 定量气雾剂每次用药剂量的决定因素是（　）
A. 药物的量　B. 抛射剂的量　C. 附加剂的量
D. 定量阀门的容积　E. 耐压容器的容积

21. 气雾剂中的抛射剂除作为喷射药物的动力外，还可用作（　）
A. 药物的溶剂和稀释剂　B. 防腐剂　C. 乳化剂
D. 起泡剂　E. 润湿剂

22. 气雾剂的组成中不包括（　）
A. 药物与附加剂　B. 抛射剂　C. 耐压容器
D. 阀门系统　E. 胶塞

23. 关于抛射剂的要求，叙述不正确的是（　）
A. 无色、无臭、无味
B. 无毒、无致敏反应和刺激性
C. 价格昂贵
D. 具有惰性，不与药物发生反应
E. 常温下的蒸气压大于大气压

24. 吸入型气雾剂中药物的主要吸收部位是（　）
A. 肺泡管　B. 肺泡　C. 气管
D. 支气管　E. 细支气管

25. 关于喷雾剂和粉雾剂，说法错误的是（　）
A. 喷雾剂使用时借助于手动泵的压力
B. 粉雾剂由患者主动吸入雾化药物至肺部
C. 吸入粉雾剂中药物粒子的大小应控制在 5μm 以下
D. 吸入粉雾剂的雾滴（粒）大小应控制在 10μm 以下，其中大多数应在 5μm 以下
E. 吸入粉雾剂应置凉暗处贮存，防止吸潮

二、B 型题（配伍选择题，由一组试题共用一组备选项，备选项在前，题干在后。备选项可重复选用，也可不选用。每道题只有一个最佳答案）

A. 丙二醇　B. 司盘 –60　C. 亚硫酸钠
D. 四氟乙烷　E. 尼泊金乙酯

1. 可用作气雾剂中抛射剂的物质是（　）
2. 可用作气雾剂中潜溶剂的物质是（　）
3. 可用作气雾剂中防腐剂的物质是（　）
4. 可用作气雾剂中抗氧剂的物质是（　）

A. 溶液型气雾剂　B. 乳剂型气雾剂　C. 喷雾剂
D. 混悬型气雾剂　E. 吸入粉雾剂

5. 二相气雾剂是（　）
6. 借助手动泵的压力将药液喷成雾状的制剂是（　）
7. 采用特制的干粉吸入装置、由患者主动吸入雾化药物的制剂是（　）
8. 泡沫气雾剂是（　）

三、C 型题（综合分析选择题，包括一个试题背景信息和一组试题，这一组试题是基于一个实例或案例背景信息逐题开展，每道题都有独立的备选项。题干在前，备选项在后。每道题备选项中，只有一个最佳答案）

某中药处方为：大蒜油 10mL，聚山梨酯 –80 30g，油酸山梨坦 35g，甘油 250mL，十二烷基磺酸钠 20g，蒸馏水加至 1000mL，四氟乙烷适量，制成 175 瓶。

1. 该处方为（　）
   A. 溶液型气雾剂　B. 混悬型气雾剂　C. 乳剂型气雾剂
   D. 喷雾剂　E. 吸入粉雾剂
2. 该处方为（　）
   A. 单相气雾剂　B. 二相气雾剂　C. 三相气雾剂
   D. 喷雾剂　E. 吸入粉雾剂
3. 处方中聚山梨酯 –80 的作用为（　）
   A. 助悬剂　B. 潜溶剂　C. 乳化剂
   D. 分散剂　E. 润湿剂
4. 处方中油酸山梨坦的作用为（　）
   A. 乳化剂　B. 助悬剂　C. 抛射剂
   D. 润湿剂　E. 分散剂
5. 处方中十二烷基磺酸钠的作用为（　）
   A. 抛射剂　B. 乳化剂　C. 助悬剂
   D. 润湿剂　E. 分散剂

6. 处方中四氟乙烷的作用为（　）
A. 潜溶剂　B. 抛射剂　C. 乳化剂
D. 分散剂　E. 润湿剂

四、X型题（多项选择题，由一个题干和五个备选答案组成。题干在前，备选项在后。每道题备选项中至少有两个正确答案，多选、少选、错选或不选均不得分）

1. 气雾剂的特点有（　）
A. 奏效迅速
B. 抛射剂泄漏后对药物喷射无影响
C. 剂量准确
D. 避免了胃肠道给药的副作用
E. 稳定性好
2. 下列关于气雾剂的叙述，正确的有（　）
A. 气雾剂可以起局部或全身治疗作用
B. 气雾剂分单相气雾剂、二相气雾剂、三相气雾剂
C. 混悬型气雾剂属三相气雾剂
D. 乳浊液型气雾剂属三相气雾剂
E. 溶液型气雾剂属单相气雾剂
3. 有关气雾剂的叙述中，正确的为（　）
A. 抛射剂在常温下蒸气压大于大气压
B. 气雾剂只供呼吸道使用
C. 抛射剂是气雾剂中药物的稀释剂
D. 抛射剂是一类低沸点物质
E. 抛射剂是气雾剂中药物的溶剂
4. 关于影响气雾剂吸收因素的叙述，正确的是（　）
A. 气雾剂雾滴的大小影响其在呼吸道不同部位的沉积
B. 吸收速度与药物脂溶性成正比
C. 雾滴过粗，药物易沉着于肺泡部位
D. 雾滴过细，药物易沉着于口腔、咽部等部位
E. 吸收速度与药物分子大小成正比
5. 气雾剂中抛射剂应具备的条件有（　）
A. 沸点高　B. 常温下蒸气压大于大气压　C. 无致敏性
D. 无刺激性　E. 性质稳定
6. 气雾剂的质量检查包括（　）
A. 喷射速率
B. 喷出总量

C. 吸入用混悬气雾剂应做粒度检查
D. 每揿主药含量
E. 每揿喷量

7. 气雾剂的生产过程主要包括（　）
A. 耐压容器的处理　B. 阀门各部件的处理　C. 阀门各部件的装配
D. 药物的配制　E. 抛射剂的充填

8. 气雾剂充填抛射剂的方法有（　）
A. 冷灌法　B. 热压法　C. 压灌法
D. 减压法　E. 水灌法

9. 关于气雾剂的描述，正确的是（　）
A. 药物吸收的速度与药物分子大小成正比
B. 咽部是主要的吸收部位
C. 药物吸收的速度与药物的脂溶性成正比
D. 口腔是主要的吸收部位
E. 可以起局部治疗和全身治疗作用

10. 可用作气雾剂中抛射剂的是（　）
A. 正丁烷　B. 乙醇　C. 四氟乙烷
D. 七氟丙烷　E. CO_2

11. 气雾剂的组成包括（　）
A. 药物与附加剂　B. 抛射剂　C. 阀门系统
D. 手动泵　E. 耐压容器

五、填空题

1. 气雾剂的附加剂包括______、______、______、______、______、______等。
2. 气雾剂由药物和附加剂、____________、____________、____________等组成。
3. 制备气雾剂时抛射剂的充填方法有______、______。
4. 抛射剂可分为______________、______________及______________三类。
5. 气雾剂喷射药物的动力是______，有时兼作药物的溶剂和稀释剂。
6. 制备气雾剂的药物可以是液体或固体，与适宜的附加剂可制成稳定性良好的______型、______型和______型气雾剂。
7. 按分散系统，气雾剂可分为__________________、__________________和__________________三类。
8. 气雾剂的质量评价包括__________________、__________________、__________________、______、______和微生物限度检查。

六、名词解释

1. 气雾剂　2. 喷雾剂　3. 吸入粉雾剂

4. 抛射剂

七、简答题

1. 混悬型气雾剂对药物粒径有哪些要求？
2. 简述喷雾剂的含义、种类和特点。
3. 气雾剂有哪些特点？
4. 抛射剂的要求有哪些？
5. 抛射剂分为哪几类，有何作用？
6. 吸入粉雾剂的优点有哪些？

八、论述题

1. 气雾剂进行处方设计时需要考虑哪些因素？
2. 以抛射剂由氢氟烷烃类替代了过去的氟利昂为例，试论述制药与环保之间的关系。

参考答案及解析

一、A 型题

1. 答案：C

解析：本题考查的是气雾剂的特点。优点：①气雾剂喷出物为雾粒或雾滴，可直达吸收或作用部位，具有速效和定位作用；②药物严封于密闭容器，避免与外界接触，不易被微生物污染，提高了药物的稳定性；③通过阀门控制剂量，喷出的雾粒微小且分布均匀，使用方便，用药剂量较准确；④喷雾给药可减少局部涂药的疼痛与感染，同时避免了胃肠道给药的副作用。不足之处：①借助抛射剂的蒸气压，可因封装不严密、抛射剂的渗漏而失效；②因具有一定的内压，遇热或受撞击易发生爆炸；③气雾剂的包装需耐压容器和阀门系统，制备需冷却和灌装的特殊机械设备，生产成本较高，操作繁琐；④气雾剂的抛射剂有高度挥发性，具致冷效应，多次使用于受伤皮肤上，可引起不适；⑤供吸入用气雾剂，因肺部吸收干扰因素较多，往往吸收不完全。

2. 答案：D

解析：本题主要考查气雾剂定义。即系指原料药物或原料药物和附加剂与适宜的抛射剂共同装封于具有特制阀门系统的耐压容器中，使用时借助抛射剂的压力将内容物呈雾状物喷出，用于肺部吸入或直接喷至腔道黏膜、皮肤的制剂。

3. 答案：A

解析：本题主要考查气雾剂的分类。三相气雾剂一般指混悬型气雾剂与乳剂型气雾剂。

4. 答案：C

解析：本题主要考查气雾剂的分类。二相气雾剂一般指溶液型气雾剂，由气液两相组成。气相是抛射剂所产生的蒸气，液相为药物与抛射剂所形成的均相溶液。

5. 答案：E

解析：本题主要考查气雾剂的分类。按分散系统分类，气雾剂可分为溶液型、混悬型（粉末气雾剂）和乳剂型气雾剂；按相的组成，气雾剂可分为二相气雾剂、三相气雾剂；按医疗用途分类，气雾剂可分为呼吸道吸入用气雾剂、皮肤和黏膜用气雾剂。

6. 答案：B

解析：本题主要考查气雾剂的处方类型。二相气雾剂为制得澄清溶液，常加入潜溶剂组成混合溶剂，以提高药物的溶解度。常用的潜溶剂有乙醇、丙二醇、甘油、聚乙二醇等，丙酮等也有应用。

7. 答案：A

解析：本题主要考查气雾剂的抛射剂及其他剂型辅料。HFA：氢氟烷烃，是气雾剂的常用抛射剂；Azone：月桂氮卓酮，透皮吸收促进剂；Carbomer：卡波姆，一种高分子聚合物，主要用于凝胶剂的基质等；Poloxamer：泊洛沙姆，非离子表面活性剂，可用于作乳化剂、增溶剂、软膏剂基质、栓剂基质、缓释材料等；Eudragit L：丙烯酸树脂L型，用作肠溶衣材料。

8. 答案：B

解析：本题主要考查气雾剂的处方类型。混悬型气雾剂是将不溶于抛射剂的药物以细微粒状分散于抛射剂中形成的非均相体系，常需加入润湿剂、分散剂和助悬剂以便分散均匀并稳定。药物应选用在抛射剂中溶解度最小的衍生物，以免在储存过程中药物微晶变粗，故混悬型气雾剂中不需加入潜溶剂。

9. 答案：A

解析：本题主要考查气雾剂的组成。抛射剂多为液化气体，在常温下的蒸气压大于大气压。气雾剂喷射能力的强弱决定于抛射剂的用量及其自身蒸气压。为调整适宜密度和蒸气压，以满足制备气雾剂的需要，常将不同性质的氢氟烷烃类按不同比例混合使用。常用的抛射剂有氢氟烷烃、碳氢化合物和压缩气体三类。抛射剂是气雾剂喷射药物的动力，故喷出雾滴的大小主要取决于抛射剂的性质和用量。

10. 答案：E

解析：本题主要考查喷雾剂的定义。喷雾剂系指原料药物与适宜辅料填充于特制的装置中，使用时借助手动泵的压力、高压气体、超声振动或其他方法将内容物呈雾状物释出的制剂。

11. 答案：A

解析：本题主要考查气雾剂的优点。气雾剂具有以下优点：①气雾剂喷出物为雾粒或雾滴，可直达吸收或作用部位，具有速效和定位作用；②药物严封于密闭容器，避免与外界接触，不易被微生物污染，提高了药物的稳定性；③通过阀门控制剂量，喷出的雾粒微小且分布均匀，使用方便，用药剂量较准确；④喷雾给药可减少局部涂药的疼痛与感染，同时避免了胃肠道给药的副作用及肝脏首过效应。

12. 答案：C

解析：本题主要考查吸入气雾剂的肺部吸收特点。吸入气雾剂的吸收速度很快，不亚于静脉注射，主要是因为肺部吸收面积巨大，肺泡囊的总表面积可达 $100m^2$，且肺部毛细血管丰富、血流量大，细胞壁和毛细血管壁的厚度只有 0.5～1μm，转运距离极短，故药物到达肺泡囊即可立即起效。栓剂、软膏剂、膜剂、滴丸剂的吸收过程相对较慢，有明显的吸收相。

13. 答案：C

解析：本题主要考查气雾剂的分类。按容器中存在的相数可分为两类：①二相气雾剂：一般指溶液型气雾剂，由气液两相组成。气相是抛射剂所产生的蒸气；液相为药物与抛射剂所形成的均相溶液。②三相气雾剂：一般指混悬型气雾剂与乳剂型气雾剂，由气－液－固或气－液－液三相组成。在气－液－固中气相是抛射剂所产生的蒸气，液相是抛射剂，固相是不溶性药粉；在气－液－液中，两种不溶性液体形成两相，即 O/W 型或 W/O 型。

14. 答案：B

解析：本题主要考查气雾剂的概念。气雾剂系指原料药物或原料药物和附加剂与适宜的抛射剂共同装封于具有特制阀门系统的耐压容器中，使用时借助抛射剂的压力将内容物呈雾状物喷出，用于肺部吸入或直接喷至腔道黏膜、皮肤的制剂。

15. 答案：C

解析：本题主要考查抛射剂的种类。抛射剂多为液化气体，在常压下沸点低于室温，一般可分为氢氟烷烃、碳氢化合物和压缩气体三类。目前常用的是氢氟烷烃类。

16. 答案：E

解析：本题主要考查抛射剂的作用。气雾剂使用时，借助抛射剂的压力将内容物以定量或非定量喷出，药物喷出多为雾状气溶胶，其雾滴一般小于 50μm。

17. 答案：D

解析：本题主要考查气雾剂的组成。气雾剂由抛射剂、药物与附加剂、耐压容器和阀门系统四部分组成。阀门系统的主要功能是密封和提供药液喷射的通道，对于定量阀门系统还要准确控制药液喷射的剂量。阀门材料有塑料、橡胶、铝和不锈钢等。非定量吸入气雾剂的阀门系统由封帽、阀门杆、推动钮、橡胶封圈、弹簧、浸入管组成；定量吸入气雾剂的阀门系统与非定量吸入气雾剂的阀门系统的构造相仿，所不同的是多了一个定量室（杯），用以保证每次能喷出一定量的药液。

18. 答案：C

解析：本题主要考查抛射剂的种类。常用抛射剂可分为三类：氢氟烷烃、碳氢化合物和压缩气体。

19. 答案：D

解析：本题主要考查气雾剂的组成。装有定量阀门的药用气雾剂给药剂量准确，易控制。抛射剂不影响药物稳定性。抛射剂喷射能力的强弱直接受其用量和蒸气压的影响，一般而言，用量大，蒸气压高，喷射能力强，反之则弱。丙酮可作为气雾剂的潜溶剂，并不能升高抛射剂的蒸气压。

20. 答案：D

解析：本题主要考查气雾剂的组成。定量气雾剂是通过定量阀门的容积来控制每次用药剂量。

21. 答案：A

解析：本题主要考查抛射剂的作用。抛射剂是喷射药物的动力，有时兼有药物的溶剂和稀释剂作用。

22. 答案：E

解析：本题主要考查气雾剂的组成。气雾剂是由抛射剂、药物与附加剂、耐压容器和阀门系统所组成。

23. 答案：C

解析：本题主要考查抛射剂的要求。对抛射剂的要求是：①在常温下的蒸气压大于大气压；②无毒、无致敏反应和刺激性；③惰性，不与药物等发生反应；④不易燃、不易爆炸；⑤无色、无臭、无味；⑥价廉易得。

24. 答案：B

解析：本题主要考查气雾剂经肺吸收的机理。使用吸入型气雾剂时药物以雾状吸入，其主要吸收部位是肺泡，起效迅速。

25. 答案：C

解析：本题主要考查喷雾剂、粉雾剂的定义及有关规定。喷雾剂系指原料药物或与适宜辅料填充于特制的装置中，使用时借助手动泵的压力、高压气体、超声振动或其他方法将内容物呈雾状物释出，用于肺部吸入或直接喷至腔道黏膜及皮肤等的制剂。吸入粉雾剂系指微粉化药物或与载体以胶囊、泡囊或多剂量贮库形式，采用特制的干粉吸入装置，由患者主动吸入雾化药物至肺部的制剂。吸入粉雾剂中药物粒子的大小应控制在10μm以下，其中大多数应在5μm以下。

二、B型题

1～4答案：DAEC

解析：本组题目考查气雾剂常用的附加剂。气雾剂常用的附加剂有：①潜溶剂，如乙醇、丙二醇等；②乳化剂，如硬脂酸三乙醇胺皂、吐温、司盘等；③助悬剂，如司盘、月桂醇硫酸钠等；④增溶剂，如吐温等；⑤抗氧剂，如亚硫酸钠等；⑥防腐剂，如尼泊金等。

5～8答案：ACEB

解析：本组题主要考查气雾剂的分类、喷雾剂及吸入粉雾剂的定义。二相气雾剂：一般指溶液型气雾剂，由气液两相组成。喷雾剂系指含药溶液、乳状液或混悬液填充于特制的装置中，使用时借助手动泵的压力、高压气体、超声振动或其他方法将内容物呈雾状物释出的制剂。吸入粉雾剂系指微粉化药物或与载体以胶囊、泡囊或多剂量贮库形式，采用特制的干粉吸入装置，由患者主动吸入雾化药物至肺部的制剂。乳剂型气雾剂指药物水溶液和抛射剂制成 O/W 型或 W/O 型乳剂。O/W 型乳剂以泡沫状态喷出，故又称为泡沫气雾剂。

三、C 型题

1. 答案：C

解析：从处方组成判断，四氟乙烷是抛射剂，故此剂型一定为气雾剂。该处方中有聚山梨酯 –80、油酸山梨坦、十二烷基磺酸钠可作为乳化剂，大蒜油为油相，蒸馏水作为水相，形成乳剂，组成乳剂型气雾剂。

2. 答案：C

解析：乳剂型气雾剂为三相气雾剂。

3. 答案：C

解析：处方为三相气雾剂的乳剂型气雾剂。聚山梨酯 –80、油酸山梨坦及十二烷基磺酸钠作为乳化剂，喷射后产生大量泡沫。

4. 答案：A

解析：同上。

5. 答案：B

解析：同上。

6. 答案：B

解析：四氟乙烷为氢氟烷烃类抛射剂。

四、X 型题

1. 答案：ACDE

解析：本题考查气雾剂的特点。优点：①气雾剂喷出物为雾粒或雾滴，可直达吸收或作用部位，具有速效和定位作用；②药物严封于密闭容器，避免与外界接触，不易被微生物污染，提高了药物的稳定性；③通过阀门控制剂量，喷出的雾粒微小且分布均匀，使用方便，用药剂量较准确；④喷雾给药可减少局部涂药的疼痛与感染，同时避免了胃肠道给药的副作用。不足之处：①借助抛射剂的蒸气压，可因封装不严密、抛射剂的渗漏而失效；②因具有一定的内压，遇热或受撞击易发生爆炸；③气雾剂的包装需耐压容器和阀门系统，制备需冷却和灌装的特殊机械设备，生产成本较高，操作繁琐；④气雾剂的抛射剂有高度挥发性，具致冷效应，多次使用于受伤皮肤上，可引起不适；⑤供吸入用气雾剂，因肺部吸收干扰因素较多，往往吸收不完全。

2. 答案：ACD

解析：本题考查气雾剂定义、分类。气雾剂系指药材提取物或药材细粉与适宜的抛射剂装于有特制阀门系统的耐压严封容器中，使用时借助抛射剂产生的压力将内容物呈雾状或其他形态喷出的制剂。供呼吸道、腔道、皮肤用，起局部或全身治疗作用。其按相组成可分为二相气雾剂和三相气雾剂。三相气雾剂一般指混悬型气雾剂或乳剂型气雾剂，由气 – 液 – 固、气 – 液 – 液三相组成。

3. 答案：ACDE

解析：本题主要考查气雾剂的含义与抛射剂的特点。抛射剂是气雾剂的喷射动力来源，可兼作药物的溶剂或稀释剂。抛射剂多为液化气体，在常压沸点低于室温，蒸气压高。当阀门开放时，压力骤然降低，抛射剂急剧气化，借抛射剂的压力将容器内的药物以雾状喷出。

4. 答案：AB

解析：本题主要考查影响吸入气雾剂中药物吸收的因素。影响吸入气雾剂中药物吸收的主要因素有药物性质、雾粒大小及呼吸情况等。①吸入给药时的吸收速度与药物的脂溶性成正比，与药物的分子量大小成反比。②吸入气雾剂雾滴的粒径大小影响其在呼吸道不同部位的沉积，雾滴过粗，药物易沉着在口腔、咽部及呼吸器官的各部位腔道中；粒子过小，雾滴在肺泡部位的沉积减少，反而影响吸收。③粒子的沉积量与呼吸量成正比，与呼吸频率成反比。

5. 答案：BCDE

解析：本题主要考查抛射剂的定义及要求。抛射剂多为液化气体，在常压沸点低于室温，蒸气压高。当阀门开放时，压力骤然降低，抛射剂急剧气化，借抛射剂的压力将容器内的药物以雾状喷出。抛射剂的要求是：①在常温下的蒸气压大于大气压；②无毒、无致敏反应和刺激性；③惰性，不与药物等发生反应；④不易燃、不易爆炸；⑤无色、无臭、无味；⑥价廉易得。

6. 答案：ABCDE

解析：本题主要考查气雾剂的质量要求及质量检查。气雾剂的质量检查：非定量阀门气雾剂应做喷射速率和喷出总量检查。定量阀门气雾剂应做每瓶总揿次、每揿喷量或每揿主药含量检查，检查每揿主药含量的品种，不再进行每揿喷量检查。吸入用混悬型气雾剂应做粒度检查。

7. 答案：ABCDE

解析：本题主要考查气雾剂的制备。气雾剂的配制应根据药物性质及不同类型气雾剂的要求，选择适宜的附加剂和抛射剂的种类及用量，在避菌环境下配制而成，其操作过程主要包括以下方面。①耐压容器和阀门系统的处理与装配：耐压容器的处理；阀门各部件的处理与装配；装配。②药物的配制与分装：溶液型气雾剂将药物直接溶解于抛射剂中，必要时加入适量潜溶剂制成澄明溶液，定量分装于容器内；混悬液型气雾剂将药物粉碎成 5 ～ 10μm 以下的微粉并保持干燥，一般不使用药材细粉，与助悬剂、抛射剂等充分混合，定量分装在容器中；乳浊液型气雾剂，一般药物的水溶液与液化抛射剂（油相）加乳化剂制成均匀稳定的乳剂，定量分装在容器中。③抛射剂的充填：抛射剂的充填有压灌法和冷灌法两种方法。

8. 答案：AC

解析：本题主要考查抛射剂的充填方法。抛射剂的充填有压灌法和冷灌法两种方法。压灌法是先将配好的药液在室温下灌入容器内，装上阀门系统并轧紧，然后将容器内空气抽掉，再用压装机压入定量的抛射剂。压灌法的设备简单，不需低温操作，抛射剂耗损较少。但是，抛射剂需经阀门进入容器，生产速度稍慢；且受阀门的影响，抛射剂进入容器后，空气无法排除，在使用过程中压力的变化幅度较大。冷灌法是先将冷却的药液灌入容器中，随后加入已冷却的抛射剂，立即装上阀门并轧紧，操作必须迅速完成，以减少抛射剂的损失。冷灌法优点在于简单，抛射剂直接灌入容器，速度快，对阀门无影响；因为抛射剂在敞开情况下进入容器，空气易于排出，成品压力较稳定。缺点是：高能耗（冷却），需制冷设备及低温操作；抛射剂蒸发可能造成装量不一；湿气冷凝构成污染，含水产品不宜采用此法充填抛射剂。

9. 答案：CE

解析：本题主要考查气雾剂的特点、影响吸收的因素及质量检查。气雾剂的优点：①气雾剂喷出物为雾粒或雾滴，可直达吸收或作用部位，具有速效和定位作用；②药物严封于密闭容器，避免与外界接触，不易被微生物污染，提高了药物的稳定性；③通过阀门控制剂量，喷出的雾粒微小且分布均匀，使用方便，用药剂量较准确；④喷雾给药可减少局部涂药的疼痛与感染，同时避免了胃肠道给药的副作用。影响吸收的因素主要包括药物性质、雾粒大小及呼吸情况等。药物在肺部的吸收速度，与药物的脂溶性成正比，与药物的分子量成反比。

10. 答案：ACDE

解析：本题主要考查抛射剂的种类。抛射剂一般可分为氢氟烷烃、碳氢化合物和压缩气体三类。

11. 答案：ABCE

解析：本题主要考查抛射剂的种类。气雾剂由抛射剂、药物与附加剂、耐压容器和阀门系统四部分组成。

五、填空题

1. 溶剂、表面活性剂、混悬剂、矫味剂、抗氧剂、防腐剂
2. 抛射剂、耐压容器、阀门系统
3. 压灌法、冷灌法
4. 氢氟烷烃、碳氢化合物、压缩气体
5. 抛射剂
6. 溶液、混悬、乳剂
7. 溶液型气雾剂、乳剂型气雾剂、混悬型气雾剂
8. 容器和阀门检查、破损与漏气检查、喷射试验和装量检查、粒度、无菌

六、名词解释（略）

七、简答题

1. 答：药物粒径应控制在 5μm 左右，不得超过 10μm。药物粒径过大，不但易于沉降结块，而且还会堵塞阀门系统，影响给药剂量；相反，药物粒径越小，比表面积越

大，越有利于药物的吸收。

2. 答：含义：喷雾剂系指原料药物或与适宜辅料填充于特制的装置中，使用时借助手动泵的压力、高压气体、超声振动或其他方法将内容物呈雾状物释出，用于肺部吸入或直接喷至腔道黏膜及皮肤等的制剂。

分类：①按分散系统分类：可分为溶液型、乳剂型和混悬型喷雾剂。②按给药定量与否分类：可分为定量喷雾剂和非定量喷雾剂。③按雾化原理分类：可分为喷射喷雾剂、超临界 CO_2 辅助喷雾剂和超声波喷雾剂。喷射喷雾剂又分为以手动泵为动力和压缩气体为动力两种。④按给药途径分类：可分为呼吸道吸入给药喷雾剂、鼻腔给药喷雾剂、皮肤给药喷雾剂等。

与气雾剂相比，喷雾剂具有以下特点：①不含抛射剂，可避免对大气污染，且减少了抛射剂对机体的副作用与刺激性。②简化处方与生产设备，降低成本，提高生产安全性。

因此，喷雾剂可在一定范围作为气雾剂的替代形式，具有很好的应用前景。

3. 答：气雾剂具有以下优点：①气雾剂喷出物为雾粒或雾滴，可直达吸收或作用部位，具有速效和定位作用；②药物严封于密闭容器，避免与外界接触，不易被微生物污染，提高了药物的稳定性；③通过阀门控制剂量，喷出的雾粒微小且分布均匀，使用方便，用药剂量较准确；④喷雾给药可减少局部涂药的疼痛与感染，同时避免了胃肠道给药的副作用。

气雾剂也有以下不足之处：①借助抛射剂的蒸气压，可因封装不严密、抛射剂的渗漏而失效；②因具有一定的内压，遇热或受撞击易发生爆炸；③气雾剂的包装需耐压容器和阀门系统，制备需冷却和灌装的特殊机械设备，生产成本较高，操作繁琐；④气雾剂的抛射剂有高度挥发性，且具致冷效应，多次使用于受伤皮肤上，可引起不适；⑤供吸入用气雾剂，因肺部吸收干扰因素较多，往往吸收不完全。

4. 答：①在常温下的蒸气压大于大气压；②无毒、无致敏反应和刺激性；③惰性，不与药物等发生反应；④不易燃、不易爆炸；⑤无色、无臭、无味；⑥价廉易得。

5. 答：抛射剂可分为氢氟烷烃类、碳氢化合物和压缩气体三类。抛射剂是气雾剂喷射药物的动力，有时兼作药物的溶剂和稀释剂。

6. 答：吸入粉雾剂的主要优点：①无需抛射剂，其动力系统为患者主动吸入的吸气气流；②可避免因抛射剂给人体带来的副作用；③不受定量阀门的限制，故最大剂量高于气雾剂。

八、论述题

1. 答：气雾剂的处方组成，除选择适宜的抛射剂外，主要根据药物的理化性质，选择适宜附加剂，配制成一定类型的气雾剂，以满足临床用药的要求。设计溶液型气雾剂时要注意以下问题：①抛射剂与潜溶剂的混合对药物溶解度和稳定性的影响；②喷出液滴的大小与表面张力；③各种附加剂如抗氧剂、防腐剂、潜溶剂等对用药部位的刺激性；④气雾剂中的各种附加剂是否能在肺部代谢或滞留。当药物不溶于抛射剂或抛射剂与潜溶剂的混合溶液，或者所选用的潜溶剂不符合临床用药的要求，可考虑将药物的细粉分散在抛射剂中，制成混悬型气雾剂。设计混悬型气雾剂时考虑以下问题：①水分含量要极低，应在 0.03% 以下，通常控制在 0.005% 以下，以免遇水药物微粒聚结；②吸入用药物的粒度应控制在 5μm 以下，不得超过 10μm，而局部用气雾剂的最大粒度一般控制在 40 ～ 50μm；③在不影响生理活性的前提下，选用在抛射剂中溶解度最小的药物衍生物（如不同的盐基），以免在储存过程中药物微晶变粗；④调节抛射剂和（或）混悬固体的密度，尽量使二者密度相等；⑤添加适当的表面活性剂或分散剂，以及增加制剂稳定性的助悬剂。设计乳剂型气雾剂考虑以下问题：药物可根据其性质溶解在水相或油相中，抛射剂不能与水混溶，但可与处方中的油相混溶，成为乳剂的内相（此时为 O/W 型）或外相（此时为 W/O 型）。O/W 型乳剂经阀门喷出后，分散相中的抛射剂立即膨胀气化，使乳剂呈泡沫状态喷出，故称泡沫气雾剂，这类气雾剂比较常用。气雾剂应在避菌环境下配制，各种用具、容器等需用适宜方法清洁和消毒，整个操作过程应注意避免微生物的污染。

2. 答：由于气雾剂抛射剂向大气中大量释放氯氟烃（CFC），CFC 渗入到臭氧层，受到短波紫外线 UV 光波的照射，分解出氯原子，与臭氧发生连锁反应消耗臭氧造成温室效应，所以抛射剂由氢氟烷烃类替代了过去的氟利昂。习近平总书记提出：“我们既要绿水青山，也要金山银山。宁要绿水青山，不要金山银山，而且绿水青山就是金山银山。”实际上，只有对环境友好才能确保青山绿水，实现可持续发展。在药品的生产及其使用过程中，均可能有药物活性成分或其他有害物质进入环境的情况，由此带来环境污染以及持续性污染。因此，需要发展废弃物和副产物资源化利用技术，创新绿色生产技术和产品，并在制药过程和药品设计中兼顾其对环境的影响，建立生态工业系统，以保证废物产生和排放的速率不超过自然环境的承受力，实现制药工业的可持续发展。

第十九章 其他剂型

习 题

一、A 型题（最佳选择题，由一个题干和五个备选答案组成。题干在前，备选项在后。每道题备选项中，只有一个最佳答案）

1. 制备膜剂的常用方法是（ ）
   A. 压制法 B. 涂布法 C. 滴制法
   D. 塑制法 E. 泛制法
2. 采用涂膜法制备膜剂时，下列哪一项是错误的（ ）
   A. 原辅料的选择应考虑到可能引起的毒性和局部刺激性
   B. 膜剂应完整光洁、厚度一致、色泽均匀、无明显气泡
   C. 加药匀浆时，原料药物如为不溶性，应粉碎成粗粉，并与成膜材料等混合均匀
   D. 加药匀浆时，原料药物如为水溶性，应与成膜材料制成具有一定黏度的溶液
   E. 除另有规定外，膜剂应密封贮存，防止受潮、发霉、变质
3. 有关聚乙烯醇（PVA）的叙述，下列哪一项是错误的（ ）
   A. PVA 的性质主要取决于聚合度和醇解度
   B. PVA 醇解度为 88% 时水溶性较好
   C. PVA_{05-88} 的黏度比 PVA_{17-88} 的小
   D. PVA_{05-88} 的水溶性比 PVA_{17-88} 的差
   E. 制备膜剂时，可将 PVA_{05-88} 和 PVA_{17-88} 以适当比例混合使用
4. 下列哪种辅料可作为膜剂的增塑剂（ ）
   A. 聚山梨酯 80 B. 甘油 C. 甜菊糖苷
   D. 淀粉 E. 柠檬黄
5. 制备 PVA 为成膜材料的膜剂时，应选择哪种润滑剂（ ）
   A. 硬脂酸镁
   B. 软肥皂、甘油、90% 乙醇溶液（1∶1∶5）
   C. 聚乙二醇 400
   D. 液状石蜡
   E. 水

6. 成膜性、抗拉强度、柔韧性、吸湿性及水溶性最好的成膜材料是（　）
A. 羧甲基纤维素钠　B. 玉米朊　C. 阿拉伯胶
D. 聚乙烯醇　E. 明胶
7. 有关膜剂中成膜材料的叙述，下列哪一项是错误的（　）
A. 成膜材料应无毒、无刺激性
B. 成膜材料应与原料药物有良好的兼容性，性质稳定
C. 二氧化硅为常用的成膜材料
D. 按来源不同，成膜材料可分为天然高分子材料和合成高分子材料
E. 丙烯酸树脂类为常用的成膜材料
8. 有关锭剂的叙述，下列哪一项是错误的（　）
A. 蜂蜜、糯米粉等作为锭剂黏合剂，使用时应按规定方法进行加工处理
B. 锭剂一般在 80 ～ 90℃下干燥
C. 锭剂也可包衣或打光
D. 锭剂应平整光滑、色泽一致，无皱缩、飞边、裂隙、变形及空心
E. 除另有规定外，锭剂还应进行重量差异、微生物限度的检查
9. 有关海绵剂的叙述，下列哪一项是错误的（　）
A. 海绵剂主要通过促血栓形成及吸水后体积膨胀造成的机械压迫等作用而止血
B. 海绵剂应质软疏松，吸水性强
C. 海绵剂多用于外科辅助止血、消炎、止痛等
D. 按原料不同，海绵剂可分为蛋白质胶原类海绵和多糖类海绵等
E. 海绵剂应进行吸水力、融变时限、无菌等检查
10. 红升丹的主要成分是（　）
A. 氧化汞　B. 三氧化二砷　C. 氯化汞
D. 氯化亚汞　E. 硝酸钾
11. 白降丹的主要成分是（　）
A. 氧化汞　B. 四氧化三铅　C. 氯化汞
D. 碱式碳酸铅　E. 汞
12. 坎离砂属于（　）
A. 线剂　B. 锭剂　C. 沐浴剂
D. 熨剂　E. 烟剂
13. 药艾条属于（　）
A. 香袋剂　B. 烟熏剂　C. 条剂
D. 棒剂　E. 灸剂
14. 明胶海绵剂的平均消化时间一般应不超过（　）
A. 10 分钟　B. 20 分钟　C. 40 分钟
D. 60 分钟　E. 80 分钟
15. 海绵剂的吸水量一般不得少于海绵剂重量的（　）

A. 5 倍　　B. 10 倍　　C. 15 倍
D. 25 倍　　E. 35 倍

16. 制备明胶海绵剂时加入甲醛，主要作为（　）
A. 防腐剂　　B. 凝聚剂　　C. 杀菌剂
D. 固化剂　　E. 增溶剂

17. 有关丹药的叙述，下列哪一项是正确的（　）
A. 丹药是指用汞及某些矿物药，在高温条件下经烧炼制成的有机化合物
B. 丹药是指用汞及某些矿物药，在高温条件下经烧炼制成的无机化合物
C. 丹药主要用于中医内科
D. 大活络丹、仁丹都属于丹药
E. 玉枢丹属于丹药

18. 海绵剂的质量检查项目不包括（　）
A. 吸水力　　B. 无菌　　C. 炽灼残渣
D. 消化试验　　E. 崩解时限

19. 下列剂型中，不属于传统气体剂型的是（　）
A. 烟剂　　B. 烟熏剂　　C. 香囊（袋）剂
D. 灸剂　　E. 气雾剂

二、B 型题（配伍选择题，由一组试题共用一组备选项，备选项在前，题干在后。备选项可重复选用，也可不选用。每道题只有一个最佳答案）

A. 矫味剂　　B. 增塑剂　　C. 填充剂
D. 成膜材料　　E. 遮光剂

1. 聚乙烯醇在膜剂中作为（　）
2. 二氧化钛在膜剂中作为（　）
3. 山梨醇在膜剂中作为（　）
4. 甜菊糖苷在膜剂中作为（　）

A. 离子导入剂　　B. 烟剂　　C. 灸剂
D. 糕剂　　E. 熨剂

5. 将艾叶捣、碾成绒状，或另加其他药料卷制成卷烟状或捻成其他形状，供熏灼穴位或其他患处的外用制剂，称为（　）
6. 将原料药物与米粉、蔗糖蒸制而成的块状制剂，称为（　）
7. 利用离子导入技术，将药物制剂与物理疗法相结合的临床用药形式，称为（　）
8. 将原料药物掺入烟丝中，卷制成香烟形，供点燃吸入用的制剂，称为（　）

A. 线剂　　B. 锭剂　　C. 灸剂
D. 钉剂　　E. 烟剂

9. 万应锭属于（　）
10. 洋金花烟属于（　）
11. 无烟艾条属于（　）

三、C 型题（综合分析选择题，包括一个试题背景信息和一组试题，这一组试题是基于一个实例或案例背景信息逐题开展，每道题都有独立的备选项。题干在前，备选项在后。每道题备选项中，只有一个最佳答案）

复方青黛散膜的处方为：复方青黛散 5.0g、羧甲纤维素钠溶液（1∶10）92.0mL、丙二醇 3.0g。

1. 羧甲纤维素钠主要作为（　）

A. 成膜材料　B. 增塑剂　C. 填充剂
D. 着色剂　E. 矫味剂

2. 丙二醇主要作为（　）

A. 成膜材料　B. 增塑剂　C. 填充剂
D. 着色剂　E. 矫味剂

紫金锭的处方为：山慈菇 200g、红大戟 150g、五倍子 100g、朱砂 40g、千金子霜 100g、人工麝香 30g、雄黄 20g。以上七味，朱砂、雄黄分别水飞成极细粉；山慈菇、五倍子、红大戟粉碎成细粉；将人工麝香研细，与上述粉末及千金子霜配研，过筛，混匀。另取糯米粉 320g，加水做成团块，蒸熟，与上述粉末混匀，压制成锭，即得。

3. 糯米粉主要作为（　）

A. 矫味剂　B. 防腐剂　C. 抗氧剂
D. 黏合剂　E. 润湿剂

4. 紫金锭应（　），置阴凉干燥处贮存。

A. 密闭　B. 密封　C. 严封
D. 熔封　E. 遮光

消毒燃香的处方为：香糯 5%、木粉 50%、甲基纤维素适量、硝酸钾适量。

5. 木粉主要作为（　）

A. 中药　B. 燃料　C. 助燃剂
D. 色素　E. 黏合剂

6. 甲基纤维素主要作为（　）

A. 中药　B. 燃料　C. 助燃剂
D. 色素　E. 黏合剂

7. 硝酸钾主要作为（　）

A. 中药　B. 燃料　C. 助燃剂
D. 色素　E. 黏合剂

复方大黄止血粉处方为：大黄 20g、羊蹄 20g、白鲜皮 20g、苎麻 20g、明胶 100g、呋喃西林 1g、硫柳汞 0.1g、盐酸普鲁卡因 1g、甲醛（37%）5mL、蒸馏水适量。取甲醛加水稀释 10 倍备用；另取明胶碎块，加蒸馏水浸泡，软化后水浴上加热使其溶解，趁热滤过，滤液中加入呋喃西林、硫柳汞、盐酸普鲁卡因及大黄、羊蹄、白鲜皮和苎麻等中药的水渗漉液 400mL，冷至 32℃左右后加入上述甲醛溶液，打泡，待泡沫均匀细腻后倾入麻布盒内，36℃鼓风干燥后粉碎，过筛，100℃充分干燥，分装后 115℃干热灭菌 1 小时，即得。

8. 甲醛主要作为（　）
A. 抗氧剂　B. 助悬剂　C. 固化剂
D. 防腐剂　E. 黏合剂

9. 硫柳汞主要作为（　）
A. 抗氧剂　B. 助悬剂　C. 固化剂
D. 防腐剂　E. 黏合剂

《中国药典》（2020 年版）四部“膜剂”制剂通则下“重量差异”检查方法为：除另有规定外，取供试品 20 片，精密称定总重量，求得平均重量，再分别精密称定各片的重量。每片重量与平均重量相比较，规定：

10. 平均重量为 0.20g 以上，重量差异限度为（　）
A. ±5%　B. ±7.5%　C. ±10%
D. ±12.5%　E. ±15%

11. 平均重量为 0.20g 及 0.20g 以下，重量差异限度为（　）
A. ±5%　B. ±7.5%　C. ±10%
D. ±12.5%　E. ±15%

12. 超出重量差异限度的不得多于 2 片，并不得有 1 片超出限度的（　）倍。
A. 1　B. 2　C. 3
D. 4　E. 5

四、X 型题（多项选择题，由一个题干和五个备选答案组成。题干在前，备选项在后。每道题备选项中至少有两个正确答案，多选、少选、错选或不选均不得分）

1. 有关膜剂的叙述，下列哪几项是正确的（　）
A. 膜剂的制备工艺简单，粉尘飞扬少
B. 膜剂的载药量大，适用于剂量大的药物
C. 膜剂的重量轻、体积小，便于携带、运输、使用和贮存
D. 多层膜剂可避免药物之间的配伍禁忌
E. 采用适宜的成膜材料，可制成不同释药速度的膜剂

2. 膜剂的质量检查项目包括（　　）

A. 性状　　B. 重量差异或含量均匀度　　C. 水分
D. 溶化性　　E. 微生物限度

3. 膜剂的制备方法有（　　）

A. 乳化法　　B. 热熔法　　C. 涂布法
D. 流延法　　E. 胶注法

4. 按结构特点分类，膜剂可分为（　　）

A. 单层膜剂　　B. 多层膜剂　　C. 夹心膜剂
D. 内服膜剂　　E. 眼用膜剂

5. 有关丹药的叙述，下列哪几项是正确的（　　）

A. 丹药毒性较大，使用不当易导致中毒
B. 丹药为中医传统外科常用制剂，用量多
C. 丹药炼制过程中会产生大量有毒或刺激性气体而容易对环境造成污染
D. 丹药的传统制备方法有升法、降法和半升半降法等
E. 按色泽不同，丹药可分为升丹、降丹等类型

6. 下列剂型中，有“去火毒”操作的是（　　）

A. 栓剂　　B. 黑膏药　　C. 煎膏剂
D. 丹药　　E. 膜剂

7. 下列剂型中，可加助燃剂的是（　　）

A. 烟剂　　B. 烟熏剂　　C. 香囊（袋）剂
D. 灸剂　　E. 气雾剂

8. 下列剂型中，可用塑制法制备的是（　　）

A. 锭剂　　B. 钉剂　　C. 糕剂
D. 棒剂　　E. 条剂

9. 按原料不同，海绵剂可分为（　　）

A. 含药海绵剂　　B. 吸收性海绵剂　　C. 蛋白质胶原类海绵剂
D. 多糖类海绵剂　　E. 不含药海绵剂

10. 丹药的传统制法包括（　　）

A. 升法　　B. 降法　　C. 火上下丹法
D. 半升半降法　　E. 离火下丹法

五、填空题

1. 红升丹是以水银、火硝、白矾为原料，采用传统______法制备的丹药，其主要成分是________。

2. 白降丹是以水银、火硝、皂矾、食盐等为原料，采用传统______法制备的丹药，其主要成分是________。

3. 丹药的制备步骤一般包括：配料→______→封口→烧炼→收丹→去火毒。

4. 离子导入剂导入的主要作用对象是______型药物。

5. 涂布法制备膜剂的步骤一般包括：成膜材料等辅料→溶浆→加药溶浆→______→干燥灭菌→分剂量→包装。

六、名词解释

1. 膜剂 2. 锭剂 3. 灸剂
4. 丹药 5. 烟剂 6. 熨剂

七、简答题

1. 简述膜剂的一般处方组成。
2. 简述海绵剂的止血作用机理。
3. 简述明胶海绵剂的制备流程及关键操作。
4. 简述丹药在生产过程中应采取的防护措施。
5. 简述制备膜剂时使用的成膜材料聚乙烯醇的主要规格与特点。
6. 灸剂防病治病的作用机理。
7. 线剂治疗疾病的作用机理。

八、处方分析题

指出处方中（ ）的作用

1. 鼻炎膜处方：

辛夷 适量（ ）
白芷 适量（ ）
苍耳子 适量（ ）
青黛 适量（ ）
PVA_{05-88} 适量（ ）
甘油 适量（ ）
蒸馏水 适量（ ）
制成1000片。

2. 口腔溃疡膜处方：

中药提取物 适量（ ）
PVA_{17-88} 适量（ ）
羧甲基纤维素钠 适量（ ）
山梨醇 适量（ ）
甜菊糖苷 适量（ ）
蒸馏水 适量（ ）
制成1000片。

参考答案及解析

一、A 型题

1. 答案：B

解析：涂布法是制备膜剂的常用方法。压制法、滴制法常用于制备软胶囊等，塑制法常用于制备蜜丸等，泛制法常用于制备水丸等。

2. 答案：C

解析：膜剂本身薄、使用面积小、载药量少，当原料药物为不溶性时，粉碎成粗粉，不易与成膜材料等混合均匀，容易出现膜剂外观粗糙、含量不均匀等现象，故《中国药典》(2020 年版）四部“膜剂”制剂通则下要求，加药匀浆时，原料药物如为不溶性，应粉碎成极细粉。

3. 答案：D

解析：PVA 的聚合度、分子量越大，水溶性越小，且黏性越大。PVA_{05-88} 的聚合度、分子量均小于 PVA_{17-88}，故水溶性大于 PVA_{17-88}，但黏性小于 PVA_{17-88}。

4. 答案：B

解析：聚山梨酯 80 为润湿剂，甜菊糖苷为矫味剂，淀粉为填充剂，柠檬黄为着色剂，甘油为常用的增塑剂。

5. 答案：D

解析：硬脂酸镁多用作片剂的润滑剂。软肥皂、甘油、90% 乙醇溶液（1∶1∶5）为水溶性，多用作油脂性基质栓剂的润滑剂。制备膜剂时，要在涂膜机的不锈钢平板循环带或玻璃板上涂少量的与成膜材料性质相反的润滑剂，目的是易于脱膜。PVA 为亲水性高分子材料，以其为成膜材料制备膜剂时，应选用性质相反的脂溶性润滑剂比如液体石蜡、植物油等脱膜。聚乙二醇 400、水均为水溶性，故不适用于 PVA 为成膜材料膜剂的脱膜。

6. 答案：D

解析：根据聚合度与醇解度的不同，PVA 有多种规格可供选用，采用混合膜材时还可获得更好的成膜性能。相比之下，PVA 的成膜性、抗拉强度、柔韧性、吸湿性及水溶性最好，羧甲基纤维素钠、玉米朊、阿拉伯胶、明胶的成膜性能、抗拉强度等均不如 PVA 好。

7. 答案：C

解析：在膜剂的处方组成中，二氧化硅作为填充剂而不是成膜材料。

8. 答案：B

解析：因为糯米粉等黏合剂受热易皱缩或破裂，高温干燥挥发性成分易挥散，故按《中国药典》(2020 年版）“锭剂”项下要求，制备锭剂时应阴干或低温干燥，而不是高温干燥。

9. 答案：E

解析：海绵剂不检查融变时限，阴道片、阴道栓剂等才需进行融变时限的检查。

10. 答案：A

解析：红升丹的主要成分是氧化汞，它因炼制温度的不同而有两种颜色，一种是最常用的红色氧化汞即红升丹（也称三仙丹、红粉），另一种是黄色氧化汞。三氧化二砷是砒霜的主要成分，氯化汞是白降丹的主要成分，氯化亚汞是轻粉的主要成分。

11. 答案：C

解析：氧化汞是红升丹的主要成分，四氧化三铅是红丹的主要成分，氯化汞是白降丹的主要成分，碱式碳酸铅是宫粉的主要成分，水银的主要成分是汞。

12. 答案：D

解析：线剂系指将丝线或棉线置药液中先浸后煮，经干燥制成的外用制剂。锭剂系指饮片细粉与适宜黏合剂（或利用饮片细粉本身的黏性）制成不同形状的固体制剂。沐浴剂系指将原料药物单独或加入适宜的表面活性剂后制成的供加入或浸入沐浴用水中的液体或固体制剂。烟剂系指将原料药物掺入烟丝中，卷制成香烟形，供点燃吸入用的制剂。熨剂系指将煅制铁砂与药汁、米醋拌匀，晾干而制成的外用固体制剂。坎离砂收载于《中国药典》（2020 年版）一部，由当归、川芎、防风、透骨草组成，制备时将以上四味粉碎成粗粉，加入适量的铁粉、木粉、活性炭和氯化钠，混匀，即得。故坎离砂属于熨剂。

13. 答案：E

解析：香袋剂系指将含挥发性成分的中药装入布制袋中，敷于患处或接触机体，成分被机体吸入或渗入皮肤、黏膜或刺激穴位而起外用内治作用的制剂。烟熏剂系指借助某些易燃物质经燃烧产生的烟雾达到杀虫、灭菌及预防与治疗疾病的目的，或利用穴位灸燃产生的温热来治疗疾病的制剂。条剂系指将原料药物黏附于桑皮纸上后捻成细条的外用制剂。棒剂系指将药物制成小棒状的外用固体制剂。灸剂系指将艾叶捣、碾成绒状，或另加其他药料卷制成卷烟状或捻成其他形状，供熏灼穴位或其他患部的外用制剂。药艾条收载于《中国药典》（2020 年版）一部，由艾叶、桂枝、高良姜、广藿香、降香、香附、白芷、陈皮、丹参、生川乌组成，制备时将艾叶碾成艾绒，其余九味粉碎成细粉，过筛，混匀；取艾绒 20g，均匀平铺在一张长 28cm、宽 15cm 的白棉纸上，再均匀撒布上述粉末 8g，将棉纸两端折叠约 6cm，黏合封闭，低温干燥，即得。故药艾条属于灸剂。

14. 答案：E

解析：根据质量要求，明胶海绵剂的平均消化时间一般应不超过 80 分钟。

15. 答案：E

解析：根据质量要求，海绵剂的吸水量一般不得少于海绵剂重量的 35 倍。

16. 答案：D

解析：制备明胶海绵剂时，将甲醛溶液加入明胶溶液中，主要是由于甲醛与明胶发生胺缩醛反应，使明胶分子互相交联而固化。

17. 答案：B

解析：丹药是指用汞及某些矿物药，在高温条件下经烧炼制成的不同结晶形状的无机汞化合物。丹药毒性较大，一般不内服，外用也要注意剂量和应用部位，以免引起重金属中毒。大活络丹与仁丹均属丸剂，玉枢丹属锭剂。

18. 答案：E

解析：吸水力可反映海绵剂吸水膨胀后对出血创面机械压迫止血的能力。海绵剂可用于出血创面，属灭菌制剂，需按照《中国药典》(2020 年版）四部“无菌检查法”进行无菌检查，应符合规定。明胶属于蛋白质，进行消化试验的目的是保证其使用后能被机体组织缓缓吸收。片剂、胶囊剂等一般需进行崩解时限的检查。

19. 答案：E

解析：烟剂、烟熏剂、香囊（袋）剂都是靠气体发挥药效，均属于传统气体剂型。灸剂在熏灼时，药物以气态形式作用于患处，也有少量经呼吸道吸入，故也属于气体剂型，还有温热刺激和经络传导作用，故起综合治疗效果。气雾剂系指原料药物或原料药物和附加剂与适宜的抛射剂共同装封于具有特制阀门系统的耐压容器中，使用时借助抛射剂的压力将内容物喷至腔道黏膜或皮肤的制剂，属于现代制剂。

二、B 型题

1 ～ 4. 答案：DEBA

解析：聚乙烯醇是常用的成膜材料。二氧化钛为白色粉末，可作为遮光剂，尤其适用于含光敏性药物的处方。加入山梨醇，可以使膜剂有较好的柔韧性和抗拉性，故起增塑剂的作用。甜菊糖苷为天然的矫味剂或甜味剂。

5 ～ 8. 答案：CDAB

解析：离子导入剂在电场作用下，药物分子通过皮肤进入体内而治疗疾病。烟丝是烟剂中的主要组成部分。灸剂多以艾绒为原料。糕剂主要原料有米粉，常加蔗糖矫味，且需要蒸制。熨剂系指将煅制铁砂与药汁、米醋拌匀，晾干而制成的外用固体制剂。

9 ～ 11. 答案：BEC

解析：线剂系指将丝线或棉线置药液中先浸后煮，经干燥制成的一种外用制剂。钉剂系指原料药物与糯米粉混匀，加水加热制成软材，分剂量后搓制成细长而两端尖锐如钉（或锥形）的外用固体制剂。锭剂系指饮片细粉与适宜黏合剂（或利用饮片细粉本身的黏性）制成不同形状的固体制剂。万应锭收载于《中国药典》(2020 年版）一部，由胡黄连、黄连、儿茶、冰片、香墨、熊胆粉、人工麝香、牛黄、牛胆汁组成，制备时将胡黄连、黄连、儿茶、香墨粉碎成细粉；将牛黄、冰片、人工麝香研细，与上述粉末配研，过筛，混匀；取熊胆粉加温水适量溶化，牛胆汁浓缩至适量，滤过，与熊胆液混合，泛制成锭，低温干燥，即得。故万应锭属于锭剂。烟剂系指将原料药物掺入烟丝中，卷制成香烟形，供点燃吸入用的制剂。洋金花烟收载于《中国药典》(2020 年版）一部，洋金花为茄科植物白花曼陀罗的干燥花，可做卷烟分次燃吸（一日量不超过 1.5g）。故洋金花烟属于烟剂。灸剂系指将艾叶捣、碾成绒状，或另加其他药料卷制成卷烟状或捻成其他形状，供熏灼穴位或其他患部的外用制剂。无烟艾条收载于《中国药典》(2020年版)一部，由羌活、细辛、白芷、甘松、木香、艾叶炭组成，制备时将六味药粉碎成细粉，混匀；另取适量桃胶细粉加入沸水中制成胶浆，再取适量淀粉加水润湿后加入胶浆中搅匀；将上述药粉、桃胶与淀粉混合浆充分搅匀，制成软材，出条，切割，干燥，即得。故无烟艾条属于灸剂。

三、C型题

1. 答案：A

解析：羧甲纤维素钠为常用的成膜材料之一，不作增塑剂、填充剂、着色剂、矫味剂之用。

2. 答案：B

解析：丙二醇为常用的增塑剂之一，不作成膜材料、填充剂、着色剂、矫味剂之用。

3. 答案：D

解析：糯米粉加水做成团块，蒸熟后具有黏性，故可作为黏合剂，将处方中的粉末黏合混匀。

4. 答案：A

解析:《中国药典》(2020年版)四部“锭剂”项下要求，除另有规定外，锭剂应密闭，置阴凉干燥处贮存。

5. 答案：B

解析：消毒燃香属于烟熏剂，要借助易燃物质木粉燃烧产生的烟雾达到消毒的目的。

6. 答案：E

解析：甲基纤维素为高分子化合物，具有黏合作用，可将处方中各组分黏合混匀，以利于压制成型。

7. 答案：C

解析：烟熏剂中加入硝酸钾，当被点燃时，硝酸钾会分解产生氧气等具有氧化性的物质，起助燃作用，利于烟熏剂燃烧产生烟雾而起作用。

8. 答案：C

解析：复方大黄止血粉为处方中含明胶的海绵剂，制备时加入甲醛，主要是利用甲醛与明胶发生胺缩醛反应，使明胶分子互相交联而固化。

9. 答案：D

解析：硫柳汞是常用的防腐剂之一，能抑制微生物的生长繁殖。

10. 答案：B

解析:《中国药典》(2020年版)四部“膜剂”制剂通则下“重量差异限度”的规定。

11. 答案：E

解析：《中国药典》（2020年版）四部“膜剂”制剂通则下“重量差异限度”的规定。

12. 答案：A

解析：《中国药典》（2020年版）四部“膜剂”项下“重量差异限度”的规定。

四、X型题

1. 答案：ACDE

解析：膜剂的厚度一般是0.05～0.2mm，面积小（一般是口服1cm^2、眼用0.5cm^2、阴道用5cm^2），故载药量小，剂量大的药物不适宜制成膜剂。

2. 答案：ABE

解析：《中国药典》（2020年版）四部“膜剂”制剂通则下要求，膜剂应检查性状、重量差异或含量均匀度、微生物限度等。而颗粒剂、胶囊剂、散剂、丸剂等需要检查水分，颗粒剂等需要检查溶化性。

3. 答案：CDE

解析：《中国药典》（2020年版）四部“膜剂”制剂通则下指出，膜剂常用涂布法、流延法、胶注法等方法制备。乳化法常用于制备乳剂型基质软膏剂，热熔法常用于制备栓剂。

4. 答案：ABC

解析：按结构特点不同，膜剂可分为单层膜剂、多层膜剂（又称复合膜剂，由两层或两层以上组成）、夹心膜剂（可制成缓释或控释膜剂）。按给药途径不同，膜剂可分为内服膜剂、口腔用膜剂、眼用膜剂、皮肤及黏膜用膜剂等。

5. 答案：ACD

解析：丹药为汞盐，故毒性较大、用量要少。丹药按制法不同可分为升丹和降丹，按色泽不同可分为红丹和白丹。

6. 答案：BD

解析：制备黑膏药时，油丹炼制会产生一些可溶性或挥发性的醛、酮及低级脂肪酸等刺激性物质（俗称火毒），若直接应用，常对皮肤局部产生刺激性，轻者出现红斑、瘙痒，重者出现发泡、溃疡。丹药为汞盐，毒性较大，且炼制时也会产生一些可溶性或挥发性等刺激性气体或成分（俗称火毒），对皮肤、黏膜会产生刺激性，故黑膏药和丹药均要“去火毒”。

7. 答案：AB

解析：烟剂系指将原料药物掺入烟丝中，卷制成香烟形，供点燃吸入用的制剂。烟熏剂系指借助某些易燃物质经燃烧产生的烟雾达到杀虫、灭菌及预防与治疗疾病的目的，或利用穴位灸燃产生的温热来治疗疾病的制剂。灸剂主要由艾叶组成，本身有可燃性，无需添加助燃剂。烟剂中加入助燃剂如硝酸钾（钠），烟丝本身有可燃性；烟熏剂中加入助燃剂硝酸钾（钠），被点燃时，这些助燃物质有利于烟剂、烟熏剂燃烧产生烟雾而起作用。

8. 答案：ABCDE

解析：锭剂、钉剂、糕剂、棒剂、条剂均可采用塑制法搓捏或模制成型。

9. 答案：CD

解析：按含药与否，海绵剂可分为含药海绵剂（如含止血或消炎药物）、吸收性海绵剂（不含药物）。按原料不同，海绵剂可分为蛋白质胶原类海绵剂（如明胶海绵剂、纤维蛋白海绵剂）、多糖类海绵剂（如淀粉海绵剂、海藻酸海绵剂）。

10. 答案：ABD

解析：升法系指药料经高温反应，生成物凝附在上方覆盖物内侧面而得的结晶状化合物的炼制法。降法系指药料经高温反应，生成物降至下方接收器（罐）中，冷却析出结晶状化合物的炼制法。半升半降法系指药料经高温反应，生成的气态化合物一部分上升凝结在上方覆盖物侧、另一部分散落在加热锅内的炼制法。制备黑膏药时“下丹”方法，有火上下丹法和离火下丹法两种。

五、填空题

1. 升，氧化汞（HgO） 2. 降，氯化汞（$HgCl_2$） 3. 坐胎
4. 离子 5. 涂膜

六、名词解释（略）

七、简答题

1. 答：膜剂的一般处方组成有主药、成膜材料（如聚乙烯醇等）、增塑剂（如甘油、山梨醇等）、表面活性剂（如聚山梨酯 80、十二烷基硫酸钠等）、填充剂（如碳酸钙、淀粉、二氧化硅等）、着色剂（如色素等）、遮光剂（如二氧化钛等）、矫味剂（如蔗糖、甜菊糖苷等）等。

2. 答：海绵剂的止血作用机理主要是通过促血栓形成及吸水后体积膨胀造成的机械压迫等作用而止血。

3. 答：明胶海绵剂制备流程为：配料→打泡与固化→冷冻→干燥→灭菌→包装。制备关键操作是打泡与固化。打泡与固化是将明胶液和已稀释的甲醛溶液，同时倒入打泡筒内，用打泡机打泡。打泡时要充分发泡，泡沫要均匀细腻，迅速冷冻干燥。固化剂甲醛的用量要适宜，用量过多会使成品的消化时间过长，且易发脆、破裂；用量过少则泡沫不能完全固化，以致不能形成海绵体。

4. 答：①烧炼的容器与封口必须十分严密，以免烧炼时毒气逸出，引起中毒。②烧炼丹药的关键在于火力，要按生产工艺严格掌握加热的温度和时间。③生产车间应有良好的排风设备及毒气净化回收装置。④车间空气要实行常规监测。⑤生产人员必须定期进行身体检查。

5. 答：国内采用的聚乙烯醇（PVA）主要有 PVA_{05-88}、PVA_{17-88} 两种规格，平均聚合度分别为 500 ～ 600、1700 ～ 1800，分子量分别为 22000 ～ 26400、78400 ～ 79200，

两者醇解度均为88%±2%。这两种成膜材料均能在热水中溶解，在乙醇或丙酮中几乎不溶，但PVA_{05-88}的聚合度小、水溶性大而柔韧性差，PVA_{17-88}的聚合度大、水溶性小而柔韧性好，二者常以适当比例（如1∶3）混合使用以制得性能优良的膜剂。PVA对眼黏膜和皮肤的毒性、刺激性很小。

6. 答：灸剂防病治病的作用机理主要是：①灸剂在人体穴位上或患处近距离烧灼熏烤所产生的温热性刺激作用。②药物烟气所产生的局部透皮吸收作用。③部分药物烟气经呼吸道吸入所起的作用。④穴位灼熏所产生的经络传导作用。

7. 答：线剂治疗疾病的作用机理主要是：①利用药物的轻微腐蚀作用和药线的机械紧扎作用，切断痔核或宫颈癌等肿瘤的局部血液供应，使痔及肿瘤枯落。②线剂置于瘘管中，起引流作用，以加速疮核的愈合。③制成药线填于牙周袋内治疗牙周炎，还可利用牙线在牙缝中的提落动作清洁牙垢。

八、处方分析题

1. 答：辛夷具有散风寒、通鼻窍的功效，白芷具有解表散寒、祛风止痛、宣通鼻窍、消肿排脓的功效，苍耳子具有散风寒、通鼻窍、祛风湿的功效，青黛具有清热解毒、凉血消斑、泻火定惊的功效。PVA_{05-88}是常用的成膜材料之一，具有良好的成膜性能、抗拉强度和柔韧性等。甘油可保湿，使膜剂具有一定的柔韧性和可塑性。蒸馏水作为溶剂，可溶解或分散药物和辅料。

2. 答：中药提取物为主药，PVA_{17-88}为成膜材料，羧甲基纤维素钠为成膜材料，山梨醇为增塑剂，甜菊糖苷为矫味剂，蒸馏水为溶剂。

第二十章　药物制剂新技术与新剂型

习　题

一、A 型题（最佳选择题，由一个题干和五个备选答案组成。题干在前，备选项在后。每道题备选项中，只有一个最佳答案）

1. 以下有关环糊精的描述，错误的是（　）
A. 环糊精系淀粉的降解产物
B. 分子外部亲水
C. 有 α、β、γ 三种
D. 为中空圆筒形，内部呈亲水性
E. 将脂溶性药物包嵌于环糊精分子空腔内，提高溶解度

2. 关于包合物的叙述，错误的是（　）
A. 包合物是一种分子被包藏在另一种分子的空穴结构内形成的复合物
B. 包合物是油类药物均匀分散在水性介质中形成的液体或半固体物质
C. 包合物能增加难溶性药物的溶解度
D. 包合物能使液态药物粉末化，促进药物稳定
E. 包合物的制备常采用饱和水溶液法和研磨法

3. β－环糊精与挥发油制成的固体粉末为（　）
A. 微囊　B. 化合物　C. 微球
D. 低共熔混合物　E. 包合物

4. 环糊精是环状低聚糖化合物，β－环糊精中葡萄糖分子的个数是（　）
A. 6　B. 7　C. 8
D. 9　E. 10

5. 将挥发油制成包合物的主要目的是（　）
A. 防止药物挥发
B. 减少药物的副作用和刺激性
C. 掩盖药物不良气味
D. 能使液态药物粉末化
E. 能使药物浓集于靶区

6. 下列不能作为固体分散体载体材料的是（　）

A. PEG 类　B. 微晶纤维素　C. 聚维酮

D. 甘露醇　E. 泊洛沙姆

7. 聚乙二醇在固体分散体中的主要作用是（　）

A. 增塑剂　B. 促进熔融　C. 载体

D. 黏合剂　E. 润滑剂

8. 药物溶解于熔融的载体中形成的固体分散体，呈分子状态分散者称为（　）

A. 低共熔混合物　B. 固体溶液　C. 玻璃溶液

D. 共沉淀物　E. 共蒸发物

9. 下列关于固体分散体的叙述，错误的是（　）

A. 药物在固体溶液中以分子状态分散

B. 共沉淀物中药物以结晶状态存在

C. 药物在简单低共熔混合物中仅以较细微的晶体形式分散于载体中

D. 固体分散体也存在着某些缺点，例如储存过程中老化、溶出速度变慢等

E. 药物在载体中的分散状态可能为多种类型的混合体

10. 以下不利于提高生物利用度的因素是（　）

A. 微粉化药物　B. 环糊精包合物　C. 多晶型中的稳定型结晶

D. 固体分散物　E. 固体溶液

11. 微粒分散体系的分散相粒径范围是（　）

A. $10^{-3} \sim 10^{-5}$m　B. $10^{-1} \sim 10^{-3}$m　C. $10^{-4} \sim 10^{-9}$m

D. 1 ～ 100μm　E. 没有要求

12. 以明胶、阿拉伯胶为囊材采用复凝聚法制备微囊时，将溶液 pH 值调至明胶等电点（pH4.5）以下，目的是（　）

A. 明胶带正电　B. 明胶带负电　C. 阿拉伯胶带负电

D. 微囊固化　E. 带正、负电荷的明胶相互吸引交联

13. 用复凝聚法制备微囊时，甲醛作为（　）

A. 乳化剂　B. 增塑剂　C. 增溶剂

D. 凝聚剂　E. 固化剂

14. 制备大蒜油微囊，固化调节 pH 值不是通常的 8 ～ 9，而是 7.0 ～ 7.5，目的是（　）

A. 使交联固化完全　B. 使囊型完好　C. 增加大蒜油稳定性

D. 降低大蒜油刺激性　E. 提高包封率

15. 关于微囊特点的叙述，错误的是（　）

A. 微囊能掩盖药物的不良气味

B. 制成微囊能提高药物的稳定性

C. 微囊能防止药物在胃内失活或减少对胃的刺激性

D. 微囊能使液态药物固态化，便于应用与贮存

E. 微囊能提高药物的溶出速率

16. 将大蒜素制成微囊主要是为了（ ）

A. 提高药物的稳定性

B. 掩盖药物的不良嗅味

C. 防止药物在胃内失活或减少对胃的刺激性

D. 控制药物释放速率

E. 使药物浓集于靶区

17. 下列属于天然高分子材料的囊材是（ ）

A. 明胶　B. 羧甲基纤维素　C. 乙基纤维素

D. 聚维酮　E. 聚乳酸

18. 关于物理化学法制备微囊，叙述错误的是（ ）

A. 物理化学法又称相分离法

B. 不适合难溶性药物的微囊化

C. 单凝聚法、复凝聚法均属于此方法的范畴

D. 微囊化在液相中进行，囊心物与囊材在一定条件下形成新相析出

E. 现已成为药物微囊化的主要方法之一

19. 关于单凝聚法制备微囊的叙述，错误的是（ ）

A. 可选择明胶 – 阿拉伯胶为囊材

B. 适合于难溶性药物的微囊化

C. pH 和凝聚剂的种类是成囊的影响因素

D. 加入 PEG 可减少微囊聚集

E. 单凝聚法属于相分离法的范畴

20. 微囊的制备方法不包括（ ）

A. 凝聚法　B. 液中干燥法　C. 界面缩聚法

D. 溶剂 – 非溶剂法　E. 薄膜分散法

21. 用单凝聚法制备微囊，加入硫酸钠的作用是（ ）

A. 作助溶剂　B. 调节 pH　C. 增加胶体的溶解度

D. 作凝聚剂　E. 降低溶液的黏性

22. 关于纳米乳的叙述，正确的是（ ）

A. 乳滴呈球状，粒径大于 100nm

B. 半透明液体，黏度比水明显要大

C. 乳化剂用量低于 10%

D. 稳定，可热压灭菌

E. 与外相溶剂混溶，与水不能均匀混匀

23. 自乳化药物传递系统在 37℃和胃肠蠕动的条件下，可自发分散成（ ）

A. O/W 型纳米乳　B. W/O 型纳米乳　C. O/W 型乳剂

D. W/O 型亚微乳　E. W/O 型乳剂

24. 纳米粒的特点不包括（　）
A. 可缓释药物　B. 可达到靶向给药的目的　C. 可提高药物生物利用度
D. 提高药物的稳定性　E. 可增强人体免疫功能

25. 关于纳米粒的叙述，错误的是（　）
A. 纳米粒是高分子物质组成的固态胶体粒子
B. 纳米粒的粒径多在 10 ～ 1000nm
C. 纳米粒多具有缓释、靶向的特性
D. 药物制成纳米粒后，可以提高药效、降低毒副作用
E. 纳米粒不能静脉注射

26. 将单体分散于水相乳化剂中的胶束内或乳滴中，遇 OH^- 或其他引发剂分子发生聚合，聚合反应终止后，经分离呈固态即得。这种纳米粒的制法是（　）
A. 天然高分子凝聚法　B. 乳化聚合法　C. 熔融法
D. 液中干燥法　E. 自动乳化法

27. 关于脂质体的特点叙述，错误的是（　）
A. 淋巴定向性
B. 提高药物稳定性
C. 脂质体与细胞膜有较强的亲和性
D. 速效作用
E. 降低药物的毒性

28. 脂质体以静脉注射时，主要被网状内皮系统所摄取，集中在肝、脾、淋巴结和骨髓等，主要体现的脂质体特点是（　）
A. 靶向性　B. 缓释性　C. 低毒性
D. 生理相容性　E. 稳定性

29. 脂质体作为药物载体的最突出优点是（　）
A. 起速效作用　B. 提高药物稳定性　C. 可使药物恒速释放
D. 具有靶向性　E. 起长效作用

30. 被称为脂质体"流动性缓冲剂"的膜材是（　）
A. 磷脂　B. 维生素 E　C. 胆固醇
D. NaCl　E. 磷酸盐缓冲液

31. 聚合物胶束系指在水中自组装包埋难溶性药物形成的粒径＜500nm 的胶束溶液，主要载体材料是（　）
A. 水溶性高分子材料
B. 两亲性嵌段高分子载体材料
C. 疏水性聚合物材料
D. 难溶性高分子材料
E. 天然高分子材料

32. 聚合物分子缔合形成聚合物胶束的最低浓度称为（　）

A. 临界胶束浓度　　B. 临界聚集浓度　　C. 昙点
D. 克氏点　　E. 溶胀度

二、B 型题（配伍选择题，由一组试题共用一组备选项，备选项在前，题干在后。备选项可重复选用，也可不选用。每道题只有一个最佳答案）

A. 增加药物的溶解度　　B. 增加药物的化学稳定性　　C. 使液体药物粉末化
D. 掩盖药物的不良嗅味　　E. 防止药物的散失

1. 橙皮苷制备成 β – 环糊精包合物可（　）
2. 愈创木酚制成 β – 环糊精包合物可（　）
3. 红花油制成 β – 环糊精包合物可（　）
4. 中药挥发油制成 β – 环糊精包合物可（　）
5. 大蒜油制成 β – 环糊精包合物可（　）

A. 明胶微球　　B. 白蛋白微球　　C. 淀粉微球
D. 聚酯类微球　　E. 磁性微球

6. 共沉淀反应可制备（　）
7. 喷雾干燥法可制备（　）
8. 乳化交联法可制备（　）
9. 乳化聚合法可制备（　）

A. 复凝聚法　　B. 单凝聚法　　C. 溶液 – 非溶剂法
D. 液中干燥法　　E. 化学法

10. 在高分子囊材溶液中加入凝聚剂以降低高分子材料的溶解度而凝聚成囊的方法为（　）
11. 利用溶液中单体或高分子通过聚合反应或缩合反应产生囊膜形成微囊的方法为（　）
12. 以带相反电荷的两种高分子材料为囊材，在一定条件下交联且与囊心物凝聚成囊的方法为（　）
13. 在囊材溶液中加入一种对囊材不溶的溶剂（非溶剂），引起相分离而将药物包裹成囊的方法为（　）

A. 乳化聚合法　　B. 喷雾干燥法　　C. 溶剂 – 熔融法
D. 注入法　　E. 饱和水溶液法

14. 脂质体的制备可用（　）
15. 纳米粒的制备可用（　）
16. 微囊的制备可用（　）
17. β – 环糊精包合物的制备可用（　）

18. 固体分散体的制备可用（　）

三、C 型题（综合分析选择题，包括一个试题背景信息和一组试题，这一组试题是基于一个实例或案例背景信息逐题开展，每道题都有独立的备选项。题干在前，备选项在后。每道题备选项中，只有一个最佳答案）

脂质体的制备方法很多，根据药物装载机理的不同，可分为主动载药与被动载药。主动载药是先制成空白脂质体，然后通过脂质体内外水相的不同离子或化合物梯度进行载药，两亲性物质常采用这种方法。被动载药是首先把药物溶于水相（水溶性药物）或有机相（脂溶性药物）中，然后按所选择的脂质体制备方法制备含药脂质体。

1. 下列不属于被动载药的是（　）

A. 薄膜分散法　　B. 注入法　　C. 逆相蒸发法
D. 冷冻干燥法　　E. pH 梯度法

2. 关于 pH 梯度法的叙述，错误的是（　）

A. 可通过控制脂质体膜内外 pH 梯度，使药物以离子形式包封于脂质体内水相中
B. 该法包封率较高
C. 该法适用于工业化生产
D. 适用于弱碱性和弱酸性的药物
E. 适用于任意结构的药物

3. 关于注入法制备脂质体，正确的是（　）

A. 将磷脂与胆固醇等类脂物质及脂溶性药物共溶于有机溶剂，多采用甲醇
B. 磷酸盐缓冲液中预溶脂溶性药物
C. 该法制备的脂质体粒径较小
D. 该法制备的脂质体混悬液通过高压乳匀机进一步处理，得到单室脂质体
E. 该法为主动载药

单凝聚法制备微囊系将药物分散于高分子囊材的水溶液中，以电解质或强亲水性非电解质为凝聚剂，使囊材凝聚包封于药物表面而形成微囊，再采用适宜的方法使凝聚囊固化，即得不可逆的微囊。

4. 关于囊材与凝聚剂的选择，错误的是（　）

A. 囊材常用明胶、CAP、MC、PVA 等
B. 凝聚剂具有强亲水性
C. 凝聚剂的胶凝作用对成囊质量影响较大
D. Na_2SO_4 是常用的凝聚剂
E. 乙醇不能作为凝聚剂

5. 下列说法，错误的是（　）

A. 药物与囊材、水的亲和力大小影响微囊成型效果
B. 药物同囊材的亲和力强时，易被微囊化

C. 淀粉或硅胶作囊心物亲水性好，可快速成囊
D. 若药物过分疏水，成囊效果很差
E. 微囊形成过程中可加入表面活性剂

6. 加入增塑剂可使制得的明胶微囊具有良好的可塑性，不可以使用的增塑剂是（　）
A. 山梨醇　B. 聚乙二醇　C. 二甘醇
D. 丙二醇　E. 甘油

四、X型题（多项选择题，由一个题干和五个备选答案组成。题干在前，备选项在后。每道题备选项中至少有两个正确答案，多选、少选、错选或不选均不得分）

1. 环糊精包合技术中使用的主要包合材料有（　）
A. 聚维酮　B. α－环糊精　C. β－环糊精
D. 羟丙基－β－环糊精　E. 乙基化－β－环糊精

2. 包合物制备的常用方法包括（　）
A. 饱和水溶液法　B. 冷冻干燥法　C. 研磨法
D. 界面缩聚法　E. 喷雾干燥法

3. 环糊精包合物在药剂学中常用于（　）
A. 提高药物溶解度　B. 液体药物粉末化　C. 提高药物稳定性
D. 制备靶向制剂　E. 避免药物的首过效应

4. 关于固体分散体的叙述，正确的有（　）
A. 固体分散体是药物分子包藏在另一种分子的空穴结构内的复合物
B. 固体分散体采用肠溶性载体，控制药物于小肠定位释放
C. 采用难溶性载体，延缓或控制药物释放
D. 掩盖药物的不良嗅味和刺激性
E. 能使液态药物粉末化

5. 下列作为水溶性固体分散体载体材料的有（　）
A. PEG 类　B. 丙烯酸树脂 RL 型　C. 聚维酮
D. 甘露醇　E. 泊洛沙姆

6. 属于固体分散技术的方法有（　）
A. 熔融法　B. 研磨法　C. 溶剂－非溶剂法
D. 溶剂－熔融法　E. 溶剂法

7. 固体分散体的速释原理包括（　）
A. 增加药物的分散度　B. 可提高药物的溶出速率　C. 可提高药物的润滑性
D. 载体材料具有亲水性　E. 对药物有抑晶性

8. 固体分散体中载体对药物的作用有（　）
A. 使药物以分子或微细晶粒分散，增加比表面积
B. 加快了药物的溶出速率

C. 确保药物的高度分散性
D. 提高药物的生物利用度
E. 水溶性载体可改善难溶药物的润湿性

9. 关于微型胶囊特点叙述，正确的有（　）
A. 微囊能掩盖药物的不良气味
B. 制成微囊能提高药物的稳定性
C. 微囊能防止药物在胃内失活或减少对胃的刺激性
D. 微囊能使药物浓集于靶区
E. 微囊使药物高度分散，提高药物溶出速率

10. 关于物理化学法制备微囊的叙述，错误的有（　）
A. 物理化学法均选择明胶 – 阿拉伯胶为囊材
B. 适合于难溶性药物的微囊化
C. 凝聚法、溶剂 – 非溶剂法均属于此方法的范畴
D. 微囊化在液相中进行，囊心物与囊材在一定条件下形成新相析出
E. 复凝聚法是在高分子囊材溶液中加入凝聚剂以降低高分子溶解度凝聚成囊的方法

11. 用单凝聚法制备微囊，常用的凝聚剂有（　）
A. 亚硫酸钠　B. 丙酮　C. 明胶
D. 硫酸钠　E. 乙醇

12. 影响微囊中药物释放速率的因素有（　）
A. 微囊的粒径　B. 搅拌　C. 囊壁的厚度
D. 囊壁的物理化学性质　E. 药物的性质

13. 纳米乳作为极具潜力的新型药物载体，主要的特点包括（　）
A. 提高难溶性药物的溶解度
B. 提高难溶性药物的生物利用度
C. 可根据需要达到缓释或靶向的目的
D. 毒性小，安全性高
E. 稳定性好，易于制备和保存

14. 脂质体的特点有（　）
A. 靶向性　B. 缓释性　C. 降低药物毒性
D. 细胞亲和性　E. 提高药物稳定性

15. 属于脂质体被动载药的制备方法有（　）
A. 薄膜分散法　B. 注入法　C. 逆相蒸发法
D. 超声波分散法　E. pH 梯度法

16. 下列有关脂质体的叙述，正确的有（　）
A. 脂质体本身无药理作用，可作为药物的载体制成注射剂应用
B. 油溶性药物可进入双分子层，水溶药物则进入脂质体内部

C. 脂质体是一种脂质双分子的球形结构

D. 脂质体可因双分子层的多少而分为单室脂质体和多室脂质体

E. 脂质体的膜材特点为在水中不易形成胶团，分子不具有两亲性

17. 关于脂质体的表述，正确的有（　）

A. 有靶向性和淋巴定向性　B. 药物包封于脂质体，可延长药物作用

C. 与细胞膜有较强的亲和性，对癌细胞有排斥性

D. 可降低药物的毒性　E. 提高药物的稳定性

18. 脂质体的制法有（　）

A. 薄膜分散法　B. 凝聚法　C. 超声波分散法

D. 冷冻干燥法　E. 注入法

19. 聚合物胶束可以（　）

A. 增加药物溶解度　B. 提高药物稳定性　C. 提高治疗效果

D. 降低药物的体循环时间　E. 提高药物靶向性

五、填空题

1. 药物在载体材料中以分子、胶态、微晶或无定形状态分散，分散体作为制剂的中间体，根据需要可以进一步制成胶囊剂、片剂、软膏剂、栓剂等，也可以直接制成滴丸。这种技术称为____________。

2. 单凝聚法制备微囊是在高分子囊材溶液中加入______以降低高分子材料的溶解度而凝聚成囊。

3. 纳米乳制备中，最重要的是确定处方的组成及其______。

4. 被称为“人工生物膜”，可包封水溶性和脂溶性药物，并可根据临床需要制成供静脉注射、肌内注射、皮下注射及口服给药等不同给药途径的微粒给药载体是______。

5. 一类由两亲性嵌段聚合物在溶剂中自组装形成的一种热力学稳定的胶体溶液，称为____________。

六、名词解释

1. 微粒制剂　2. 包合率　3. 固体分散技术

4. 脂质体　5. 包封率

七、简答题

1. 环糊精包合物有哪些特点？

2. 请简述常用包合技术有哪些。

3. 举例说明单凝聚法制备微囊的原理是什么。

4. 何谓脂质体？脂质体的组成、结构与表面活性剂胶团有何不同？

5. 脂质体的质量评价项目有哪些？

6. 理想聚合物胶束的载体材料应具有哪些条件？

八、案例分析题

盐酸多柔比星又称阿霉素，是广谱抗癌药物。临床上，使用盐酸多柔比星注射液时，常发生骨髓抑制和心脏毒性等严重不良反应，解决方法之一是将其制成脂质体制剂。盐酸多柔比星脂质体注射液的辅料有 PEG–DSPE、氢化大豆卵磷脂、胆固醇、硫酸铵、蔗糖等。

1. 脂质体为什么具有细胞亲和性和组织相容性？

2. PEG–DSPE 是一种 PEG 化脂质材料，常用于增强单核巨噬细胞的亲和力。盐酸多柔比星脂质体是以 PEG–DSPE 为膜材之一的脂质体，属于（　　）

A. 前体脂质体　　B. pH 敏感脂质体　　C. 免疫脂质体
D. 热敏脂质体　　E. 长循环脂质体

3. 请分析处方各辅料成分的作用及该脂质体的制法。

参考答案及解析

一、A 型题

1. 答案：D

解析：本题考查环糊精的性质。环糊精系淀粉的降解产物，为中空圆筒形，内部呈疏水性，常用 α、β、γ 三种，分别为 6、7、8 个葡萄糖分子组成，将脂溶性药物包嵌于环糊精分子空腔内，提高其在水中的溶解度。

2. 答案：B

解析：本题考查的是包合物的定义、特点和制备方法。包合物是一种分子被包藏在另一种分子的空穴结构内形成的复合物。包合物能增加难溶性药物的溶解度，使液态药物粉末化，促进药物稳定。包合物的制备常采用饱和水溶液法和研磨法。

3. 答案：E

解析：本题考查的是对包合物概念的理解。包合物是一种分子（某些小分子物质，又称客分子）被包藏在另一种分子（又称主分子，如环糊精分子）的空穴结构内形成的复合物。

4. 答案：B

解析：本题考察的是 β－环糊精的结构。环糊精（cyclodextrin，CD）系淀粉用嗜碱性芽孢杆菌经培养得到的环糊精葡萄糖转位酶作用后形成的产物，是由 6 ～ 12 个 D–葡萄糖分子以 1,4– 糖苷键连接的环状低聚糖化合物，为非还原性白色结晶状粉末，常见的有 α、β、γ 三型，分别由 6、7、8 个葡萄糖分子构成。在三种环糊精中，β－环糊精最为常用，由 7 个葡萄糖分子以 1,4– 糖苷键连接而成，呈筒状结构。

5. 答案：A

解析：本题考察的是包合物的特点。挥发油易挥发，将其制成包合物，使挥发油分子包封于环糊精的空穴结构内，可以防止其逸散损失，增加稳定性。

6. 答案：B

解析：本题考察的是固体分散体常用的载体材料。固体分散体的常用载体有水溶性载体、水不溶性载体和肠溶性载体三大类。其中，水溶性载体包括聚乙二醇类（PEG）、聚维酮类（PVP）、表面活性剂类（常用的为泊洛沙姆 188，Poloxamer188）、糖类与醇类（如甘露醇）及有机酸类；水不溶性载体包括乙基纤维素、含季铵基团的聚丙烯酸树脂类和脂质类；肠溶性载体包括纤维素类和聚丙烯酸树脂类。微晶纤维素不能作为固体分散体载体材料。

7. 答案：C

解析：本题考察的是固体分散体的水溶性载体。聚乙二醇类是固体分散体的常用水溶性载体之一。聚乙二醇类（PEG）最常用的是 PEG4000 和 PEG6000，它们的熔点低（55 ～ 60℃），毒性小，能显著地增加药物的溶出速率，提高其生物利用度。

8. 答案：B

解析：本题考察的是固体溶液的概念。固体溶液系指药物以分子状态均匀分散于熔融的固体载体材料中，呈均相体系，具有类似于真溶液的分散性质。在固体溶液中，药物以分子形式存在，其溶出速率由载体的溶出速率决定，通过选择合适的载体，可显著提高药物的溶出速率。

9. 答案：B

解析：本题考查的是固体分散体中药物的分散状态。固体分散体有固体溶液、共沉淀物、低共熔混合物等。药物在载体中的分散状态可能为多种类型的混合体。药物在固体溶液中以分子状态分散，药物在简单低共熔混合物中仅以较细微的晶体形式分散于载体中，而共沉淀物则是固体药物与载体以适当比例形成的非结晶性无定形物。

10. 答案：C

解析：本题考查的是制剂新技术对药物生物利用度的影响。微粉化药物、环糊精包合物、固体分散物和固体溶液都可以提高生物利用度。多晶型中的稳定型结晶的熔点高、溶解度小、溶出缓慢，不利于提高生物利用度。

11. 答案：C

解析：本题考查的是微粒分散体系的概念。微粒分散体系的分散相粒径范围是 10^{-4} ～ 10^{-9}m。

12. 答案：A

解析：本题考查的是复凝聚法制备微囊的要点。复凝聚法制备微囊时，将溶液 pH 值调至明胶等电点（pH4.5）以下，可使明胶带较多正电荷，有利于与带负电荷的阿拉伯胶通过电荷相互吸引交联形成正、负离子的络合物，溶解度降低而凝聚成囊。

13. 答案：E

解析：本题考查的是复凝聚法制备微囊的固化剂。甲醛用作固化剂，使微囊交联固化。

14. 答案：C

解析：本题考查的是药物性质对微囊交联固化参数的影响。大蒜油的主要成分为大蒜辣素、大蒜新素等多种烯丙基、丙基和甲基组成的硫醚化合物，为不饱和硫化烯烃化合物的混合物，分子结构上存在活泼双键，因而化学性质不稳定，且有刺激性，所以制成微囊。由于在碱性条件下不稳定，所以固化时调节 pH 值为 7.0 ～ 7.5，而不是通常的 8 ～ 9，以增加大蒜油的稳定性。

15. 答案：E

解析：本题考查的是微囊的特点。微囊能掩盖药物的不良气味，能提高药物的稳定性，防止药物在胃内失活或减少对胃的刺激性，能使液态药物固态化，便于应用与贮存。微囊具有缓释或控释性能，不能提高药物溶出速率。

16. 答案：B

解析：本题考查的是微囊特点的应用。大蒜素具有不良嗅味，微囊包封可以改善，是将大蒜素制成微囊的主要原因。

17. 答案：A

解析：本题考查的是囊材的种类。天然高分子材料是最常用的囊材与载体材料，因其稳定、无毒、生物相容性好。主要包括明胶（gelatin）、阿拉伯胶（acacia）、海藻酸盐（alginate）和壳聚糖（chitosan）。羧甲基纤维素、乙基纤维素属于半合成高分子材料；聚维酮是合成高分子材料；聚乳酸属于可生物降解合成高分子材料。

18. 答案：B

解析：本题考查的是物理化学法制备微囊。物理化学法在液相中进行，通过改变条件使溶解状态的囊材从溶液中凝聚析出，并将囊心物包裹形成微囊。由于这一过程药物与囊材形成新相析出，故本法又称相分离法。目前，该法已成为药物微囊化的主要方法之一。根据形成新相方法的不同，相分离法又分为单凝聚法、复凝聚法、溶剂 - 非溶剂法、改变温度法和液中干燥法。单凝聚法在水中成囊，一般要求作为囊心物的药物难溶于水。

19. 答案：A

解析：本题考查的是单凝聚法制备微囊。单凝聚法以明胶作为囊材；明胶 - 阿拉伯胶是两种具有相反电荷的高分子材料，是复凝聚法制备微囊的复合囊材。

20. 答案：E

解析：本题考查的是微囊的制备方法。微囊的制备方法可分为物理化学法、物理机械法和化学法 3 大类。凝聚法、液中干燥法和溶剂 - 非溶剂法均属于物理化学法，界面缩聚法属于化学法。薄膜分散法是制备脂质体的方法，而非制备微囊的方法。

21. 答案：D

解析：本题考查的是单凝聚法制备微囊。单凝聚法制备微囊，需要加入凝聚剂才能使溶液中高分子囊材凝聚包封于药物表面而形成微囊。凝聚剂有两类：一类是强亲水性非电解质，如乙醇、异丙醇等；另一类是强亲水性电解质，如硫酸钠、硫酸铵等。

22. 答案：D

解析：本题考查的是纳米乳的含义和性质。纳米乳的乳滴一般为球形，大小比较均匀，粒径在 50 ～ 100nm 之间；纳米乳为具有各向同性、低黏度（与水接近）、透明或半透明的液体；纳米乳乳化剂用量大，为 5% ～ 30%，且一般需加助乳化剂；纳米乳稳定、可热压灭菌、离心后不分层；纳米乳在一定范围内既能与油相混匀，又能与水相混匀。

23. 答案：A

解析：本题考查的是自乳化药物传递系统的含义。自乳化药物传递系统（self-emulsifying drug delivery system，SEDDS），即药物制剂口服后，遇体液，在 37℃和胃肠蠕动的条件下，可自发分散成 O/W 型纳米乳。

24. 答案：E

解析：本题考查的是纳米粒的特点。纳米粒作为极具潜力的新型药物载体，其主要的特点包括：①可缓释药物，从而延长药物的作用时间，如一般滴眼液半衰期仅 1 ～ 3 分钟，而纳米粒滴眼剂由于能黏附于结膜和角膜，则可大大延长药物的作用时间；②可达到靶向给药的目的，纳米粒经静脉注射，一般被巨噬细胞摄取，主要分布于肝、脾和肺，少量进入骨髓；③可提高药物生物利用度，减少给药剂量，从而减轻或避免毒副作用；④保护药物，提高药物的稳定性，可避免多肽等药物在消化道的失活。纳米粒的特点不包括增强人体免疫功能。

25. 答案：E

解析：本题考查的是纳米粒的含义、特点与应用。纳米粒（nanoparticles）系指药物或与载体辅料经纳米技术分散形成的粒径＜ 500nm 的固体粒子，既可作为理想的静脉注射的药物载体，亦可口服或其他途径给药。20 世纪 90 年代，出现了一种新型纳米粒给药系统——固体脂质纳米粒（solid lipid nanoparticles，SLN），它以高熔点脂质材料为载体制成，其粒径在 50 ～ 1000nm 之间。纳米粒的主要特点为：可缓释药物，可靶向给药，可提高生物利用度，减少给药剂量，从而减轻或避免毒副作用，可保护药物，提高药物稳定性。

26. 答案：B

解析：本题考查的是纳米粒的制法。纳米粒可采用单体或高分子材料制备。由单体制备时，主要通过乳化聚合法。乳化聚合法系将单体分散于水相乳化剂中的胶束内或乳滴中，遇 OH^- 或其他引发剂分子发生聚合，胶束及液滴可作为提供单体的仓库，乳化剂对相分离的纳米粒起防止聚集的稳定作用。聚合反应终止后，经分离呈固态即得。

27. 答案：D

解析：本题考查的是脂质体的特点。脂质体具有靶向性和淋巴定向性、缓释性，能降低药物毒性，具有细胞亲和性和组织相容性，能提高药物的稳定性。速效作用不是脂质体的特点。

28. 答案：A

解析：本题考查的是脂质体的靶向性。脂质体具有靶向性，能选择性地分布于某些组织和器官，增强药物对淋巴系统的定向性，提高药物在靶部位的浓度。以静脉注射普通脂质体时，主要被网状内皮系统所摄取，集中在肝、脾、淋巴结和骨髓等。

29. 答案：D

解析：本题考查的是脂质体的最突出优点。脂质体包封药物后的特点有：靶向性、缓释性、细胞亲和性和组织相容性、能降低药物毒性、能保护被包封药物。其中，靶向性为脂质体药物载体最突出的特征。载药脂质体进入体内可被巨噬细胞当作外界异物而吞噬，进而产生靶向性。

30. 答案：C

解析：本题考查的是脂质体膜材。胆固醇具有调节膜流动性的作用，故可称为脂质体“流动性缓冲剂”。当低于相变温度时，胆固醇可使膜减少有序排列，而增加膜的流动性；高于相变温度时，可增加膜的有序排列而减少膜的流动性。胆固醇的参与，可提高脂质体膜的稳定性和药物的包封率。

31. 答案：B

解析：本题考查的是聚合物胶束的概念。聚合物胶束系一类由两亲性嵌段聚合物在溶剂中自组装形成的一种热力学稳定的胶体溶液。在水溶液中分散时，共聚物的疏水端受水分子的排挤，自动缔合聚集形成胶束的疏水核芯，而共聚物的亲水端则形成胶束的亲水外层，保持聚合物胶束的稳定。

32. 答案：B

解析：本题考查的是临界聚集浓度的概念。聚合物分子缔合形成聚合物胶束的最低浓度称为临界聚集浓度。由于聚合物溶解度小，聚合物胶束的临界聚集浓度（CAC）比表面活性剂胶束的临界胶束浓度（CMC）低很多，且其疏水核芯更稳定，故聚合物胶束可以经稀释而不易解聚合。

二、B 型题

1 ～ 5. 答案：ABCED

解析：本组题考查的是 β－环糊精包合物的特点与应用。β－环糊精包合物可增加药物的溶解度；防止挥发性成分挥发散失；提高药物的稳定性；使液体药物粉末化；遮盖药物的不良嗅味；提高生物利用度。根据各药物的特性，进行选择。

6 ～ 9. 答案：EBAC

解析：本组题考查的是微球常见的制备方法。明胶微球通常以乳化交联法制备，即将药物溶解或分散在囊材的水溶液中，与含乳化剂的油混合，搅拌乳化，形成稳定的 W/O 型或 O/W 型乳状液，加入化学交联剂甲醛或戊二醛，可得粉末状微球。白蛋白微球可用液中干燥法或喷雾干燥法制备。淀粉微球商品系由淀粉水解再进行乳化聚合制得。聚酯类微球常用液中干燥法制备。磁性微球需同时包裹药物与磁流体，成型方法可依据囊材与药物性质不同加以选择，其制法的特殊之处在于磁流体的制备，一般通过共沉淀反应制得。

10 ～ 13. 答案：BEAC

解析：本组题考查的是微囊的制备方法。物理化学法制备微囊，根据形成新相方法的不同，分为单凝聚法、复凝聚法、溶剂－非溶剂法、改变温度法和液中干燥法。

14～18. 答案：DABEC

解析：本组题考查的是脂质体、微囊等新型药物载体的制备方法。

三、C 型题

1. 答案：E

解析：本题考查的是被动载药与主动载药的脂质体的制备方法。主动载药是先制成空白脂质体再载药，而被动载药是直接制成含药脂质体。pH 梯度法属于主动载药。

2. 答案：E

解析：本题考查的是 pH 梯度法制备脂质体。pH 梯度法根据弱酸、弱碱药物在不同介质中的解离不同，可通过控制脂质体膜内外 pH 梯度，使药物以离子形式包封于脂质体的内水相中。该法包封率高，可适应于工业化生产，但其应用与药物结构密切相关，不能推广到任意结构的药物。

3. 答案：D

解析：本题考查的是注入法制备脂质体。注入法制备脂质体的工艺：将磷脂与胆固醇等类脂物质及脂溶性药物共溶于有机溶剂（多采用乙醚）中，然后将此药液经注射器缓缓注入搅拌下的磷酸盐缓冲液（可含有水溶性药物）中，不断搅拌直至有机溶剂除尽为止，即制得大多孔脂质体，其粒径较大，不宜静脉注射，也可进一步处理，将脂质体混悬液通过高压乳匀机两次，则成品大多为单室脂质体，粒径绝大多数在 2μm 以下。

4. 答案：E

解析：本题考查的是单凝聚法制备微囊。囊材常用明胶、CAP、MC、PVA 等。凝聚剂有两类，一类是强亲水性非电解质，如乙醇、异丙醇、叔丁醇、丙酮等；另一类是强亲水性电解质，其中阴离子起主要作用，阳离子也有胶凝作用，其电荷数越高，胶凝作用越强。

5. 答案：C

解析：本题考查的是微囊制备注意事项。药物与囊材、水的亲和力大小可影响其微囊化，一般来说，药物同囊材的亲和力强时，易被微囊化。药物与水的亲和力应适宜，若过分亲水则易被水包裹，只存在于水相中而不能混悬于凝聚相中成囊，如淀粉或硅胶作囊心物均因过分亲水而不能成囊；若药物过分疏水，因凝聚相中含大量的水，使药物既不能混悬于水相中，又不能混悬于凝聚相中，也不能成囊，仅可形成不含药物的空囊。此时可考虑加入适量的表面活性剂（如司盘 -20 等），增大药物的亲水性来解决其成囊问题。

6. 答案：C

解析：本题考查的是微囊制备注意事项。加入增塑剂可使制得的明胶微囊具有良好的可塑性，不粘连，分散性好。在单凝聚法制备明胶微囊时加入增塑剂，可减少微囊聚集，降低囊壁厚度，且加入增塑剂的量同释药之间呈负相关，常用的增塑剂有山梨醇、聚乙二醇、丙二醇及甘油。二甘醇具有毒性，不能作为药物制剂的增塑剂。

四、X 型题

1. 答案：CDE

解析：本题考查的是包合材料。环糊精包合技术在药物制剂中应用广泛，主要以β－环糊精及其衍生物为包合材料。

2. 答案：ABCE

解析：本题考查的是包合物制备的常用方法。包合物制备的常用方法有饱和水溶液法、研磨法、超声波法、冷冻干燥法和喷雾干燥法。界面缩聚法属于制备微囊三大常用方法之一的化学法。

3. 答案：ABC

解析：本题考查的是环糊精包合物的特点。环糊精包合物可以提高药物溶解度，使液体药物粉末化，提高药物稳定性。

4. 答案：BCDE

解析：本题考查的是固体分散体的含义、特点。固体分散体系指药物，特别是难溶性固体药物以分子、胶态、微晶或无定形状态分散在适宜载体材料中形成的固体分散体系。将药物制成固体分散体的目的：①不同性质的载体材料可使药物在高度分散状态下达到不同的用药要求，如亲水性高分子载体材料可增加难溶性药物的溶解和溶出度，利用难溶性高分子载体材料延缓或控制药物的释放，利用肠溶性高分子载体材料控制药物于小肠定位释放；②利用载体材料的包蔽作用，延缓药物的水解和氧化，增加药物的化学稳定性；③掩盖药物的不良气味和刺激性；④可使液体药物固体化。

5. 答案：ACDE

解析：本题考查的是水溶性固体分散体载体材料。固体分散体常用的水溶性载体包括聚乙二醇类（PEG）、聚维酮类（PVP）、表面活性剂类（常用的为泊洛沙姆 188，Poloxamer188）、糖类与醇类（如甘露醇）及有机酸类。

6. 答案：ABDE

解析：本题考查的是固体分散体的制备方法。固体分散体的制备方法有熔融法、溶剂法（共沉淀法或共蒸发法）、溶剂－熔融法、溶剂－喷雾（冷冻）干燥法、研磨法和双螺旋挤压法。溶剂－非溶剂法属于制备微囊常用的三类方法的物理化学法，是微囊制备技术之一。

7. 答案：ABDE

解析：本题考查的是固体分散体的特点。固体分散体可利用不同性质的载体达到速效、缓释、控释的目的。如选用水溶性载体，使药物以分子、胶态、微晶或无定形状态高度分散，可改善难溶性药物的润湿性和溶解性能，提高溶出速率，从而提高药物的生物利用度。另外，有的水溶性载体（如聚维酮类）对一些药物有强烈的抑晶作用，有助于提高药物的溶出速率。“润滑性”与“润湿性”是不同的概念，所以是错误的。

8. 答案：ABCDE

解析：本题考查的是固体分散体对药物的影响。低共熔混合物是固体分散体的一种状态，药物与载体按适当比例混合，在较低温度下熔融，骤冷固化形成固体分散体。药物仅以微晶状态分散于载体中，为物理混合物。低共熔混合物中药物以分子或微细晶粒分散，增加比表面积，加快了药物的溶出速率，确保药物的高度分散性，提高药物的生物利用度。水溶性载体可改善难溶药物的润湿性。

9. 答案：ABCD

解析：本题考查的是微囊的特点。药物微囊化后主要的特点有：①提高药物的稳定性，减少复方制剂中药物之间的配伍禁忌；②使液态药物固态化，便于贮存或再制成各种剂型；③防止药物在胃内失活或减少对胃的刺激性；④掩盖药物的不良气味及口味；⑤使药物具有缓释或控释性能，通过使用不同性质的囊材包裹药物可达到控释或缓释的目的；⑥使药物具有靶向性，将治疗指数低的药物或毒性大的药物制成微囊，使药物浓集于靶区，可提高药物的疗效，降低毒副作用。

10. 答案：AE

解析：本题考查的是物理化学法制备微囊。物理化学法中单凝聚法仅以明胶为囊材。复凝聚法属于物理化学法，适于难溶性药物的微囊化。物理化学法又称相分离法，系指药物与载体材料在一定条件下形成新相析出；根据形成新相的方法不同，又分为单凝聚法、复凝聚法、溶剂－非溶剂法和改变温度法。单凝聚法系指在高分子囊材溶液中加入凝聚剂以降低高分子溶解度凝聚成囊的方法。

11. 答案：BDE

解析：本题考查的是单凝聚法制备微囊的凝聚剂。常用的凝聚剂有两类：一类为强亲水性非电解质，如乙醇、异丙醇、叔丁醇、丙酮等；另一类是强亲水性电解质，如硫酸钠、硫酸铵。

12. 答案：ACDE

解析：本题考查的是微囊释药速率的影响因素。微囊的粒径、囊壁的厚度及物理化学性质、药物的性质影响微囊中药物释放速率；搅拌与微囊释药速度无关。

13. 答案：ABCDE

解析：本题考查的是纳米乳的特点。纳米乳主要的特点如下：可提高难溶性药物溶解度与生物利用度；可根据需要达到缓释或靶向的目的，毒性小，安全性高；可改变某些药物的体内分布，具有一定的组织、器官靶向性，能降低药物在某些组织、器官的毒副作用和过敏反应，且黏度低；稳定性好，易于制备和保存，对于易水解的药物制成油包水型纳米乳，还可起到保护作用。

14. 答案：ABCDE

解析：本题考查的是脂质体的特点。脂质体的特点：①靶向性和淋巴定向性；②缓释性；③降低药物毒性；④细胞亲和性和组织相容性；⑤提高药物的稳定性。

15. 答案：ABCD

解析：本题考查的是脂质体被动载药的制备方法。脂质体的制备方法很多，根据药物装载机理的不同，可分为主动载药与被动载药。被动载药包括薄膜分散法、注入法、逆相蒸发法、超声波分散法。

16. 答案：ABCD

解析：本题考查的是脂质体的含义、组成与结构。脂质体系将药物包封于类脂质双分子层内而形成的微小囊泡，也称为类脂小球或液晶微囊，其粒径大小可从几十纳米到几十微米，双分子层的厚度约 4nm。由于其结构类似生物膜，脂质体又被称为“人工生物膜”，可包封水溶性和脂溶性药物，并可根据临床需要，制成供静脉注射、肌内注射、皮下注射、口服给药、眼内给药、肺部给药、皮肤给药以及鼻腔给药等不同给药途径的脂质体。脂质体以类脂质（如磷脂、胆固醇）构成的双分子层为膜材，磷脂、胆固醇均为两亲性物质。

17. 答案：ABDE

解析：本题考查的是脂质体的特点。脂质体具有靶向性和淋巴定向性，缓释性，降低药物毒性，细胞亲和性和组织相容性，提高药物的稳定性等特点。其对癌细胞同样具有亲和性，并无排斥性。

18. 答案：ACDE

解析：本题考查的是脂质体的制法。脂质体的制备方法很多，根据药物装载机理的不同，可分为主动载药与被动载药。被动载药法有薄膜分散法、注入法、超声波分散法、逆相蒸发法、冷冻干燥法。

19. 答案：ABCE

解析：本题考查的是聚合物胶束的特点。聚合物胶束增加药物溶解度，水溶性差的药物被包载在聚合物胶束的疏水核中，可提高药物的水溶性；可提高药物稳定性；延长药物的体循环时间，提高药物的靶向效率和治疗效果。

五、填空题

1. 固体分散技术　　2. 凝聚剂　　3. 比例
4. 脂质体　　5. 聚合物胶束

六、名词解释（略）

七、简答题

1. 答：环糊精包合物具有以下特点：①增加药物的稳定性；②增加药物的溶解度；③液体药物粉末化；④掩盖不良气味，减少刺激性及毒副作用；⑤提高药物的生物利用度。

2. 答：①饱和水溶液法：将 β-CD 制成饱和水溶液，加入药物搅拌混合 30 分钟以上，使药物被 β-CD 包合。②研磨法：取 β-CD 加入 2～5 倍量的水混合，研匀，加入药物，充分研磨至糊状物，低温干燥后，再用适宜有机溶剂洗净，再干燥，即得。③冷冻干燥法：将药物与 β-CD 混合，溶解，冻干，洗去未包合的药物，挥发洗涤溶剂，即得。

3. 答：单凝聚法是相分离法中较常用的一种，它是在高分子囊材（如明胶）溶液中加入凝聚剂以降低高分子溶解度使之凝聚成囊的方法。基本原理：凝聚剂是强亲水性物质，可以是电解质（如硫酸钠或硫酸铵）的水溶液，或强亲水性的非电解质（如乙醇或丙酮）。明胶溶液中加入凝聚剂时，由于水分子与凝聚剂结合，明胶的溶解度降低，分子间形成氢键，最后从溶液中析出而凝聚成明胶微囊。但这种凝聚是可逆的，一旦解除促进凝聚的条件（如加水稀释），就可发生解凝聚，使微囊很快消失。这种可逆性在制备过程中可反复利用，直到凝聚微囊形状满意为止（可用显微镜观察）。最后再交联固化，使之成为不凝结、不粘连、不可逆的球形微囊。

4. 答：脂质体系指将药物包封于类脂质双分子层（厚度约 4nm）内而形成的微型囊泡，也有人称脂质体为类脂小球或液晶微囊。脂质体的组成、结构与表面活性剂构成的胶束不同，后者是由单分子层组成，而脂质体由双分子层组成。磷脂是脂质体的膜材，是脂质体的主要组成部分。

5. 答：脂质体的质量评价项目有：①粒径与形态；②包封率；③渗漏率；④主含量；⑤释放度；⑥药物体内分布的测定；⑦磷脂的氧化程度；⑧有害有机溶剂残留量。

6. 答：理想聚合物胶束的载体材料应具有以下条件：粒径在 10 ～ 100mm 范围内；在体内能降解成惰性的无毒单体被排出体外，单体的分子量小于 20000 ～ 30000，低于肾的滤除限度；有较大的载药量。

八、案例分析题

1. 答：脂质体结构与生物膜相似，对正常细胞和组织无损害和抑制作用。

2. 答：E

3. 答：PEG–DSPE 为 PEG 化的磷脂，系脂质体的膜材之一，由于 PEG 的亲水强，可提高脂质体的稳定性，并延长其体内的循环时间；氢化大豆卵磷脂、胆固醇均为脂质体的主要成膜材料，为构成脂质双分子层的主要成分；硫酸铵水溶液为脂质体的内水相；蔗糖溶液用于脂质体混悬液的透析，以除去外水相中的硫酸铵，形成带有硫酸铵梯度的空白脂质体。该处方采用硫酸铵梯度法制备盐酸多柔比星脂质体，多柔比星以非解离型进入内水相后与 SO_4^{2-} 可以形成难溶性盐，从而难以从脂质体膜穿透出来，形成稳定可长期保存的脂质体。

第二十一章 新型给药系统

习 题

一、A 型题（最佳选择题，由一个题干和五个备选答案组成。题干在前，备选项在后。每道题备选项中，只有一个最佳答案）

1. 关于缓释、控释制剂的叙述，错误的是（ ）
A. 缓释制剂给药后血药浓度较为平稳
B. 渗透泵片可以均匀地恒速释放药物
C. 药效作用剧烈的药物宜制成控释制剂
D. 肌内注射药物的混悬液具有缓释作用
E. 胃漂浮片可提高药物在十二指肠的吸收

2. 下列不属于控释制剂组成部分的是（ ）
A. 药物贮库 B. 控释部分 C. 速释部分
D. 能源部分 E. 传递孔道

3. 下列不属于中药缓释制剂的是（ ）
A. 氨茶碱缓释片 B. 复方丹参骨架缓释片 C. 雷公藤缓释片
D. 粉防己碱缓释片 E. 正清风痛宁缓释片

4. 微球属于何种类型的靶向制剂（ ）
A. 主动靶向 B. 被动靶向 C. 物理化学靶向
D. 磁性靶向 E. 热敏感靶向

5. 结肠定位制剂的特点不包括（ ）
A. 提高结肠局部药物浓度
B. 有利于治疗结肠局部病变
C. 结肠给药可避免首过效应
D. 不利于蛋白质类大分子的吸收
E. 延迟药物吸收时间，药物吸收增加

6. 可将药物送达靶部位特定细胞的制剂称为（ ）
A. 一级靶向制剂 B. 二级靶向制剂 C. 三级靶向制剂
D. 被动靶向制剂 E. 主动靶向制剂

7. 缓控释制剂不宜采用的剂型为（　）
A. 片剂　B. 丸剂　C. 滴丸
D. 胶囊剂　E. 散剂
8. 根据黏附漂浮或膨胀作用设计的缓释、控释制剂为（　）
A. 膜控释小丸　B. 渗透泵片　C. 磁性微球
D. 胃滞留控释制剂　E. 不溶性骨架片
9. 缓控释制剂的相对生物利用度一般应为普通制剂的（　）
A. 80% ～ 90%　B. 80% ～ 100%　C. 80% ～ 110%
D. 80% ～ 120%　E. 80% ～ 130%
10. 植入剂发挥缓释作用的原理是（　）
A. 磁性　B. pH 值　C. 溶蚀
D. 扩散　E. 温度
11. 下列属于主动靶向制剂的是（　）
A. 乳剂　B. 复乳　C. 免疫脂质体
D. 环糊精包合物　E. pH 敏感脂质体
12. 适宜制备缓控释制剂的药物半衰期为（　）
A. ＜ 1 小时　B. 2 ～ 8 小时　C. ＞ 12 小时
D. ＞ 24 小时　E. 12 ～ 24 小时
13. 有关主动靶向制剂的叙述，不正确的是（　）
A. 包括修饰的药物载体与前体药物
B. 脂质体经表面修饰可延长体内循环时间
C. 前体药物可在任何条件下产生靶向性
D. 修饰的免疫微球可用于抗癌药物的靶向治疗
E. 通过前体药物产生靶向性，必须具备一定的条件
14. 下列方法中不能降低药物扩散速度的是（　）
A. 制成微囊　B. 降低黏度　C. 制成乳剂
D. 制成植入剂　E. 包衣
15. 缓释制剂释放药物的要求是（　）
A. 恒速　B. 非恒速　C. 滞后
D. 直接　E. 按时间
16. 膜控释制剂不包括（　）
A. 封闭型渗透性膜　B. 毫微囊　C. 微孔膜包衣片
D. 多层膜控释片　E. 控释包衣微丸
17. 渗透泵片的释药原理是（　）
A. 减少溶出　B. 减少扩散
C. 片剂膜外渗透压大于内部渗透压，将片内药物压出
D. 片剂膜内渗透压大于外部渗透压，促进片内溶液从小孔流出

E. 片剂以蜡质材料作为控释膜

18. 治疗具有时辰节律规律的疾病（比如心绞痛）的药物，可设计的剂型是（ ）

A. 肠溶制剂　B. 脉冲释药制剂　C. 结肠定位释药制剂

D. 速释制剂　E. 缓释制剂

19. 影响渗透泵式控释制剂释药速度的因素不包括（ ）

A. 膜的厚度　B. 释药小孔的直径　C. pH 值

D. 片芯的处方　E. 膜的孔率

20. 设计缓释、控释制剂对药物溶解度的要求一般为（ ）

A. 大于 0.01mg/mL　B. 大于 0.1mg/mL　C. 大于 1.0mg/mL

D. 大于 10mg/mL　E. 无要求

二、B 型题（配伍选择题，由一组试题共用一组备选项，备选项在前，题干在后。备选项可重复选用，也可不选用。每道题只有一个最佳答案）

A. 按给药途径分类　B. 按剂型分类　C. 按作用部位分类

D. 按制备工艺分类　E. 按释药原理分类

1. 薄膜包衣片、薄膜包衣小丸所属分类标准是（ ）

2. 不属于缓释、控释制剂分类标准的是（ ）

3. 口服缓释、控释制剂与透皮缓释、控释制剂所属分类标准是（ ）

A. 泊洛沙姆　B. 羧丙甲纤维素　C. 蜡类

D. 醋酸纤维素　E. 聚氯乙烯

4. 亲水凝胶骨架片应选用的主要制备材料是（ ）

5. 不溶性骨架片应选用的主要制备材料是（ ）

6. 溶蚀性骨架片应选用的主要制备材料是（ ）

7. 膜控型缓释制剂中常用的成膜材料是（ ）

A. 纳米粒　B. 磁性制剂　C. 控释制剂

D. 靶向给药乳剂　E. 前体药物制剂

8. 固态胶体颗粒粒径在 10 ～ 1000nm 的制剂是（ ）

9. 渗透泵型片剂属于（ ）

10. 以乳剂为载体，传递药物定位于靶部位的微粒分散系统为（ ）

三、C 型题（综合分析选择题，包括一个试题背景信息和一组试题，这一组试题是基于一个实例或案例背景信息逐题开展，每道题都有独立的备选项。题干在前，备选项在后。每道题备选项中，只有一个最佳答案）

明胶磁性微囊的制备：将适量明胶溶于蒸馏水，加入 Fe_3O_4 微粉搅拌形成水相；另在液体石蜡中加入适量 Span80，均匀混合形成油相；将水相缓慢滴入油相中，搅拌形成 W/O 乳液后置于 4℃水浴中，滴加戊二醛及异丙醇，磁分离后，洗涤、干燥，即得明胶磁性微囊。

1. 该微囊属于（　）

A. 主动靶向制剂　B. 被动靶向制剂　C. 物理化学靶向制剂

D. 组织靶向制剂　E. 器官靶向制剂

2. 该磁性微囊的制备方法为（　）

A. 凝聚法　B. 加热固化法　C. 加交联剂固化法

D. 一步法　E. 两步法

3. 磁性靶向制剂主要用作下列哪种药物的载体（　）

A. 胃药　B. 肝脏靶向药物　C. 脑部靶向药物

D. 结肠靶向药物　E. 抗癌药物

4. 关于磁性制剂的叙述，不正确的是（　）

A. 降低药物毒副作用　B. 加速产生药效与疗效　C. 阻塞肿瘤血管

D. 延缓药物释放　E. 可以运载放射性物质

5. 磁性制剂应用最多的磁性材料是（　）

A. 纯铁粉　B. 羰基铁　C. 铁钴合金

D. Fe_3O_4 磁流体　E. 正铁酸盐

黄芩素缓释片的制备：将黄芩素与甲壳胺、海藻酸钠等辅料过 100 目筛后，充分混合，用一定浓度的乙醇溶液制粒，60℃干燥，整粒，加入适量润滑剂，压片即得。

6. 上述制剂按给药途径分类属于（　）

A. 口服制剂　B. 注射用制剂　C. 经皮吸收制剂

D. 呼吸道给药制剂　E. 植入制剂

7. 上述制剂按释药机制分类属于（　）

A. 膜控型　B. 药树脂型　C. 渗透泵型

D. 骨架型　E. 离子交换型

8. 上述制剂采用的压片方法是（　）

A. 干法制粒压片　B. 湿法制粒压片　C. 粉末直接压片

D. 挤出滚圆压片　E. 模法压片

一种苦参素缓（控）释制剂的处方如下：

①片芯处方：苦参素 150mg，淀粉适量，渗透压促进剂适量，微晶纤维素适量，95% 乙醇适量，滑石粉适量。

②包衣液处方：2.5% 醋酸纤维素丙酮溶液适量，邻苯二甲酸二乙酯适量。

9. 从该处方可推断，该缓（控）释制剂的类型是（　）

A. 骨架片　B. 渗透泵片　C. 膜控型制剂

D. 微囊　E. 植入剂

10. 可作为该处方中渗透压促进剂的材料是（　）
A. 脂肪　B. 乙基纤维素　C. 葡萄糖
D. 聚氧乙烯　E. 聚乙二醇

11. 该类缓控释制剂的优点是（　）
A. 可传递体积大　B. 造价低　C. 适用于不稳定的药物溶液
D. 工艺简单　E. 药物剂量调节灵活

12. 醋酸纤维素在该处方中的作用是（　）
A. 调节渗透压　B. 产生推力　C. 润滑作用
D. 选择性渗透作用　E. 膨胀作用

四、X 型题（多项选择题，由一个题干和五个备选答案组成。题干在前，备选项在后。每道题备选项中至少有两个正确答案，多选、少选、错选或不选均不得分）

1. 下列关于降低药物溶出速度的叙述，正确的是（　）
A. 适当增加难溶性药物的粒径
B. 将药物制成难溶性盐
C. 使用水溶性好的辅料
D. 与高分子化合物生成难溶性盐或酯
E. 减小难溶性药物的粒径

2. 可起靶向作用的制剂有（　）
A. 微囊　B. 口服乳剂　C. 脂质体注射液
D. 毫微粒注射液　E. 肌内混悬型注射液

3. 下列属于缓控释制剂的是（　）
A. 骨架片　B. 肠溶制剂　C. 植入剂
D. 乳剂　E. 渗透泵片

4. 缓释、控释和迟释制剂的评价主要包括（　）
A. 重量差异检查
B. 体外释放度试验
C. 体内生物利用度和生物等效性试验
D. 微生物限度检查
E. 体内－体外相关性评价

5. 缓释、控释制剂设计的影响因素包括（　）
A. 药物的 pK_a、解离度和溶解度
B. 药物的油水分配系数
C. 药物的稳定性
D. 药物的生物半衰期
E. 药物吸收前代谢

6. 前体药物制剂特点叙述正确的是（ ）
A. 可制成靶向制剂
B. 降低副作用与毒性
C. 改善药物吸收，提高血药浓度
D. 延长作用时间
E. 增加药物的溶解度和稳定性

7. 脂质体在体内细胞水平上的作用机制包括（ ）
A. 吸附　B. 脂交换　C. 内吞
D. 融合　E. 胞吐

8. 关于靶向制剂的叙述，正确的是（ ）
A. 具定向分布性　B. 减少药物用量　C. 控制释药
D. 可生物降解　E. 降低药物毒副作用

五、填空题

1. 物理化学靶向制剂包括______________、______________、______________和______________等。

2. 骨架型缓释、控释制剂主要有______________、______________和______________三种。

3. 迟释制剂是指给药后不立即释放药物的制剂，包括____________、____________与____________。

六、名词解释

1. 缓释制剂　2. 结肠定位制剂　3. 被动靶向制剂

七、简答题

1. 简述缓控释制剂体内外相关性研究的目的（或意义）以及体内－体外相关性的类型。
2. 简述胃滞留制剂的特点及常用材料。
3. 简述结肠定位制剂的优点。
4. 简述抗癌前体药物的原理。

参考答案及解析

一、A 型题

1. 答案：C
解析：本题考查的是不宜制成缓释、控释制剂的药物。即生物半衰期小于 1 小时或大于 12 小时的药物、剂量很大的药物、药效很剧烈以及溶解吸收很差的药物、在胃肠道中不稳定的药物、剂量需要精密调节的药物、抗生素类药物。

2. 答案：C

解析：本题考查的是控释制剂的组成部分。根据释药机理不同，可能包含以下四个部分：药物贮库、控释部分、能源部分、传递孔道。

3. 答案：A

解析：氨茶碱缓释片是以化学药为原料的缓释制剂。

4. 答案：B

解析：乳剂、脂质体、纳米粒、微囊与微球等都可以作为被动靶向制剂的载体。

5. 答案：D

解析：结肠定位制剂的特点有：①提高结肠局部药物浓度，有利于治疗结肠局部病变。②结肠给药可避免首过效应。③有利于多肽、蛋白类大分子药物的吸收。④固体制剂在结肠中的转运时间很长，可达 20 ～ 30 小时。

6. 答案：B

解析：按药物分布的程度，靶向制剂可分为三类：一级靶向制剂，系指药物进入靶部位的毛细血管床释药；二级靶向制剂，系指药物进入靶部位的特殊细胞（如肿瘤细胞）释药，而不作用正常细胞；三级靶向制剂，系指药物进入细胞内的一定部位。

7. 答案：E

解析：缓控释制剂按剂型分类，可分为片剂（包衣片、骨架片、多层片）、丸剂、胶囊剂（肠溶胶囊、药树脂胶囊、涂膜胶囊）、注射剂、栓剂、膜剂、植入剂等。

8. 答案：D

解析：胃内滞留型制剂根据流体动力学平衡原理，将药物与低密度亲水性高分子材料混合压制成片或其他制剂（胶囊、微丸等），口服后能较长时间漂浮于胃液之上，不受胃排空的影响。

9. 答案：D

解析：缓释、控释制剂的相对生物利用度一般应在普通制剂 80% ～ 120% 的范围内。

10. 答案：D

解析：植入剂是指将药物与载体制成小块状或条状供植入体内的无菌固体制剂，该类制剂在人体内缓慢释放，药效可达数月甚至两年。

11. 答案：C

解析：主动靶向制剂主要分为修饰的微粒载体与前体药物制剂。修饰的微粒载体又包括修饰的脂质体（免疫脂质体、糖基修饰的脂质体）、修饰的微球微囊、修饰的纳米粒。

12. 答案：B

解析：缓释、控释制剂一般适用于半衰期短的药物（$t_{1/2}$ 为 2 ～ 8 小时），半衰期小于 1 小时或大于 12 小时的药物，一般不宜制成缓释、控释制剂。

13. 答案：C

解析：前体药物制剂系将具有药理活性的母体药物，导入另一种载体基团（或与另一种作用相似的母体药物相结合）形成的一种新的药理惰性化合物（以复盐、络盐、酯类等形式存在），即为前体药物，简称前药，其在人体中经过生物转化（酶或其他生物机能的作用）释放出母体药物而发挥疗效。

14. 答案：B

解析：以扩散为主的缓释、控释制剂，药物首先溶解成溶液后再从制剂中扩散出来进入体液，其释放速度受扩散速率的控制。因此可以采用降低扩散速度的方法制备缓释、控释制剂。所采用的方法有包衣、制成不溶性骨架片剂、制成微囊、制成植入剂、制成乳剂、增加黏度以降低扩散速度等。

15. 答案：B

解析：缓释制剂系指在规定释放介质中，按要求缓慢地非恒速释放药物，其与相应的普通制剂比较，给药频率减少一半或有所减少，且能显著增加患者用药依从性的制剂。

16. 答案：B

解析：膜控型制剂大致有以下几类：微孔膜包衣片、膜控释小片、肠溶膜控释片和膜控释小丸。

17. 答案：D

解析：渗透泵片的基本原理是水分通过半渗透膜进入片芯，将药物和高渗透压的渗透促进剂溶解，膜内的溶液成高渗液，从而通过小孔持续泵出。

18. 答案：B

解析：脉冲制剂依据时辰药理学研究，可根据生物节律变化调整释药。

19. 答案：C

解析：由于胃肠道中的离子不会通过半透膜，故渗透泵型片剂的释药速度与 pH 无关，在胃中与在肠中的释药速度相等。膜的厚度、孔径、孔率、片芯的处方以及释药小孔的直径，是制备渗透泵型片剂的成败关键。

20. 答案：B

解析：溶解吸收很差的药物一般不宜制成缓控释制剂，缓释、控释制剂对药物溶解度的要求一般大于 0.1mg/mL。

二、B 型题

1 ～ 3. 答案：DCA

解析：目前缓释、控释制剂有多种分类标准：按给药途径分类，可分为口服缓释控释制剂、透皮缓释控释制剂、注射用缓释控释制剂、眼用缓释控释制剂、直肠缓释控释制剂、子宫内和皮下植入缓释控释制剂；按剂型分类，可分为片剂（包衣片、骨架片、多层片）、丸剂、胶囊剂（肠溶胶囊、药树脂胶囊、涂膜胶囊）、注射剂、栓剂、膜剂、植入剂等；按制备工艺分类，可分为骨架型缓释控释制剂、薄膜包衣缓释片或小丸、缓释乳剂、缓释微囊、注射用缓释制剂、缓释膜剂。

4 ～ 7. 答案：BECD

解析：亲水凝胶骨架片的主要材料为羧丙甲纤维素、天然胶类（海藻酸钠、琼脂等）、非纤维素多糖类（壳多糖、半乳糖等）、乙烯聚合物和丙烯酸树脂（聚乙烯醇、聚羧乙烯等）；溶蚀性骨架片用蜡质、脂肪酸及其酯类等物质作材料制成；不溶性骨架片常用材料有乙基纤维素、聚乙烯、聚丙烯、聚甲基丙烯酸甲酯等；膜控型制剂的包衣材料包括肠溶材料和水不溶性高分子材料，如醋酸纤维素、乙基纤维素和甲基丙烯酸共聚物等。

8 ～ 10. 答案：ACD

解析：纳米粒系固体胶体颗粒大小在 10 ～ 1000nm 之间；渗透泵片是由药物、半透膜材料、渗透压活性物质、推动剂组成的控释制剂；靶向给药乳剂是指用乳剂作为载体，传递药物定位于靶部位的微粒分散系统。

三、C 型题

1. 答案：C

解析：物理化学靶向制剂系指应用某些物理化学方法如磁性、温度、电场、pH 值等使药物在特定部位发挥药效的靶向给药系统。

2. 答案：A

解析：磁性微囊一般采用凝聚法制备。

3. 答案：E

解析：磁性靶向制剂系指将药物与铁磁性物质共包于或分散于载体中，应用于机体后，利用体外磁场效应引导药物在体内定向移动和定位聚集的靶向给药制剂，主要用作抗癌药物载体。

4. 答案：D

解析：磁性制剂的特点：①药物随着载体被吸引到靶区周围，使其达到所需浓度而其他部位分布量相应减少，从而可以降低用药剂量；②药物绝大部分在局部起作用，相对减少了药物对人体正常组织的副作用，特别是降低了对肝、脾、肾等系统的损害；③加速产生药效，提高疗效；④可以运载放射性物质进行局部照射；⑤由于铁磁性物质可以阻挡 X 射线，因此，可利用这种制剂进行局部造影；⑥用于阻塞肿瘤血管，使肿瘤坏死。

5. 答案：D

解析：磁性制剂中通常应用的磁性物质有纯铁粉、羰基铁、磁铁矿、正铁酸盐和铁钴合金等，尤以 Fe_3O_4 磁流体应用居多。

6. 答案：A

解析：黄芩素缓释片属于口服缓释制剂。

7. 答案：D

解析：骨架片是药物与一种或多种骨架材料及其他辅料制成的片状固体制剂，是目前临床上使用较多的口服缓控释制剂之一。

8. 答案：B

解析：湿法制粒压片法是将湿法制粒的颗粒经干燥后压片的工艺。

9. 答案：B

解析：渗透泵片是由药物、半透膜材料、渗透压活性物质、推动剂组成的控释制剂。

10. 答案：C

解析：渗透压活性物质最常用的有乳糖、果糖、甘露醇、葡萄糖。

11. 答案：A

解析：渗透泵制剂的优点是可传递体积大，理论上药物的释放与其性质无关；缺点是造价贵，另外，在溶液状态不稳定的药物不适用。

12. 答案：D

解析：口服渗透泵型片中半透膜最常用的是醋酸纤维素、乙基纤维素等。

四、X型题

1. 答案：ABD

解析：由于药物释放受溶出速度的影响，因此可以用降低药物溶出速度的方法制备缓释、控释制剂。具体方法有下列几种：适当增大难溶性药物的粒径，使其溶出减慢；将药物制成难溶性盐，混悬于植物油中制成油溶液型注射剂，药物需先从油相分配至水相（体液）而达到缓释作用；将药物与高分子化合物生成难溶性盐或酯。

2. 答案：ACD

解析：靶向制剂系指采用载体将药物通过循环系统浓集于或接近靶器官、靶组织、靶细胞和细胞内特定结构的一类新制剂。靶向制剂可分为乳剂、脂质体、微囊、微球、磁性制剂等。

3. 答案：ACDE

解析：缓释、控释制剂的类型主要有骨架片（亲水凝胶骨架片、溶蚀骨架片、不溶性骨架片）、膜控型制剂、渗透泵片、微囊、乳剂、植入剂、药树脂、胃滞留制剂。

4. 答案：BCE

解析：缓释、控释和迟释制剂的评价主要包括体外释放度试验、体内生物利用度和生物等效性试验、体内 – 体外相关性评价。

5. 答案：ABCDE

解析：缓释、控释制剂设计的影响因素主要分为药物的理化因素和生物药剂学性质，其中理化因素包括 pK_a、解离度和溶解度、油水分配系数、稳定性，生物药剂学性质包括生物半衰期、吸收、代谢。

6. 答案：ABCDE

解析：前体药物除可以制备靶向制剂外，还有以下特点：产生协同作用，扩大临床范围；降低副作用与毒性；改善药物吸收，提高血药浓度；延长作用时间；增加药物的溶解度；增加药物的稳定性。

7. 答案：ABCD

解析：脂质体在体内细胞水平上的作用机制有吸附、脂交换、内吞、融合。

8. 答案：ABCDE

解析：与普通制剂相比，靶向制剂可到达特定的组织和器官，进入难以到达的靶目标，使靶部位的药物浓度较高，并维持较长的时间，从而避免广泛分布所引起的疗效下降，减少药物用量，避免全身分布所引起的对其他组织器官及全身的毒副作用。理想的靶向制剂应具备以下三个要素：①靶向性：药物应选择性地浓集于靶部位；②控制释药：要求有一定浓度的药物滞留在靶部位相当时间，以便发挥疗效；③可生物降解：载体材料最好能够生物降解，整个系统对正常组织的毒性应较低。

五、填空题

1. 磁性靶向、热敏靶向、pH 敏感靶向、栓塞靶向
2. 亲水凝胶骨架片、溶蚀性骨架片、不溶性骨架片
3. 肠溶制剂、结肠定位制剂、脉冲制剂

六、名词解释（略）

七、简答题

1. 答：体内外相关性（IVIVC）是将药物剂型体外的释药情况与其体内相应的应答关联起来，用数学模型描述药物体外性质（药物溶出的速率或程度）与体内特性（血药浓度或药物吸收量）的关系。体内、体外相关性建立的目的是以溶出度试验替代生物等效性试验，以及用 IVIVC 辅助制定溶出度质量标准。

体内外相关性可归纳为三种：①体外释放与体内吸收两条曲线上对应的各个时间点分别相关，这种相关简称点对点相关；②应用统计矩分析原理建立体外释放的平均时间与体内平均滞留时间之间的相关，由于能产生相似的平均滞留时间，可有很多不同的体内曲线，因此体内平均滞留时间不能代表体内完整的血药浓度–时间曲线；③将一个释放时间点（$t_{50\%}$、$t_{100\%}$ 等）与一个药代动力学参数（如 AUC、C_{max} 或 t_{max}）之间单点相关，它只说明部分相关。

2. 答：胃内滞留型制剂根据流体动力学平衡原理，将药物与低密度亲水性高分子材料混合压制成片或其他制剂（胶囊、微丸等），口服后能较长时间漂浮于胃液之上，不受胃排空的影响。同时，药物以预期的速率从体系中缓慢释放，延长药物的胃内滞留时间，改善药物的吸收，提高生物利用度。常用的亲水胶体有羟丙基甲基纤维素、羟丙基纤维素、羟乙基纤维素、羟甲基纤维素钠、甲基纤维素、乙基纤维素等。为了提高其胃内滞留时间，还需添加疏水性、相对密度小的脂类、脂肪醇类和蜡类。

3. 答：结肠定位制剂的优点有：①提高结肠局部药物浓度，有利于治疗结肠局部病变；②结肠给药可避免首过效应；③有利于多肽、蛋白类大分子药物的吸收；④固体制

剂在结肠中的转运时间很长，可达 20 ～ 30 小时，对缓释、控释制剂，特别是日服一次制剂的开发具有指导意义。

4. 答：将某些抗癌药物制成磷酸酯类前体药物后，能在癌细胞定位。其原理是：癌细胞比正常细胞含浓度较高的磷酸酯酶，可促使抗癌药物在癌细胞部位特异性蓄积。

第二十二章 中药制剂的稳定性

习 题

一、A 型题（最佳选择题，由一个题干和五个备选答案组成。题干在前，备选项在后。每道题备选项中，只有一个最佳答案）

1. 根据 Van't Hoff 规则，温度每升高 10℃，反应速度增加（ ）倍。
A. 1 ～ 2 倍　B. 2 ～ 4 倍　C. 3 ～ 5 倍
D. 4 ～ 6 倍　E. 6 ～ 8 倍
2. 经典恒温法预测药物稳定性的主要理论依据是（ ）
A. Fick 第一扩散定律　B. Stocks 定律　C. Van't Hoff 规则
D. Arrhenius 指数定律　E. Ostwald Freundlich 方程
3. 药物的有效期是指药物在室温下降解（ ）所需要的时间。
A. 1%　B. 5%　C. 10%
D. 25%　E. 50%
4. 药物的半衰期是指药物在室温下降解（ ）所需要的时间。
A. 1%　B. 5%　C. 10%
D. 25%　E. 50%
5. 接近制剂实际贮存条件、为制定制剂有效期提供依据的试验是（ ）
A. 高温试验　B. 高湿试验　C. 强光照射试验
D. 长期试验　E. 加速试验
6.《中国药典》（2020 年版）规定药品贮存在“常温”是指（ ）
A. 10 ～ 20℃　B. 10 ～ 30℃　C. 20 ～ 30℃
D. 不超过 20℃　E. 不超过 30℃
7. 基于 Arrhenius 指数定律的加速试验法适合活化能在（ ）范围的热分解反应。
A. 8.37 ～ 12.55kJ/mol　B. 11.32 ～ 35.89kJ/mol　C. 41.84 ～ 125.52kJ/mol
D. 87.67 ～ 156.91kJ/mol　E. 209 ～ 292.6kJ/mol
8. 下列不属于稳定性研究范畴的是（ ）
A. 混悬剂中药物结晶生长　B. 乳剂发生破裂现象
C. 制剂中的有效成分在通过消化道时发生水解

D. 胶体的老化
E. 药物发生氧化反应

9. 药物分解反应以（ ）多见。
A. 零级反应 B. 一级反应 C. 伪一级反应
D. 二级反应 E. 三级反应

10. 中药制剂的稳定性有别于化学制剂稳定性的主要特征是（ ）
A. 中药制剂历史悠久
B. 中药制剂的剂型种类众多
C. 中药制剂稳定性反应种类复杂
D. 中药成分不稳定
E. 选择能表征制剂效应和全面反映制剂稳定性的评价指标

11. 下列措施中，不利于药物稳定性的是（ ）
A. 在提取、浓缩、干燥、灭菌过程中，减少受热时间，降低受热温度
B. 提高生产环境的湿度，防止药物失水干燥
C. 含光敏成分的制剂，制备过程避光操作，采用棕色包装或内衬黑纸
D. 采用真空包装排除容器空间内残存的氧
E. 将药物制成稳定的衍生物、微囊或包合物

12. 下列不属于注射剂稳定性重点考察项目的是（ ）
A. 性状 B. 含量 C. 可见异物
D. 不溶性微粒 E. 沉降体积比

13. 高湿试验的试验条件为（ ）
A. 温度 20℃，相对湿度 75%±5%
B. 温度 20℃，相对湿度 90%±5%
C. 温度 25℃，相对湿度 75%±5%
D. 温度 25℃，相对湿度 90%±5%
E. 温度 25℃，相对湿度 95%±5%

14. 强光照射试验的照度为（ ）
A. 3000lx±500lx B. 3500lx±500lx C. 4000lx±500lx
D. 4500lx±500lx E. 5000lx±500lx

15. 能阐述药物浓度对药物降解反应速度影响的参数是（ ）
A. 活化能 E B. 有效期 $t_{0.9}$ C. 半衰期 $t_{0.5}$
D. 反应速度常数 K E. 反应级数 n

二、B 型题（配伍选择题，由一组试题共用一组备选项，备选项在前，题干在后。备选项可重复选用，也可不选用。每道题只有一个最佳答案）

A. 药物水解 B. 乳剂破裂 C. 蛋白质在胃肠道内失活
D. 糖浆剂腐败变质 E. 皂苷在胃酸中分解

1. 上述制剂发生的变化，属于化学变化的是（　）
2. 上述制剂发生的变化，属于物理变化的是（　）
3. 上述制剂发生的变化，属于生物学变化的是（　）

A. 0 ～ 4℃　B. 0 ～ 10℃　C. 2 ～ 10℃
D. 不超过 20℃　E. 避光并不超过 20℃
4.《中国药典》（2020 年版）规定药品贮存在“阴凉处”是指（　）
5.《中国药典》（2020 年版）规定药品贮存在“凉暗处”是指（　）
6.《中国药典》（2020 年版）规定药品贮存在“冷处”是指（　）

A. 泄漏率　B. 溶化性　C. 再分散性
D. 溶散时限　E. 融变时限
7. 栓剂的稳定性重点考察项目为（　）
8. 丸剂的稳定性重点考察项目为（　）
9. 口服混悬剂的稳定性重点考察项目为（　）
10. 颗粒剂的稳定性重点考察项目为（　）

三、C 型题（综合分析选择题，包括一个试题背景信息和一组试题，这一组试题是基于一个实例或案例背景信息逐题开展，每道题都有独立的备选项。题干在前，备选项在后。每道题备选项中，只有一个最佳答案）

银黄注射液是金银花和黄芩提取物的灭菌水溶液，主要成分为绿原酸和黄芩苷，两者皆具有邻二酚羟基。制成注射剂，每支 2mL，为棕黄色至棕红色的澄明液体。采用经典恒温法预测黄芩苷的室温有效期，黄芩苷的降解为一级速度过程，测得 $K_{25℃}$ 为 $3.44\times10^{-6}h^{-1}$。

1. 根据制剂主要成分的特点，该制剂易发生（　）反应而降解。
A. 水解　B. 氧化　C. 聚合
D. 脱羧　E. 电离
2. 以黄芩苷为测定指标，该制剂在室温时的有效期为（　）年。
A. 2.0　B. 2.5　C. 3.0
D. 3.5　E. 4.0
3. 该制剂适宜的贮藏条件为（　）
A. 冰冻保存　B. 冷藏保存　C. 液氮超低温保存
D. 25℃保存　E. 密闭，避光保存
4. 经典恒温法预测银黄注射液稳定性的理论基础是（　）
A. Fick 第一扩散定律　B. Stocks 定律　C. Van't Hoff 规则
D. Arrhenius 指数定律　E. Ostwald Freundlich 方程
5. 下列项目，不属于银黄注射液稳定性重点考察项目的是（　）

A. 性状　　B. 可见异物　　C. 粒度
D. 不溶性微粒　　E. pH

维生素 C 片成分为：维生素 C、淀粉、糊精、硬脂酸镁、酒石酸、50% 乙醇。维生素 C 分子结构中具有烯二醇结构，湿法制粒压片，得白色或淡黄色片剂。

6. 维生素 C 分子结构中具有烯二醇结构，易发生（　）反应而降解。
A. 水解　　B. 氧化　　C. 聚合
D. 脱羧　　E. 异构化

7. 该制剂适宜的贮藏条件为（　）
A. 密闭保存　　B. 密封保存　　C. 熔封保存
D. 严封保存　　E. 遮光、密封，干燥处保存

8. 下列项目中，不属于维生素 C 片稳定性重点考察项目的是（　）
A. 性状　　B. 含量　　C. 崩解时限
D. 溶出度　　E. 融变时限

9. 处方中酒石酸的作用是（　）
A. 填充剂　　B. 润湿剂　　C. 稳定剂
D. 黏合剂　　E. 润滑剂

10. 不适合作维生素 C 片剂包装材料的材质是（　）
A. 玻璃　　B. 聚氯乙烯　　C. 橡胶
D. 金属　　E. 聚乙烯

四、X 型题（多项选择题，由一个题干和五个备选答案组成。题干在前，备选项在后。每道题备选项中至少有两个正确答案，多选、少选、错选或不选均不得分）

1. 分子中含有（　）结构的药物，以水为溶剂制成溶液剂，有效成分易水解。
A. 聚氧乙烯基　　B. 苷类　　C. 酯类（包括内酯）
D. 酰胺类（包括内酰胺）　　E. 羧基

2. 下列措施中，能防止制剂氧化的措施有（　）
A. 调节适宜的 pH 值
B. 制备过程中尽量降低受热温度和减少受热时间
C. 避免光线照射，避光贮存
D. 处方中添加抗氧剂
E. 真空包装

3. 影响因素试验包括（　）
A. 高温试验　　B. 高压试验　　C. 高湿试验
D. 冷冻试验　　E. 强光照射试验

4. 影响中药制剂稳定性的处方因素有（　）

A. 药物化学结构　　B. 溶液的 pH 值　　C. 离子强度
D. 药物间相互作用　　E. 赋形剂与附加剂

5. 影响中药制剂稳定性的外界因素有（　　）
A. 温度　　B. 湿度　　C. 水分
D. 光线　　E. 包装材料

6. 对于一级反应，下列说法正确的是（　　）
A. 一级反应的有效期与药物的初始浓度无关
B. 一级反应的半衰期与药物的初始浓度无关
C. 一级反应的半衰期与速度常数成正比
D. 一级反应的半衰期与速度常数成反比
E. 一级反应的速度常数愈大，制剂的稳定性愈差

7. 中药制剂稳定性考察方法包括（　　）
A. 急性试验　　B. 慢性试验　　C. 影响因素试验
D. 加速试验　　E. 长期试验

8. 对于中药制剂稳定性试验，下列说法正确的是（　　）
A. 应科学选择稳定性的考核指标
B. 应选择专属灵敏的测定方法
C. 经典恒温法对均相系统效果较好，对非均相系统不适用
D. 加速试验预测的有效期与长期试验结果对照，才能确定产品的实际有效期
E. 基于 Arrhenius 指数定律的加速试验法只适合活化能在一定范围的热分解反应

9. 胶囊剂的稳定性重点考察项目包括（　　）
A. 性状
B. 含量
C. 崩解时限或溶出度或释放度
D. 水分
E. 软胶囊要检查内容物有无沉淀

10. 关于包装材料对制剂稳定性的影响，下列说法正确的是（　　）
A. 棕色玻璃适于盛装对光线敏感的制剂
B. 塑料材质轻、不易碎，但具有一定透过性，存在泄露和吸附现象
C. 橡胶会吸附药液中的主药，若以环氧树脂涂层，可减少吸附
D. 铝塑复合膜具有防湿、遮光等优点，同时价格适中
E. 各种包装材料在包装试制过程中，应进行装样试验

五、填空题

1. 根据制剂稳定性变化的实质，中药制剂稳定性的变化包括____________、____________、____________等三个方面。

2. 药物在室温下降解 50% 所需要的时间称为________。

3. 包装材料与制剂稳定性关系密切，在包装产品试制过程中，应进行________试验，根据试验结果选择适宜的包装材料。

4.《中国药典》（2020 年版）规定药品贮存在“常温”是指______℃。

5. 影响药物制剂稳定性的因素有________因素和________因素。

六、名词解释

1. 中药制剂的稳定性　　2. 有效期　　3. 半衰期

七、简答题

1. 简述中药制剂稳定性的研究意义。
2. 中药制剂稳定性变化分为哪几类？每类变化有哪些现象？
3. 影响中药制剂稳定性的因素有哪些？
4. 防止药物制剂氧化的方法有哪些？
5. 简述药物制剂稳定性研究“加速试验”的简化方法及其特点。

八、计算题

1. 已知某药的降解为一级反应，反应速度常数为 $6.0\times10^{-6}\ h^{-1}$（25℃），求该药物在 25℃时的有效期（单位：年）。

2. 已知某药的降解为一级速度过程，该药在 25℃时的半衰期为 15.5 年，计算该药在 25℃时的有效期（单位：年）。

参考答案及解析

一、A 型题

1. 答案：B

解析：一般来说，温度升高，反应速度加快。根据 Van’t Hoff 规则，温度每升高 10℃，反应速度增加 2 ～ 4 倍。

2. 答案：D

解析：Arrhenius 指数定律定量地描述了温度与反应速度的关系，反应速度常数的对数与热力学温度的倒数呈线性关系（斜率为负数），即随着温度升高，反应速度常数增大。Arrhenius 指数定律是经典恒温法预测药物稳定性的主要理论依据。

3. 答案：C

解析：药物的有效期是指药物在室温下降解 10% 所需要的时间。

4. 答案：E

解析：药物的半衰期是指药物在室温下降解 50% 所需要的时间。

5. 答案：D

解析：长期试验是在接近制剂的实际贮存条件进行的稳定性试验，其目的是为制订制剂的有效期提供依据。

6. 答案：B

解析：制剂除在生产、包装环节有较多的稳定性影响因素外，贮存、运输条件不当也会对其稳定性产生影响。《中国药典》（2020 年版）规定药品贮存在“常温”是指 10 ～ 30℃。

7. 答案：C

解析：基于 Arrhenius 指数定律的加速试验法只适合活化能在 41.84 ～ 125.52kJ/mol 的热分解反应。

8. 答案：C

解析：中药制剂稳定性变化一般包括化学、物理学和生物学三个方面。化学稳定性变化是指药物由于水解、氧化等化学降解反应，使药物含量（或效价）降低、色泽产生变化。物理学稳定性变化指制剂的物理性质发生变化的状况，如混悬剂中药物颗粒结晶生长、结块、沉淀；乳剂的分层、破裂；胶体制剂的老化等现象。生物学稳定性变化是指制剂由于受微生物污染，导致制剂发生腐败、变质现象。制剂稳定性的各种变化可单独发生，也可同时发生，一种变化可能成为另一种变化的诱因。

9. 答案：B

解析：反应级数 n 可以用来阐明药物浓度对反应速度的影响。当 n 等于 0、1、2 时，该化学反应的级数分别为零级、一级、二级。药物分解反应以一级反应多见，也有零级、伪一级、二级或其他级数的反应。

10. 答案：E

解析：中药制剂所具有的多成分特点，使选择能够表征制剂效应和全面反映制剂稳定性的评价指标成为研究的难点和热点，这也成为中药制剂稳定性有别于化学制剂稳定性研究的主要特征。

11. 答案：B

解析：对于热敏感的药物，在热处理如灭菌、提取、浓缩、干燥等工艺过程中应尽量降低受热温度和减少受热时间。对于极易水解的药物，无法制成稳定的可以长期贮存的水性液体制剂时，可将其制成固体制剂以增加稳定性，但应注意固体化工艺过程中有效成分的稳定性，尽可能采用低温或快速干燥的方法。避免光线照射对光敏感的药物制剂，制备过程中要避光操作，可制成 β－环糊精包合物或胶囊，采用棕色玻璃瓶包装或在包装容器内衬垫黑纸，避光贮存。驱逐氧气是防止药物氧化的根本措施，可采用驱氧、添加抗氧剂和金属离子络合剂等方法。驱氧的措施主要包括：①煮沸驱氧：氧气在水中溶解度随温度升高而减少，将蒸馏水剧烈煮沸 5 分钟，立即使用，或贮存于密闭容器中，防止氧气再溶解；②通入惰性气体如二氧化碳或氮气以驱除药液中和容器空间的氧；③采用真空包装以排除容器空间内留存的氧。还可采用将药物制备成稳定的衍生物、制成微囊或包合物，或改进工艺条件等方法提高制剂的稳定性。

12. 答案：E

解析：注射剂稳定性重点考察项目为性状、含量、pH 值、可见异物、不溶性微粒，应考察无菌。

13. 答案：D

解析：高湿试验用于评价药物对湿度的敏感性。将供试品置恒湿密闭容器中，在 25℃分别于相对湿度 90%±5% 条件下放置 10 天，于第 5 天、第 10 天取样，按照稳定性重点考察项目要求进行检测，同时准确称量实验前后供试品的重量，以考察供试品的吸湿潮解性能。若吸湿增重 5% 以上，则在相对湿度 75%±5% 条件下，同法进行试验。

14. 答案：D

解析：强光照射试验考察药物对光线的敏感性，为制剂包装和贮运条件提供依据。将供试品开口置于装有日光灯的光照箱或其他适宜的光照装置中，在照度为 4500lx±500lx 的条件下放置，于适宜时间取样，按照稳定性重点考察项目要求检测，特别要注意供试品的外观变化。

15. 答案：E

解析：反应速度常数 K 表示在反应中，反应物浓度等于 1mol 浓度时的反应速度。反应级数 n 能阐述药物浓度对药物降解反应速度的影响。

二、B 型题

1 ～ 3. 答案：ABD

解析：根据制剂稳定性变化的实质，中药制剂稳定性变化一般包括化学、物理学和生物学三个方面。化学稳定性变化是指药物由于水解、氧化等化学降解反应，使药物含量（或效价）降低、色泽产生变化。物理学稳定性变化指制剂的物理性质发生变化的状况，如混悬剂中药物颗粒结晶生长、结块、沉淀；乳剂的分层、破裂；胶体制剂的老化等现象。生物学稳定性变化是指制剂由于受微生物污染，导致制剂发生腐败、变质现象。制剂稳定性的各种变化可单独发生，也可同时发生，一种变化可能成为另一种变化的诱因。

4 ～ 6. 答案：DEC

解析：制剂除在生产、包装环节有较多的稳定性影响因素外，贮存、运输条件不当也会对其稳定性产生影响。《中国药典》（2020 年版）规定了药品贮存与保管的基本要求，主要方式有：阴凉处：系指不超过 20℃。凉暗处：系指避光并不超过 20℃。冷处：系指 2 ～ 10℃。常温：系指 10 ～ 30℃。

7 ～ 10. 答案：EDCB

解析：不同剂型稳定性考察项目不同。栓剂：性状、含量、融变时限。丸剂：性状、含量、溶散时限。口服混悬剂：性状、含量、沉降体积比、再分散性。颗粒剂：性状、含量、粒度、溶化性或溶出度或释放度。

三、C 型题

1. 答案：B

解析：银黄注射液系金银花、黄芩提取物的灭菌水溶液，其主要成分为绿原酸与黄芩苷，二者皆具邻二酚羟基，久置易氧化降解，采用经典恒温法预测黄芩苷的室温有效期。

2. 答案：D

解析：黄芩苷的降解为一级速度过程，测得 $K_{25℃}$为 $3.44\times10^{-6}h^{-1}$。代入有效期计算公式，得有效期为 3.5 年。

3. 答案：E

解析：制剂除在生产、包装环节有较多的稳定性影响因素外，贮存、运输条件不当也会对其稳定性产生影响。《中国药典》（2020 年版）规定了药品贮存与保管的基本要求，主要方式有：遮光：系指用遮光的容器包装，如棕色容器或黑色包装材料包裹的无色透明、半透明容器。密闭：系指将容器密闭，以防止尘土及异物进入。密封：系指将容器密封，以防止风化、吸潮、挥发或异物进入。熔封或严封：系指将容器熔封或用适宜的材料严封，以防止空气与水分的侵入并防止污染。阴凉处：系指不超过 20℃。凉暗处：系指避光并不超过 20℃。冷处：系指 2 ～ 10℃。常温：系指 10 ～ 30℃。

4. 答案：D

解析：Arrhenius 指数定律定量地描述了温度与反应速度的关系，反应速度常数的对数与热力学温度的倒数呈线性关系（斜率为负数），即随着温度升高，反应速度常数增大。Arrhenius 指数定律是经典恒温法预测药物稳定性的主要理论依据。

5. 答案：C

解析：注射剂稳定性重点考察项目为：性状、含量、pH 值、可见异物、不溶性微粒，应考察无菌。

6. 答案：B

解析：维生素 C 是烯醇类药物的代表，分子中含有烯醇基，极易氧化，氧化分解过程中，逐渐变成微黄色、黄色直至褐色。

7. 答案：E

解析：维生素 C 分子中含有烯醇基，极易氧化，因此需要遮光、密封，干燥处保存。

8. 答案：E

解析：片剂稳定性重点考察项目为性状、含量、崩解时限或溶出度或释放度。

9. 答案：C

解析：维生素 C 易氧化，加入酒石酸作稳定剂。

10. 答案：D

解析：维生素 C 易氧化，金属离子影响其稳定性，故维生素 C 片剂的包装材料不宜选择金属材质。

四、X 型题

1. 答案：BCD

解析：本题考查影响中药制剂稳定性的因素及稳定化措施。溶剂对稳定性的影响比较复杂。含有酯类（包括内酯）、酰胺类（包括内酰胺）、苷类结构有效成分的制剂，当以水为提取溶剂或配制溶液时，有效成分易水解。如饮片所含苷类常与能使之水解的酶共存于细胞中，因此，应先用适宜的方法杀酶或采用非水溶剂以减小水解程度。

2. 答案：BCDE

解析：本题考查防止制剂氧化的方法。调节 pH 只能延缓水解，不能防止氧化。对于热敏感的药物，在热处理如灭菌、提取、浓缩、干燥等工艺过程中应尽量降低受热温度和减少受热时间。避免光线照射对光敏感的药物制剂，制备过程中要避光操作，可制成 β – 环糊精包合物或胶囊，采用棕色玻璃瓶包装或在包装容器内衬垫黑纸，避光贮存。驱逐氧气是防止药物氧化的根本措施，可采用驱氧、添加抗氧剂和金属离子络合剂、真空包装等方法。

3. 答案：ACE

解析：本题考查影响因素试验。影响因素试验是在剧烈条件下进行的稳定性研究，目的是探讨影响中药制剂稳定性的因素及所含成分的变化情况，为制剂处方设计、工艺筛选、包装材料和贮存条件的确定提供依据，并为制剂的加速试验和长期试验研究条件提供参考。主要包括高温、高湿、强光照射试验或根据制剂特性确定的其他特殊条件下的稳定性研究。

4. 答案：ABCDE

解析：本题考查影响中药制剂稳定性的因素。影响中药制剂稳定性的因素包括处方因素和外界因素。处方因素包括成分化学结构、溶液 pH 值、广义的酸碱催化、溶剂、离子强度、药物间相互影响、赋形剂与附加剂等。

5. 答案：ABCDE

解析：本题考查影响中药制剂稳定性的因素。影响中药制剂稳定性的因素包括处方因素和外界因素。外界因素包括温度、空气（氧）、湿度、水分、金属离子、光线、制备工艺、包装材料等。这些因素对于中药制剂处方的设计、剂型的选择、生产工艺和贮存条件的确定及包装设计等都是十分重要的。

6. 答案：ABDE

解析：本题考查反应级数与反应速度常数。一级反应的有效期和半衰期与药物初始浓度无关，而与速度常数 K 值呈反比，即 K 值越大，$t_{0.9}$ 和 $t_{0.5}$ 越小，制剂的稳定性越差。

7. 答案：CDE

解析：本题考查中药制剂稳定性考察方法。中药制剂稳定性考察方法包括影响因素试验、加速试验、长期试验。影响因素试验是在剧烈条件下进行的稳定性研究，目的是探讨影响中药制剂稳定性的因素及所含成分的变化情况，为制剂处方设计、工艺筛选、包装材料和储存条件的确定提供依据，并为制剂的加速试验和长期试验研究条件提供参考。主要包括高温、高湿、强光照射试验或根据制剂特性确定的其他特殊条件下的稳定性研究。

长期试验是在接近制剂的实际贮存条件下进行的稳定性试验，其目的是为制订制剂的有效期提供依据。长期试验研究条件与实际贮藏条件一致，结果能反映实际情况，但费时，不能及时掌握制剂质量变化的速度和规律，不利于产品开发，也不易及时发现影响中药制剂质量稳定性的条件和因素。为了在较短时间预测产品在常温条件下的质量稳定情况，可考虑采用加速试验法。加速试验是在加速条件下进行，目的是通过加速药物制剂的化学或物理变化，探讨药物制剂的稳定性，为处方设计、工艺改进、质量研究、包装改进、运输、贮存提供必要的资料。但应注意，加速试验测定的有效期为预测值，应与长期试验的结果对照，才能确定药品的实际有效期。

8. 答案：ABCDE

解析：本题考查中药制剂稳定性试验应注意的问题。①对于中药制剂稳定性的考察，应选择能反映一定活性的，尤其是制剂中不稳定的成分作为考核指标。②为防止制剂中降解产物的干扰、准确测定有效成分的含量变化，应考虑选择灵敏度高、专属性强的含量分析方法。经典恒温法应用于均相系统效果较好，对非均相系统（如混悬液、乳浊液等）通常不适用。加速试验预测的有效期与长期试验的结果对照，才能确定产品的实际有效期。同时，加速试验预测只能用于所研究的制剂，不能任意推广到同一药物的其他制剂。基于 Arrhenius 指数定律的加速试验法只适用于活化能在 41.84 ～ 125.52kJ/mol 的热分解反应。

9. 答案：ABCDE

解析：本题考查中药制剂稳定性考察项目。胶囊剂稳定性重点考察项目为：性状、含量、崩解时限或溶出度或释放度、水分，软胶囊要检查内容物有无沉淀。

10. 答案：ABCDE

解析：本题考查包装材料对制剂稳定性的影响。①棕色玻璃能阻挡波长小于 470nm 的光线透过，适宜于盛装对光线敏感的制剂。②塑料是一大类高分子聚合物，系聚氯乙烯、聚苯乙烯、聚乙烯、聚丙烯等的总称，其中往往含有增塑剂、防老剂等附加剂。选用前应进行有关试验，评价塑料及其附加剂对制剂的影响。塑料包装由于材质轻、可塑性强、有一定韧性、不易破碎、便于运输等特点，广泛用于输液、注射液、胶囊剂、丸剂等剂型。但塑料容器由于具有一定的透过性，存在泄露与吸附现象，有时还可能与制剂发生理化反应而影响制剂的稳定性，在选用时应进行充分考察。③橡胶会吸附药液中的主药和抑菌剂，若橡胶以环氧树脂涂层，可明显减少上述现象，但仍不能彻底消除吸附现象，可预先将洗净的橡胶塞浸于比使用浓度更高的抑菌剂溶液中使其吸附至饱和，即能克服上述缺点。④铝箔在药品包装中的使用广泛，形式繁多。铝箔具有良好的防湿、遮光、隔气等保护功能，但铝价格较贵，成本较高，目前普遍使用的铝塑复合膜则可取长补短，属较理想的包装材料。⑤鉴于包装材料与制剂稳定性关系密切，在包装产品试制过程中，应进行“装样试验”，对拟选用的各种不同的包装材料进行试验研究，根据试验结果确定。

五、填空题

1. 化学稳定性、物理稳定性、生物稳定性　2. 半衰期　3. 装样
4. 10 ～ 30℃　5. 处方、外界

六、名词解释（略）

七、计算题

1. $t_{0.9}$=0.1054/K=0.1054/6.0×$10^{-6}h^{-1}$=2.0 年
2. 由 $t_{0.5}$=0.693/K=15.5 年，得 K=0.0447 年$^{-1}$
则 $t_{0.9}$=0.1054/K=2.36 年

八、简答题

1. 答：①安全、稳定、有效是对药物制剂最基本的要求。②稳定性是保证制剂有效和安全的前提条件，因此稳定性研究作为评价药品质量的重要内容，对保证用药的安全性、有效性，避免药品变质、减少损失、合理组方、设计工艺及推动中药制剂质量整体提高具有重要意义。在药品的研究、开发、注册管理中占有重要地位。③稳定性的研究根据不同目的具有阶段性特点，始于临床前研究，贯穿于制剂研究、开发、上市的全过程。

2. 答：中药制剂稳定性变化一般包括化学、物理学和生物学三类。每类变化的现象包括：①化学稳定性变化：是指药物由于水解、氧化等化学降解反应，使药物含量（或效价）降低、色泽产生变化。②物理学稳定性变化：指制剂的物理性质发生变化的状况，如混悬剂中药物颗粒结晶生长、结块、沉淀；乳剂的分层、破裂；胶体制剂的老化等现象。③生物学稳定性变化：是指制剂由于受微生物污染，导致制剂发生腐败、变质等现象。

3. 答：影响中药制剂稳定性的因素有处方因素和外界因素。处方因素：成分化学结构、溶液 pH 值、广义的酸碱催化、溶剂、离子强度、药物间相互作用、赋形剂与附加剂。外界因素：温度、空气（氧）、水分、金属离子、光线、制备工艺、包装材料。

4. 答：①降低温度；②避免光线照射；③驱逐氧气。

5. 答：①简化方法有：$t_{0.9}$ 法、温度指数法、初均速法、温度系数法。②特点：与经典恒温法相比，简化法数据处理工作量较小，能较快获得试验结果。虽然准确性有一定程度降低，但预测结果仍然具有一定的参考价值。

第二十三章　生物药剂学与药物动力学

习　题

一、A 型题（最佳选择题，由一个题干和五个备选答案组成。题干在前，备选项在后。每道题备选项中，只有一个最佳答案）

1. 关于生物药剂学的研究内容，叙述错误的是（　）
   A. 研究药物及其制剂在体内吸收、分布、代谢与排泄过程
   B. 研究药物在体内存在的位置、数量与时间之间的关系
   C. 阐明机体生物因素与药物疗效之间相互关系
   D. 阐明药物的剂型因素与药物疗效之间相互关系
   E. 以上均是
2. 关于药物动力学的研究内容，叙述错误的是（　）
   A. 采用的数学方法找出药物量（或浓度）的时间函数
   B. 定量地描述药物体内过程的动态变化规律
   C. 确定给药剂量、给药间隔，建立给药方案
   D. 研究解析体内药物代谢酶的作用机制
   E. 以上均是
3. 关于药物在体内被动转运的特点，叙述正确的是（　）
   A. 顺浓度梯度转运　B. 属于零级速度过程　C. 需消耗生物体的能量
   D. 存在饱和与抑制现象　E. 以上均是
4. 关于药物在体内主动转运的特点，叙述正确的是（　）
   A. 转运速度与载体的量无关　B. 不受代谢抑制剂的影响　C. 具有部位特异性
   D. 顺浓度梯度扩散　E. 以上均是
5. 关于口服药物的吸收，叙述错误的是（　）
   A. 胃中药物的吸收为被动转运
   B. 碱性药物主要在胃中吸收
   C. 结肠是迟释制剂药物吸收的主要部位
   D. 十二指肠是药物被动吸收的主要部位
   E. 以上均是

6. 药物吸收的主要部位是（ ）

A. 胃　B. 小肠　C. 大肠
D. 直肠　E. 以上均是

7. 肠肝循环发生在哪一排泄中（ ）

A. 肾排泄　B. 胆汁排泄　C. 乳汁排泄
D. 肺部排泄　E. 汗腺排泄

8. 药物的血浆蛋白结合率很高，该药物（ ）

A. 半衰期短　B. 吸收速度常数 K_a 大　C. 表观分布容积小
D. 半衰期长　E. 表观分布容积大

9. 药物生物半衰期指的是（ ）

A. 血药浓度下降一半所需要的时间
B. 吸收药物一半所需要的时间
C. 进入血液循环所需要的时间
D. 药效下降一半所需要的时间
E. 服用剂量吸收一半所需要的时间

10. 下列不是影响药物在胃肠道吸收的药物因素是（ ）

A. 药物的解离常数与脂溶性
B. 药物从制剂中的溶出速度
C. 药物的粒度
D. 药物的分子量
E. 药物的首过效应

11. 同一种药物制成不同的固体剂型，口服后药物溶出和吸收最快的是（ ）

A. 片剂　B. 水丸　C. 散剂
D. 蜜丸　E. 胶囊

12. 药物代谢反应中，称之为“解毒反应”的是（ ）

A. 氧化反应　B. 还原反应　C. 水解反应
D. 结合反应　E. 重排反应

13. 关于药物体内转运的一级动力学过程特征的叙述，错误的是（ ）

A. 消除速度与血药浓度无关
B. 半衰期与给药剂量无关
C. 单剂量给药的尿药排泄量与剂量成正比
D. 单剂量给药的血药浓度－时间曲线下面积与剂量成正比
E. 以上均是

14. 关于药物在体内的表观分布容积的叙述，错误的是（ ）

A. 表观分布容积是体内药量按血药浓度均匀分布时所需要的体液的容积
B. 表观分布容积是体内药量与血药浓度间相互关系的比例常数
C. 通常亲脂性药物在血液中的浓度较低，表观分布容积较大

D. 表观分布容积不能超过体液总体积

E. 以上均是

15. 单室模型药物静脉注射给药，药物在体内消除 90%，所需半衰期的个数为（　）

A. 1.25　　B. 3.32　　C. 4

D. 5　　E. 6

16. 单室模型药物尿药亏量法测定 X_u，一般要求集尿时间所需半衰期的个数至少应为（　）

A. 5　　B. 6　　C. 7

D. 8　　E. 以上均不是

17. 决定单室模型血管外途径给药血药浓度达峰时间 t_{max} 的药物动力学参数为（　）

A. 消除速度常数 K 与吸收速度常数 K_a

B. 给药剂量 X_0 与吸收速度常数 K_a

C. 血药浓度峰值 C_{max} 与消除速度常数 K

D. 吸收速度常数 K_a 与血药浓度峰值 C_{max}

E. 以上均不是

18. 比较制剂吸收程度常用的药物动力学参数是（　）

A. 吸收速度常数 K_a　　B. 血药浓度达峰时间 t_{max}　　C. 生物半衰期 $t_{1/2}$

D. 血药浓度－时间曲线下面积 AUC　　E. 以上均不是

二、B 型题（配伍选择题，由一组试题共用一组备选项，备选项在前，题干在后。备选项可重复选用，也可不选用。每道题只有一个最佳答案）

A. 被动扩散　　B. 易化扩散　　C. 主动转运

D. 膜动转运　　E. 胞饮

1. 大多数药物的吸收方式是（　）

2. 有载体的参加，有饱和现象，消耗能量（　）

3. 有载体的参加，有饱和现象，不消耗能量（　）

4. 细胞膜通过主动变形将药物摄入细胞内或从细胞内释放到细胞外（　）

5. 细胞从细胞外将物质摄入细胞内（　）

A. 肝肠循环　　B. 生物利用度　　C. 生物半衰期

D. 表观分布容积　　E. 单室模型

6. 药物在体内消除一半所需的时间（　）

7. 药物在体内各组织器官中迅速分布达到动态平衡（　）

8. 肝脏中的药物随胆汁进入小肠后被小肠重新吸收进入肝脏的现象（　）

9. 体内药量 X 与血药浓度 C 的比值（　）

10. 药物被吸收进入体循环的速度与程度（　）

三、X 型题（多项选择题，由一个题干和五个备选答案组成。题干在前，备选项在后。每道题备选项中至少有两个正确答案，多选、少选、错选或不选均不得分）

1. 生物利用度试验的步骤一般包括（　）
A. 选择受试者
B. 确定试验试剂与参比试剂
C. 进行试验设计
D. 确定用药剂量
E. 取血测定
2. 影响胃排空速率的因素包括（　）
A. 空腹与饱腹　B. 胃的健康状况　C. 食物的组成和性质
D. 药物因素　E. 以上均不是
3. 某药肝脏首过作用较大，可选用适宜的剂型是（　）
A. 肠溶片剂　B. 舌下片剂　C. 口服乳剂
D. 透皮给药系统　E. 气雾剂
4. 可减少或避免肝脏首过效应的给药途径或剂型是（　）
A. 舌下片给药　B. 口服胶囊　C. 栓剂
D. 静脉注射　E. 经皮给药
5. 与药物吸收有关的生理因素是（　）
A. 胃肠道的 pH 值　B. 药物的 pK_a　C. 胃肠的健康状况
D. 药物的分配系数　E. 药物在胃肠道的代谢
6. 影响药物生物利用度的因素包括（　）
A. 药物的化学稳定性　B. 药物在胃肠道中的分解　C. 肝脏的首过效应
D. 剂型　E. 制剂工艺

四、填空题

1. 药物的体内过程包括______、______、______和______。
2. 药物的分布是指药物从给药部位吸收进入血液后，由______________转运至______________的过程。
3. 机体最主要的代谢器官和排泄器官分别是______和______。
4. 药物在体内的转运（消除）速率与药物浓度的一次方成正比的过程叫作______________过程。
5. 药物在体内消除一半所需的时间被称之为__________。
6. 由胆汁排泄的药物从小肠重新吸收返回静脉的现象为__________。

五、名词解释

1. 被动转运　　2. 主动转运　　3. 药物的吸收
4. 药物的分布　　5. 药物的代谢　　6. 肠肝循环
7. 单室模型　　8. 表观分布容积　　9. 生物半衰期
10. 生物利用度　　11. 首过效应　　12. 药物相互作用

六、简答题

1. 生物药剂学所研究的剂型因素包括哪些内容？
2. 简述影响药物体内分布的因素。
3. 简述影响药物代谢的因素。
4. 影响药物制剂疗效的因素有哪些？
5. 药物通过细胞膜的方式有哪些？
6. 简述一级速度过程的特点。
7. 简述单室模型和双室模型的含义。
8. 何为药物在体内的排泄、处置与消除？

七、计算题

1. 某患者体重 60kg，以每小时 50mg 的速度静脉滴注某药，已知其半衰期为 11 小时，表观分布容积为 $0.52L \cdot kg^{-1}$，问题：①试求稳态血药浓度；②试求滴注 6 小时的血药浓度；③若患者需给药后在体内立即达到有效血药浓度（$25\mu g \cdot mL^{-1}$），并维持该水平 6 小时，试设计给药方案。

2. 已知某单室模型在患者体内的 $t_{1/2}$ 为 4 小时，V 为 60L，求给患者静脉注射 10mg 药物，0.5 小时后的血药浓度。

3. 某药物符合单室模型特征，表观分布容积为 35L，消除半衰期为 2 小时，若每 3 小时静脉注射 100mg，求：①第 2 次后第 1 小时时的血药浓度；②稳态最大血药浓度 C_{min}^{ss} 和稳态最小血药浓度 C_{min}^{ss}。

参考答案及解析

一、A 型题

1. 答案：B

解析：生物药剂学是研究药物及其制剂在体内吸收、分布、代谢与排泄的机理及过程，阐明药物因素、剂型因素、机体生物因素与药物疗效之间相互关系的学科。研究药物在体内存在的位置、数量与时间之间的关系属于药物动力学的研究内容。

2. 答案：D

解析：药物动力学是应用动力学的原理，定量地描述药物通过各种途径进入体内的吸收、分布、代谢和排泄等过程的动态变化规律，即研究药物在体内存在的位置、数量与时间之间的关系，并提出解释这些数据所需要的数学关系式的科学。药物动力学的研究内容包括采用的数学方法找出药物量（或浓度）的时间函数、定量地描述药物体内过程的动态变化规律，从而为给药方案的建立提供依据。

3. 答案：A

解析：药物在体内被动转运的特点包括：①顺浓度梯度转运；②不需消耗生物体的能量；③不受共存类似物的影响，无饱和现象和抑制现象；④转运速度与膜两侧的浓度差成正比，符合一级速度过程。

4. 答案：C

解析：主动转运的特点包括：①逆浓度梯度转运；②需消耗生物体的能量；③转运速度与载体的量有关，故往往出现饱和现象；④具有结构特异性，结构类似的物质常发生竞争抑制现象；⑤具有部位特异性；⑥受代谢抑制剂的影响。

5. 答案：B

解析：胃液是呈酸性的，碱性药物在胃中几乎全部呈解离形式，很难吸收。

6. 答案：B

解析：小肠表面有环状皱褶、绒毛和微绒毛，吸收总面积大，是药物吸收的主要部位。

7. 答案：B

解析：胆汁中排泄的药物或其代谢物在小肠中被重新吸收返回门静脉的现象称为肠肝循环。

8. 答案：C

解析：药物的血浆蛋白结合率很高，该药物在血浆中的游离型少，向体内各部位转运的量随之减少，故表观分布容积小。

9. 答案：A

解析：药物生物半衰期是指体内药量或药物浓度消除一半所需的时间，是衡量药物从体内消除速度快慢的指标。

10. 答案：E

解析：药物的首过效应是影响药物在胃肠道吸收的机体生物因素。

11. 答案：C

解析：同一种药物制成不同的固体剂型，吸收快慢的顺序通常为：散剂＞胶囊剂＞片剂＞丸剂。

12. 答案：D

解析：药物代谢过程可分为两个阶段：第一阶段通常是药物被氧化、羟基化、开环、还原或水解，结果使药物结构中增加了羟基、氨基或羧基等极性基团；第二阶段往往是结合反应，即上述极性基团与葡萄糖醛酸、硫酸、甘氨酸等结合成葡萄糖醛酸苷、硫酸酯或乙酰化物等，增加了药物的极性，使之容易排泄，称之为“解毒反应”。

13. 答案：A

解析：药物体内转运的一级速度过程具有如下特点：①半衰期与剂量无关；②单剂量给药的血药浓度－时间曲线下面积与剂量成正比；③一次给药情况下，尿药排泄量与剂量成正比。

14. 答案：D

解析：表观分布容积是体内药量按血药浓度均匀分布时所需要的体液的容积，是体内药量与血药浓度间相互关系的比例常数。表观分布容积不具直接的生理意义，在多数情况下不涉及真实的容积。亲脂性药物通常在血液中的浓度较低，故表观分布容积较大，往往超过体液总体积。

15. 答案：B

解析：按一级速度过程消除的药物的半衰期与消除速度常数成反比，而与初始浓度无关。药物在体内驻留时间的长短主要取决于其半衰期的长短。在用药经 3.32 个半衰期时，药物在体内消除 90%，即体内药物浓度衰减为初始浓度的 10%。

16. 答案：C

解析：亏量法又称总和减量法。总和减量是指用尿药排泄总量减去各时间的累积排泄量，实际是待排泄尿药量，或称作亏量。亏量法测定 X_u 需达药物排泄总量 99% 以上，一般要求集尿 7 个半衰期。

17. 答案：A

解析：单室模型血管外途径给药血药浓度达峰时间 t_{max} 由 K 和 K_a 决定，与剂量 X_0 的大小无关。

18. 答案：D

解析：血药浓度－时间曲线下面积（AUC）能反映一段时间内药物在体内吸收的总量，比较制剂吸收的程度，是评价制剂生物利用度的重要参数。

二、B 型题

1 ～ 5. 答案：ACBDE

解析：被动转运顺浓度梯度，不需消耗生物体的能量，是大多数药物的吸收方式。主动转运逆浓度梯度，需消耗生物体的能量，转运速度与载体的量有关，会出现饱和现象。易化扩散与主动转运都属于载体转运，同样存在饱和现象，但不需消耗生物体的能量。膜动转运是细胞膜通过主动变形将药物摄入细胞内或从细胞内释放到细胞外。胞饮是细胞从细胞外将物质摄入细胞内的现象，与细胞将细菌等异物摄入其内的吞噬作用类似。

6 ～ 10. 答案：CEADB

解析：肝肠循环是指肝脏中的药物随胆汁进入小肠后被小肠重新吸收进入肝脏的现象。生物利用度是药物被吸收进入体循环的速度与程度。生物半衰期表示药物在体内消除一半所需的时间。表观分布容积是体内药量按血药浓度均匀分布时所需要的体液的容积，用体内药量 X 与血药浓度 C 的比值表示。单室模型是把机体视为由一个单元组成，即药物进入体循环后迅速分布，于组织、器官和体液中达到动态平衡的“均一”状态，此时的机体可以看作一个隔室。

三、X 型题

1. 答案：ABCE

解析：用药剂量应在生物利用度试验开展前确定。

2. 答案：ABCD

解析：影响胃排空率的因素很多，包括胃的空腹与饱腹、胃的健康状况、食物的组成和性质，以及药物因素等。

3. 答案：BDE

解析：舌下片剂、透皮给药系统和气雾剂不经过胃肠道吸收，故无肝脏首过效应。

4. 答案：ACDE

解析：舌下片剂、栓剂、静脉注射和经皮给药均不经过胃肠道吸收，故无肝脏首过效应。

5. 答案：ACE

解析：药物的 pK_a 和分配系数属于影响药物吸收的药物因素。

6. 答案：ABCDE

解析：影响生物利用度的因素很多，包括药物因素、剂型因素和机体生物因素。

四、填空题

1. 吸收、分布、代谢、排泄　2. 循环系统、各脏器组织　3. 肝脏、肾脏

4. 一级速度　5. 生物半衰期　6. 肠肝循环

五、名词解释（略）

六、简答题

1. 答：①药物的理化性质，如盐类、酯类、粒径、晶型、溶出速度等；②制剂的处方组成，如所用辅料的性质、用量、配伍药物的相互作用等；③制备工艺过程，如制备方法、工艺条件等；④剂型和给药方法等。

2. 答：①药物与血浆蛋白结合；②血液循环与血管通透性；③组织结合与蓄积；④血脑屏障与血胎屏障。

3. 答：①药剂学因素：如给药途径、剂量、剂型和联合用药等；②生理因素：如性别、年龄、种族、饮食和疾病等。

4. 答：①药物的物理化学因素，如药物的解离度与脂溶性、药物的溶出速度与溶解度、药物粒径、药物晶形；②药物的剂型因素，如药物剂型与给药途径、药用辅料、制剂工艺技术；③机体的生物因素，如药物的肝脏首过效应、用药部位的生理状态；④药物相互作用。

5. 答：①被动扩散；②易化扩散；③主动转运；④胞饮作用。

6. 答：①半衰期与剂量无关；②单剂量给药的血药浓度－时间曲线下面积与剂量成正比；③一次给药情况下，尿药排泄量与剂量成正比。

7. 答：单室模型是把机体视为由一个单元组成，即药物进入体循环后迅速分布，于组织、器官和体液中达到动态平衡的"均一"状态，此时的机体可以看作一个隔室。双室模型把机体看成由药物分布速度不同的两个隔室单元组成，其中一个称为中央室，由血流丰富的组织器官（如心、肺、肝和肾等）组成，药物在中央室迅速达到分布平衡；另一室为周边室，由血液供应不丰富的组织器官（如肌肉和皮肤等）组成，药物在周边室分布较慢。

8. 答：药物或其代谢产物排出体外的过程称为排泄。药物的分布、代谢和排泄过程称为处置。药物的代谢与排泄过程称为消除。

七、计算题

1. 已知，K_0=50mg/h，V=0.52×60=31.2（L），$t_{1/2}$=11h，则

①稳态血药浓度为：

$$C_{ss}=\frac{K_0}{(0.693/t_{1/2})V}=\frac{50\times 11}{0.693\times 31.2}25.44(\mathrm{mg/L})=25.44(\mu\mathrm{g/mL})$$

②静滴 6 小时的血药浓度为：

$$C=C_{ss}(1-e^{-Kt})=25.44[1-e^{(-0.693/11)\times 6}]=8(\mu\mathrm{g/mL})$$

③根据题意 C_{SS}=25μg/mL，

则先给予 1 个静注负荷剂量为：

$$X_0^*=C_{SS}V=25\times 31.2=780(\mathrm{mg})$$

滴注速度：$K_0=C_{ss}KV=25\times\frac{0.693}{11}\times 31.2=49.14(\mathrm{mg/h})$，持续滴注 6 小时。

2. 已知：$t_{1/2}$=4h，V=60L，由公式

$C_0=\frac{X_0}{V}$ 和 $k=\frac{0.693}{t_{1/2}}$

故：$C=C_0e^{-kt}=\frac{X_0}{V}e^{-\frac{0.693}{t_{1/2}}\times 0.5}=0.181(\mu\mathrm{g/mL})$

3. 解析：①已知 $t_{1/2}$=2h；V=35L；τ=3h；X_0=100mg

$$C_n=\frac{X_0}{V}\cdot\frac{1-e^{-nk\tau}}{1-e^{-k\tau}}\cdot e^{-kt}=\frac{100}{35}\cdot\left(\frac{1-e^{-2\times\frac{0.693}{2}\times 3}}{1-e^{-\frac{0.693}{2}\times 3}}\right)\times e^{-\frac{0.693}{2}\times 1}=2.73(\mu\mathrm{g/mL})$$

② 已知 $t_{1/2}$=2h；V=35L；τ =3h；X_0=100mg

$$C_{\max}^{ss}=\frac{X_0}{V(1-e^{-k\tau})}=\frac{100}{35\times(1-e^{-\frac{0.693}{2}})}=0.27\ (\mu g/mL)$$

$$C_{\min}^{ss}=\frac{X_0}{V(1-e^{-k\tau})}\cdot e^{-k\tau}=\frac{100}{35\times(1-e^{-\frac{0.693}{2}})}\cdot e^{-\frac{0.693}{2}}=0.19\ (\mu g/mL)$$

故第2次后第1小时时的血药浓度为2.73μg/mL。稳态最大血药浓度 $C_{\max}^{ss}$ 为0.27μg/mL；稳态最小血药浓度 $C_{\min}^{ss}$ 为0.19μg/mL。

第二十四章 药物制剂的配伍变化

习 题

一、A 型题（最佳选择题，由一个题干和五个备选答案组成。题干在前，备选项在后。每道题备选项中，只有一个最佳答案）

1. 关于药物制剂配伍变化的错误表述为（　）
A. 配伍变化包括物理、化学与药理学方面的变化
B. 药理学方面的配伍变化又称为疗效配伍变化
C. 药物配伍后在体内相互作用，产生不利于治疗的变化，属于疗效配伍禁忌
D. 物理配伍变化往往导致含量变化
E. 物理配伍变化若条件改变还可恢复制剂的原来状态

2. 药物配伍后产生的现象，属于物理配伍变化的是（　）
A. 两种以上药物配伍后产生沉淀
B. 两种以上药物配伍后产生气体
C. 两种以上药物配伍后产生变色现象
D. 两种以上药物配伍后产生吸湿现象
E. 两种以上药物配伍后发生爆炸

3. 物理配伍变化不会出现的现象是（　）
A. 吸湿　B. 潮解　C. 液化
D. 结块　E. 产气

4. 下列不属于化学配伍变化的是（　）
A. 产生浑浊或沉淀　B. 产生有毒物质　C. 变色
D. 产气　E. 溶解性能变化

5. 下列不属于物理配伍变化的是（　）
A. 分散状态变化　B. 溶解性能变化　C. 发生颜色变化
D. 润湿与潮解　E. 结块

6. 变色属于（　）
A. 物理配伍变化　B. 化学配伍变化　C. 药理配伍变化
D. 生物配伍变化　E. 环境配伍变化

7. 有机酸与生物碱配伍时，析出沉淀属于（　）

A. 物理配伍变化　B. 化学配伍变化　C. 药理配伍变化

D. 生物配伍变化　E. 环境配伍变化

8. 下列属于化学配伍变化的是（　）

A. 分散状态变化

B. 某些溶剂性质不同的制剂相互配合使用时，析出沉淀

C. 发生爆炸

D. 潮解、液化和结块

E. 粒径变化

9. 药物配伍应用，可增加药物毒性的是（　）

A. 相反　B. 相须　C. 相杀

D. 单行　E. 相使

10. 黄连中生物碱与大黄中鞣质结合生成黄褐色胶状沉淀，属于（　）

A. 物理配伍变化　B. 化学配伍变化　C. 药理配伍变化

D. 生物配伍变化　E. 环境配伍变化

11. 下列属于物理配伍变化的是（　）

A. 碳酸氢钠使大黄粉末变为粉红色

B. 颠茄酊剂加入生理盐水产生沉淀

C. 小檗碱与甘草皂苷混合产生沉淀

D. 朱砂与溴化钾配伍产生溴化汞沉淀，导致赤痢样粪便

E. 维生素 C 与烟酰胺配伍产生红色

12. 下列说法不正确的是（　）

A. 含朱砂的中药制剂可与薄荷发生配伍禁忌

B. 多数生物碱与苷类配伍会产生沉淀

C. 糊化淀粉对酚性药物会产生增溶作用

D. 麝香草酚与薄荷脑配伍可产生潮解或液化现象

E. 朱砂安神丸可与硫酸亚铁配伍

13. 下列属于药剂学的物理配伍变化的是（　）

A. 变色　B. 分散状态或粒径变化　C. 产气

D. 发生爆炸　E. 分解破坏、疗效下降

14. 药物配伍应用的目的不包括（　）

A. 减少不良反应

B. 减缓耐药性的发生

C. 利用药物之间产生拮抗作用，增强疗效

D. 减少毒副作用

E. 利用相反的药性或药物间的拮抗作用，克服药物的偏性或副作用

15. 以下不是配伍变化处理方法的是（　）

A. 改变剂型或改变有效成分
B. 临床用药人群的调整
C. 改变贮存条件
D. 改变调配次序或调整溶剂
E. 调整溶液 pH 值

二、B 型题（配伍选择题，由一组试题共用一组备选项，备选项在前，题干在后。备选项可重复选用，也可不选用。每道题只有一个最佳答案）

A. 协同作用　　B. 不良反应　　C. 拮抗作用
D. 增加毒副作用　　E. 后遗反应

1. 两种以上药物合并使用后，使作用减弱或消失的是（　）
2. 两种以上药物合并使用后，使药物作用增加的是（　）
3. 药物配伍后，增加毒性或副作用的是（　）

A. 变色　　B. 沉淀　　C. 发生爆炸
D. 产生有毒物质　　E. 产气

4. 含树脂的醇性制剂与水性制剂配伍时会产生（　）
5. 碳酸氢钠能使大黄粉末（　）
6. 泡腾颗粒剂遇水会（　）
7. 高锰酸钾与甘油混合研磨时可能发生（　）

A. 助溶　　B. 沉淀　　C. 发生爆炸
D. 液化　　E. 变色

8. 糊化淀粉增加芦丁的溶解度属于（　）
9. 樟脑、冰片与薄荷混合时产生（　）
10. 金银花与黄连共煎时能产生（　）

三、C 型题（综合分析选择题，包括一个试题背景信息和一组试题，这一组试题是基于一个实例或案例背景信息逐题开展，每道题都有独立的备选项。题干在前，备选项在后。每道题备选项中，只有一个最佳答案）

药物制剂物理配伍变化主要有溶解度的改变、吸湿、潮解、液化与结块。

1. 醇性制剂中的树脂在水性制剂中由于溶解度降低而析出，具体原因是（　）
A. 温度改变　　B. 盐析作用　　C. 增溶作用
D. 改变溶剂　　E. 贮存环境

2. 易发生吸湿后又逐渐干燥引起结块的剂型是（　）
A. 丸剂　　B. 散剂　　C. 片剂
D. 滴丸　　E. 酊剂

3. 下列哪一项会发生液化现象（ ）
A. 樟脑、冰片与薄荷脑混合 B. 绿原酸与荷叶碱混合 C. 大黄素与鞣质混合
D. 糊化淀粉与鞣质混合 E. 黄连碱与甘草酸混合
4. 下列选项中不属于改变溶解度的因素是（ ）
A. 盐析作用 B. 增溶作用 C. 改变溶剂
D. 贮存环境 E. 产生有毒物质
5. 下列说法错误的是（ ）
A. 温度对药物的溶解度有直接的影响
B. 药物在配伍制备过程中发生分散状态变化，是化学配伍变化
C. 在溶液中加入无机盐类可使某些成分溶解度降低而析出
D. 煎煮过程中药物溶解度的改变属于物理的配伍变化
E. 糊化淀粉对酚性药物会产生增溶作用

注射剂配伍变化是指非中药注射剂配合使用的配伍变化和注射剂的制剂处方配伍变化。分为药理配伍变化和药剂配伍变化两个方面。药剂的配伍变化，分为可见的和不可见的两种变化。
6. 下列哪个选项属于注射剂不可见的配伍变化（ ）
A. 药物与辅料配伍出现浑浊
B. 青霉素分解
C. 两种注射剂混合出现结晶
D. 加入输液剂中后出现变色
E. 存放环境温度过高析出结晶
7. 下列不属于注射剂产生配伍变化的因素是（ ）
A. 溶剂组成的改变 B. pH 的改变 C. 超出缓冲容量
D. 温度变化 E. 原辅料的浓度和盐析作用
8. 注射剂可见的配伍变化主要不包括（ ）
A. 出现浑浊 B. 产气 C. 出现结晶
D. 出现沉淀 E. 效价下降
9. 下列说法正确的是（ ）
A. 含碱性有效成分的制剂能与酸性注射剂配伍
B. 原辅料的纯度不会影响注射剂之间的配伍变化
C. 改变混合顺序可避免有些药物混合后产生沉淀
D. 两混合药物 pH 值差距越大，发生配伍变化的可能性越小
E. 溶剂组成的改变不会影响注射剂配伍变化
10. 某些非水溶性的制剂与输液配伍时会使药物析出，是由于（ ）
A. 溶剂组成改变引起 B. pH 值改变引起 C. 离子作用引起
D. 盐析作用引起 E. 直接反应引起

四、X 型题（多项选择题，由一个题干和五个备选答案组成。题干在前，备选项在后。每道题备选项中至少有两个正确答案，多选、少选、错选或不选均不得分）

1. 下列属于化学配伍变化的是（　　）
A. 液化　B. 变色　C. 沉淀
D. 潮解　E. 产气
2. 药物在体内发生的配伍变化主要包括（　　）
A. 药物在排泄过程发生的配伍变化
B. 药物在代谢过程发生的配伍变化
C. 药物在吸收部位发生的配伍变化
D. 药物在分布过程发生的配伍变化
E. 药物在服用前的配伍变化
3. 常见的配伍变化的处理方法有（　　）
A. 改变溶剂　B. 改变剂型　C. 调节 pH 值
D. 改变贮存条件　E. 改变调配次序
4. 配伍变化的处理原则是（　　）
A. 审查处方，了解用药意图　B. 改变剂型　C. 贮存条件的控制
D. 调节 pH 值　E. 制备工艺的控制
5. 注射剂产生配伍变化的因素有（　　）
A. 盐析作用　B. 溶剂组成的改变　C. 附加剂的影响
D. pH 值改变　E. 混合浓度及顺序改变

五、填空题

1. 甘草与芒硝混合煎提，甘草酸的提取率降低，是由于__________作用，使部分甘草酸析出，被药渣吸附滤除之故。

2. 含有______结构的药物与铁盐相遇，易产生变色反应。

3. 测定注射液变化点的 pH，若 pH 值移动范围大，说明该注射液______产生 pH 配伍变化。

六、名词解释

1. 药物配伍　2. 配伍禁忌　3. 协同作用
4. 拮抗作用　5. 药品不良反应　6. 变态反应
7. 毒性作用　8. 副作用

七、简答题

1. 简述物理配伍变化的现象（需举例说明）。

2. 简述注射液配伍使用时产生物理化学变化的原因。
3. 简述药物在制备过程中发生配伍变化的处理方法。
4. 简述化学配伍变化的现象（需举例说明）。
5. 简述药物配伍用药的目的。
6. 简述注射剂可见的药剂配伍变化。
7. 简述中药制剂不良反应产生的原因。

八、论述题

1. 试述药剂在体内过程发生配伍变化的现象、原因与后果。
2. 试述发生药物配伍变化的处理原则。

参考答案及解析

一、A 型题

1. 答案：D
解析：物理配伍变化主要直接影响药物制剂的物理性质。
2. 答案：D
解析：吸湿现象是物理配伍变化，其余选项均为化学配伍变化。
3. 答案：E
解析：产气属于化学配伍变化。
4. 答案：E
解析：溶解性能变化属于物理配伍变化。
5. 答案：C
解析：发生颜色变化属于化学配伍变化。
6. 答案：B
解析：化学配伍变化常见现象有产生沉淀、变色、产气、发生爆炸等。
7. 答案：B
解析：中药液体药剂若配伍不当，在配制和贮藏过程中可能产生浑浊或沉淀。例如生物碱与苷类、有机酸与生物碱、鞣质和生物碱配伍等。
8. 答案：C
解析：发生爆炸属于化学配伍变化，其他选项均为物理配伍变化。
9. 答案：A
解析：相反系两种药物合用能产生毒性反应或副作用。如“十八反”中的若干药物。
10. 答案：B
解析：鞣质和生物碱配伍产生沉淀是化学配伍变化类型之一。

11. 答案：B

解析：酊剂的溶剂为乙醇溶液，多为高浓度，加生理盐水后乙醇溶液的浓度降低，药物的溶解度降低，进而析出。

12. 答案：E

解析：朱砂的主要化学成分是硫化汞，不宜与硫酸亚铁等具有还原性的药物进行合用，避免产生可溶性汞盐，导致汞中毒或药物性肠炎，而增加对肝肾的毒性。

13. 答案：B

解析：物理的配伍变化系指药物配伍后在制备、贮存过程中，发生分散状态或物理性质的改变，从而影响制剂质量的变化。物理的配伍变化不仅能影响制剂的外观性状，也还可能影响药物及其制剂的化学稳定性。

14. 答案：C

解析：药物配伍应用的目的主要有利用协同作用，以增强疗效；提高疗效，延缓或减少耐药性；利用拮抗作用，以克服某些药物的不良反应；预防或治疗并发症或多种疾病。

15. 答案：B

解析：配伍变化的处理方法包括改变贮存条件、改变调配次序、改变溶剂或添加的助溶剂、调整溶液 pH 值、改变有效成分或改变剂型。

二、B 型题

1 ～ 3. 答案：CAD

解析：①协同作用：系两种以上药物合并使用后，使药物作用增加。②拮抗作用：系指两种以上药物合并使用后，使作用减弱或消失。③增加毒副作用：系指药物配伍后，增加毒性或副作用。

4 ～ 7. 答案：BAEC

解析：含树脂的醇性制剂与水性制剂配伍时，由于溶剂浓度的变化，导致树脂溶解度降低而从溶液中析出形成沉淀；碳酸氢钠或氧化镁粉末能使大黄粉末变为粉红色；泡腾颗粒剂遇水产生大量气泡，是由于颗粒剂中酸与碱发生反应，放出二氧化碳气体；高锰酸钾与甘油混合，激烈反应放出大量热能，发生爆炸。

8 ～ 10. 答案：ADB

解析：糊化淀粉对酚性药物会产生增溶作用；能形成低共熔混合物的药物（如樟脑、冰片与薄荷）配伍时，可发生液化而影响制剂的配制；黄连中含生物碱类成分，金银花中含有机酸类成分，发生化学反应，产生沉淀。

三、C 型题

1. 答案：D

解析：含树脂的醇性制剂与水性制剂配伍时，由于溶剂浓度的变化，导致树脂溶解度降低而从溶液中析出。

2. 答案：B

解析：粉体制剂（如散剂、颗粒剂）可由于药物配伍后吸湿性增加而结块，同时能因此而导致药物的分解失效。

3. 答案：A

解析：能形成低共熔混合物的药物（如樟脑、冰片与薄荷）配伍时，可发生液化而影响制剂的配制。

4. 答案：E

解析：产生有毒物质属于化学配伍变化。

5. 答案：B

解析：药物在配伍制备过程中发生分散状态变化，是物理配伍变化，而非化学配伍变化。

6. 答案：B

解析：药物分解属于不可见配伍变化。

7. 答案：D

解析：注射剂产生配伍变化的因素主要包括溶剂组成的改变、pH 的改变、超出缓冲容量、原辅料的浓度和盐析作用、成分之间的沉淀反应、混合浓度、顺序对稳定性的影响、附加剂的影响。

8. 答案：E

解析：可见的配伍变化，指注射剂由于生产中药物与辅料等的配伍，或将一种注射剂与其他注射剂混合，或加入输液剂中后出现了浑浊、沉淀、结晶、变色或产气等可见的变化现象。

9. 答案：C

解析：含碱性有效成分的制剂不能与酸性注射剂配伍；原辅料的纯度会影响注射剂之间的配伍变化；两混合药物 pH 值差距越大，发生配伍变化的可能性越大；溶剂组成的改变会影响注射剂配伍变化。

10. 答案：A

解析：溶剂组成变化会导致药物溶解性改变，从而产生沉淀。

四、X 型题

1. 答案：BCE

解析：化学配伍变化主要包括产生浑浊或沉淀、产生有毒物质、变色与产气、发生爆炸等。

2. 答案：ABCD

解析：药物的配伍变化既可以发生于体外，也可发生于吸收、分布、代谢和排泄等体内过程中。

3. 答案：ABCDE

解析：配伍变化的处理方法包括改变贮存条件、改变调配次序、改变溶剂或添加的助溶剂、调整溶液 pH 值、改变有效成分或改变剂型。

4. 答案：ACE

解析：为减少或避免药物制剂之间发生配伍变化，常采用审查处方，了解用药意图，制备工艺和贮存条件的控制原则。

5. 答案：ABCDE

解析：注射剂产生配伍变化的因素主要包括：溶剂组成的改变、pH 的改变、超出缓冲容量、原辅料的浓度和盐析作用、成分之间的沉淀反应、混合浓度、顺序对稳定性的影响、附加剂的影响。

五、填空题

1. 芒硝的盐析　　2. 酚羟基　　3. 不易

六、名词解释（略）

七、简答题

1. 答：①溶解度改变而析出沉淀，例如甘草与芒硝共煎，使部分甘草酸析出而被滤除。②吸湿与潮解、液化与结块，例如中药干浸膏放置过程易发生吸湿、潮解甚至结块现象，低共熔药物如冰片、薄荷脑配伍时产生液化现象。③粒径与分散状态的改变，例如混悬液与其他药物配伍发生粒径与分散状态的改变。

2. 答：①溶剂组成的改变导致某些药物溶解度降低，产生浑浊或析出沉淀。② pH 值发生改变，导致某类成分溶解度改变，发生分解或产生沉淀。③药物成分之间发生配伍变化，产生混浊等现象。④混合比例、顺序等不适，产生配伍变化等。

3. 答：①改变调配次序以克服一些不应产生的配伍禁忌。②改变溶剂容量或使用混合溶剂，防止或延缓析出沉淀或溶液分层。③将溶液调节在适宜的 pH 值范围内。④如处方本身有配伍禁忌，应调整处方。

4. 答：①产生混浊或沉淀，如含有羧基的苷类或其他酸性较强的苷类与生物碱配伍，会产生沉淀。②产生有毒物质，如朱砂安神丸与碘化钾产生碘化汞有毒物质。③变色与产气，如大黄粉末遇镁粉变为粉红色，弱酸类药物与碳酸氢钠产生二氧化碳。④发生爆炸，如火硝与雄黄配伍可发生爆炸。

5. 答：合理的药物配伍能达到以下目的：①使药物之间产生协同作用，增强疗效；②提高疗效的同时，减少毒副作用；③利用相反的药性或药物间的拮抗作用，克服药物的偏性或副作用等。

6. 答：可见的配伍变化，指注射剂由于生产中药物与辅料等的配伍，或将一种注射剂与其他注射剂混合，或加入输液剂中后出现了浑浊、沉淀、结晶、变色或产气等可见的变化现象。

7. 答：中药制剂不良反应产生的原因主要有特殊剂型的工艺质量问题（如处方研究存在缺陷、药物成分复杂、生产工艺不稳定、安全性检测存在缺陷等）、个体差异问题、中药制剂的不合理配伍、中西药剂不合理配伍、安全性研究与风险管理问题等。

八、论述题

1. 答：①吸收部位：两种以上药物在吸收部位发生的理化性质改变。可由温度、pH 值、水分、金属离子等原因引起，影响药物制剂的崩解时间、溶出速度、吸收速度和程度。②分布过程：两种以上药物在分布过程中，一种药物影响另一种药物与蛋白质的结合。可因置换作用，如与蛋白质亲和力强的药物将亲和力弱的药物置换出来，使被置换的药物游离型浓度显著增加，直接影响药物的疗效。③代谢过程：两种以上药物在代谢过程中受药酶的作用（如酶促作用或酶抑作用）发生的配伍变化。酶促作用可使该药物的代谢增加、作用降低，酶抑作用因能抑制另一种药物代谢酶的活性，使代谢作用减缓，因而使该药物的药理作用增强或毒性增加。另外药物还可因在肝脏蓄积而造成损害，易发生药源性肝病。④排泄过程：两种以上药物在排泄过程中发生的配伍变化，以肾脏排泄为例，如一些弱酸药物或弱碱类药物均可在肾小管分泌时产生相互竞争，致使该药物的离子化程度增高，肾小管对其重吸收减少，排泄增加，血药浓度降低而影响药效。⑤作用部位或作用环节：两种以上药物在作用部位或作用环节产生相互竞争，而使其中某一种药物的疗效增强或减弱。

2. 答：①审查处方：结合药物的物理、化学和药理等性质，确定剂型，判定或分析可能产生的不利因素和作用，对剂量和用法等加以审查，或确定解决方法。②制备工艺和贮存条件的控制：从温度、光线、氧气、痕量重金属等因素入手，尤其对易氧化、易水解药物，注意水分含量及温度、pH、附加剂和包装材料等条件的控制。

第二十五章 中药新药研制

习 题

一、A 型题（最佳选择题，由一个题干和五个备选答案组成。题干在前，备选项在后。每道题备选项中，只有一个最佳答案）

1. 目前关于我国新药的含义，表述正确的是（　）
   A. 新药是指我国未生产过的药品。已生产的药品，凡增加新的适应证、改变给药途径和改变剂型的亦属新药范围
   B. 新药是指我国未生产过的药品。已生产的药品改变剂型、改变给药途径、增加新的适应证或制成新的复方制剂，亦按新药管理
   C. 新药是指在我国首次生产的药品。已生产的药品改变剂型、改变给药途径、增加新的适应证或制成新的复方制剂，亦按新药管理
   D. 新药是指未曾在中国境内上市销售的药品。已上市的药品改变剂型、改变给药途径、增加新的适应证的，按新药管理
   E. 新药是指未曾在中国境内上市销售的药品。已上市的药品改变剂型、改变给药途径或增加新的适应证，不再作为新药管理
2. 我国最新的《药品注册管理办法》实施时间是（　）
   A. 1985 年 7 月 1 日　　B. 2002 年 12 月 1 日　　C. 2005 年 5 月 1 日
   D. 2007 年 10 月 1 日　　E. 2020 年 7 月 1 日
3. 下列关于药物临床试验的叙述，正确的是（　）
   A. 药物临床试验是以药品上市注册为目的，为确定药物安全性与有效性在人体开展的药物研究
   B. 药物临床试验的目的是为确定药品的有效期
   C. 具有三级甲等资质的医疗机构均可开展药物临床试验
   D. 新药注册必须完成Ⅰ、Ⅱ、Ⅲ、Ⅳ期临床试验后，才能提出药品上市许可申请
   E. 药物临床试验不包括生物等效性试验
4. 中药新药的中试研究应选择符合（　）条件的车间进行放大试验。
   A. 无菌　　B. GMP　　C. GLP

D. GCP　　E. 规模化生产

5. 中药新药的中试研究应提供至少（　）批中试数据。

A. 1　　B. 2　　C. 3

D. 4　　E. 5

6. 核定新药有效期的主要依据是（　）

A. 处方研究　　B. 制备工艺研究　　C. 质量标准研究

D. 稳定性研究　　E. 药理毒理学研究

二、B型题（配伍选择题，由一组试题共用一组备选项，备选项在前，题干在后。备选项可重复选用，也可不选用。每道题只有一个最佳答案）

A. 新药　　B. 假药　　C. 劣药

D. 医药商品

1. 药品、医疗器械、化学试剂、玻璃仪器称之为（　）

2. 擅自仿制中药保护品种的是（　）

3. 超过有效期的药品是（　）

4. 未曾在中国境内上市销售的药品或对已上市药品改变剂型、改变给药途径、增加新适应证的药品是（　）

三、C型题（综合分析选择题，包括一个试题背景信息和一组试题，这一组试题是基于一个实例或案例背景信息逐题开展，每道题都有独立的备选项。题干在前，备选项在后。每道题备选项中，只有一个最佳答案）

某中药处方为：丹参40g、三七30g，某制药公司拟将其研究开发成一种现代中药制剂，供临床使用。

1. 下列起效速度最快的给药途径是（　）

A. 静脉注射　　B. 吸入给药　　C. 肌内注射

D. 舌下或直肠给药　　E. 口服

2. 口服给药途径中，下列起效速度最快的剂型是（　）

A. 溶液剂　　B. 混悬剂　　C. 散剂

D. 胶囊　　E. 片剂

四、X型题（多项选择题，由一个题干和五个备选答案组成。题干在前，备选项在后。每道题备选项中至少有两个正确答案，多选、少选、错选或不选均不得分）

1. 根据物质基础的原创性与新颖性，中药新药可分为（　）

A. 中药创新药

B. 中药改良型新药

C. 古代经典名方中药复方制剂

D. 同名同方药
E. 进口药品

2. 中药创新药包括（　）
A. 中药复方制剂
B. 从单一植物、动物、矿物等物质中提取得到的提取物及其制剂
C. 新药材及其制剂
D. 中药保护品种
E. 国内首次生产的中药

3. 中药改良型新药包括（　）
A. 改变已上市中药给药途径的制剂
B. 改变已上市中药剂型的制剂
C. 中药增加功能主治
D. 改变已上市中药规格的制剂
E. 已上市中药生产工艺或辅料等改变引起药用物质基础或药物吸收、利用明显改变的

4. 中药新药的药学研究包括（　）
A. 处方研究　B. 工艺研究　C. 质量标准研究
D. 稳定性研究　E. 药理毒理学研究

5. 中药新药研制的选题应考虑的基本原则包括（　）
A. 需要性　B. 可行性　C. 科学性
D. 创新性　E. 效益性

6. 中药新药的临床前药理学研究包括（　）
A. 主要药效学　B. 次要药效学　C. 安全药理学
D. 药效学药物相互作用　E. 药代动力学

五、填空题

1. 设计中医处方一般按照________、________及_______的原则。

2. 国家药品监督管理局的英文简写是_______。

3. 现行《药品注册管理办法》将药品注册按照______、______及_______等进行分类注册管理。

4. 现行《药品注册管理办法》将中药注册按照____________、_________________、___________________________________及同名同方药等进行分类。

5.____________主管全国药品注册管理工作。

6. 药品注册证书有效期为______年，药品注册证书有效期内持有人应当持续保证上市药品的安全性、有效性和质量可控性，并在有效期届满前______个月申请药品再注册。

7. GLP 是________________________________的简称。

8. GCP 是______________________________的简称。

9. 中药新药的中试研究，要求进行制剂处方量______倍以上规模的放大试验。

10. 中药制剂质量标准控制的主要环节包括______、______、______和包装质量标准。

11. 中药制剂质量标准包括______________质量标准和______________质量标准。

12. 中药新药的有效性与安全性评价主要分__________与__________两个阶段。

13. 开展新药临床前毒理学研究的实验室应符合国家药品监督管理局发布的__________________________________的要求。

14. 开展新药临床研究的医疗机构应符合国家药品监督管理局发布的___________________________________的要求。

15. 药物临床试验应当在批准后______年内实施。

16. 中国境内生产药品批准文号格式为_____________________________________；中国香港、澳门和台湾地区生产药品批准文号格式为___________________________________；中国境外生产药品批准文号格式为___________________________________。

六、名词解释题

1. 新药　　2. 中药创新药　　3. 中药改良型新药
4. 古代经典名方　　5. 同名同方药　　6. 药品注册
7. 药品质量标准

七、简答题

1. 药品“三小、三效、五方便”是指哪些内容？
2. 现行《药品注册管理办法》的中药注册申请分类包括哪些类别？
3. 中药创新药一般包含哪些类型？
4. 中药改良型新药一般包含哪些类型？
5. 古代经典名方中药复方制剂一般包含哪些类型？
6. 剂型的选择应主要考虑哪些因素？
7. 中药制剂的制备工艺研究包括哪些内容？
8. 中药新药质量标准一般包括哪些内容？
9. 药品稳定性研究的意义？
10. 药品稳定性研究的内容有哪些？
11. 新药临床前药理学研究包括哪些内容？
12. 新药临床前毒理学研究包括哪些内容？
13. 药物临床试验包括哪些内容？
14. 药品上市许可申请时，哪些药品可以申请适用优先审评审批程序？

八、论述题

1. 试述中药新药研制的指导思想。
2. 试述中药新药研究的一般程序。
3. 试述中药新药研制的选题原则。
4. 试述中药新药研究开发选题的途径。
5. 试述如何加强中医药理论对中药新药研究的指导。

参考答案及解析

一、A 型题

1. 答案：D

解析：2007 年 10 月 1 日实施的《药品注册管理办法》第十二条：新药申请，是指未曾在中国境内上市销售的药品的注册申请。对已上市药品改变剂型、改变给药途径、增加新适应证的药品注册按照新药申请的程序申报。现行版《药品注册管理办法》未做调整。

2. 答案：E

解析：现行版《药品注册管理办法》于 2020 年 1 月 15 日经国家市场监督管理总局 2020 年第 1 次局务会议审议通过，自 2020 年 7 月 1 日起施行。

3. 答案：A

解析：现行版《药品注册管理办法》第二十条：本办法所称药物临床试验是指以药品上市注册为目的，为确定药物安全性与有效性在人体开展的药物研究。

4. 答案：B

解析:《中药、天然药物中试研究的技术指导原则》要求：根据实验室提供的工艺路线和技术参数，选择符合 GMP 条件的车间，进行制剂处方量 10 倍以上规模的放大试验，并提供至少 3 批中试数据。

5. 答案：C

解析:《中药、天然药物中试研究的技术指导原则》要求：根据实验室提供的工艺路线和技术参数，选择符合 GMP 条件的车间，进行制剂处方量 10 倍以上规模的放大试验，并提供至少 3 批中试数据。

6. 答案：D

解析:《中药、天然药物稳定性研究的技术指导原则》指出：药品稳定性研究为药品有效期的确定提供科学依据。

二、B 型题

1 ～ 4. 答案：DBCA

解析：新药：未曾在中国境内上市销售的药品。已上市药品改变剂型、改变给药途径、增加新适应证的药品按新药管理。

按假药论处的6种情形：①国务院药品监督管理部门规定禁止使用的；②依照本法必须批准而未经批准生产、进口，或者依照本法必须检验而未经检验即销售的；③变质的；④被污染的；⑤使用依照本法必须取得批准文号而未取得批准文号的原料药生产的；⑥所标明的适应证或者功能主治超出规定范围的。

按劣药论处的6种情形：①未标明有效期或者更改有效期的；②不注明或者更改生产批号的；③超过有效期的；④直接接触药品的包装材料和容器未经批准的；⑤擅自添加着色剂、防腐剂、香料、矫味剂及辅料的；⑥其他不符合药品标准规定的。

医药商品：与人类健康有关的商品。包括药品、保健食品、医疗器械、保健化妆品等。

三、C型题

1. 答案：A

解析：临床病证多样，症状有缓急之分，给药途径不同，作用部位、作用持续时间和起效速度不同。一般情况下，按起效速度快慢，不同给药途径排序为：静脉注射＞吸入给药＞肌内注射＞皮下注射＞舌下或直肠给药＞口服。

2. 答案：A

解析：剂型不同，作用持续时间和起效速度不同。一般情况下，口服给药途径按剂型分，起效速度为：口服溶液剂＞口服混悬剂＞口服散剂＞胶囊＞片剂。

四、X型题

1. 答案：ABC

解析：现行版《药品注册管理办法》第四条：中药注册按照中药创新药、中药改良型新药、古代经典名方中药复方制剂、同名同方药等进行分类。其中，同名同方药即为仿制药，其余3种为新药。

2. 答案：ABC

解析：现行版《药品注册管理办法》关于中药创新药，一般包含以下情形：中药复方制剂，从单一植物、动物、矿物等物质中提取得到的提取物及其制剂，新药材及其制剂。

3. 答案：ABCE

解析：现行版《药品注册管理办法》关于中药改良型新药，一般包含以下情形：改变已上市中药给药途径的制剂、改变已上市中药剂型的制剂、中药增加功能主治、已上市中药生产工艺或辅料等改变引起药用物质基础或药物吸收、利用明显改变的。

4. 答案：ABCD

解析：《中药新药研究各阶段药学研究技术指导原则（试行）》指出，药学研究主要包括处方药味及其质量、剂型、生产工艺、质量研究及质量标准、稳定性等研究内容。

5. 答案：ABCDE

解析：中药新药研制的选题“五性原则”包括需要性、可行性、科学性、创新性、效益性。

6. 答案：ABCDE

解析：中药注册分类及申报资料要求指出，药理学研究报告包括主要药效学、次要药效学、安全药理学、药效学药物相互作用、药代动力学。

五、填空题

1. 辨证立法、以法统方、据方选药
2. NMPA
3. 中药、化学药、生物制品
4. 中药创新药、中药改良型新药、古代经典名方中药复方制剂
5. 国家药品监督管理局
6. 五、六
7.《药物非临床研究质量管理规范》
8.《药物临床试验质量管理规范》
9. 10
10. 原辅料、半成品、成品
11. 临床研究用药品、生产用药品
12. 临床前研究、临床研究
13.《药物非临床研究质量管理规范》(GLP)
14.《药物临床试验质量管理规范》(GCP)
15. 3
16. 国药准字 H（Z、S）+ 四位年号 + 四位顺序号、国药准字 H（Z、S）C+ 四位年号 + 四位顺序号、国药准字 H（Z、S）J+ 四位年号 + 四位顺序号

六、名词解释题（略）

七、简答题

1. 答：药品“三小、三效、五方便”是指“剂量小、毒性小、副作用小”，“高效、速效、长效”，“生产方便、储藏方便、运输方便、携带方便、服用方便”。

2. 答：现行《药品注册管理办法》的中药注册申请分类包括中药创新药、中药改良型新药、古代经典名方中药复方制剂、同名同方药。

3. 答：中药创新药一般包含：①中药复方制剂；②从单一植物、动物、矿物等物质中提取得到的提取物及其制剂；③新药材及其制剂。

4. 答：中药改良型新药一般包含：①改变已上市中药给药途径的制剂；②改变已上市中药剂型的制剂；③中药增加功能主治；④已上市中药生产工艺或辅料等改变引起药用物质基础或药物吸收、利用明显改变的。

5. 答：古代经典名方中药复方制剂一般包含：①按古代经典名方目录管理的中药复方制剂；②其他来源于古代经典名方的中药复方制剂，包括未按古代经典名方目录管理的古代经典名方中药复方制剂和基于古代经典名方加减化裁的中药复方制剂。

6. 答：剂型的选择应主要考虑给药途径、临床需要、用药对象、原料药性质、剂量、药物的安全性。

7. 答：中药制剂制备工艺研究包括：①中药制剂中间体（中药原料药）制备工艺研究，包括中药（饮片）的前处理工艺研究、提取工艺的研究、精制工艺的研究、浓缩与干燥工艺的研究；②成型研究，包括制剂处方设计与成型工艺研究；③包装选择研究；④中试研究；⑤商业规模生产研究；⑥工艺验证。

8. 答：中药新药质量标准一般包括药品名称、汉语拼音、处方、制法、性状、鉴别、检查、浸出物、指纹 / 特征图谱、含量测定、生物活性测定、功能与主治、用法与用量、注意、规格、贮藏等。

9. 答：药品稳定性研究的意义在于通过稳定性试验，考察中药新药在不同环境条件（如温度、湿度、光线等）下药品特性随时间变化的规律，以认识和预测药品的稳定趋势，为药品生产、包装、贮存、运输条件和有效期的确定提供科学依据。稳定性研究是评价药品质量的主要内容之一，在药品的研究、开发和注册管理中占有重要地位。

10. 答：药品稳定性研究，根据研究目的和条件的不同，可分为影响因素试验、加速试验和长期试验。

11. 答：新药临床前药理学研究包括主要药效学、次要药效学、安全药理学、药效学药物相互作用及药代动力学研究。

12. 答：新药临床前毒理学研究包括单次给药毒性试验、重复给药毒性试验、遗传毒性试验、生殖毒性试验、致癌性试验、依赖性试验、制剂安全性试验（刺激性、溶血性、过敏性试验等）、其他毒性试验等。

13. 答：药物临床试验分为Ⅰ期临床试验、Ⅱ期临床试验、Ⅲ期临床试验、Ⅳ期临床试验以及生物等效性试验。

14. 答：药品上市许可申请时，以下具有明显临床价值的药品，可以申请适用优先审评审批程序：①临床急需的短缺药品、防治重大传染病和罕见病等疾病的创新药和改良型新药；②符合儿童生理特征的儿童用药品新品种、剂型和规格；③疾病预防、控制急需的疫苗和创新疫苗；④纳入突破性治疗药物程序的药品；⑤符合附条件批准的药品；⑥国家药品监督管理局规定其他优先审评审批的情形。

八、论述题

1. 答：中药新药研究开发的指导思想应本着“继承是基础，现代科学是手段，发扬是目的，临床是后盾，现代化是目标”的原则。可从坚持以中医药理论体系为指导；科学合理地吸收、利用现代科学技术；以创制“三小、三效、五方便”的中药新药为核心。

2. 答：中药新药研究的一般程序包括：①进行中药新药研究的立题与设计，包括选题、预试、研究方案设计等；②进行中药新药的药学研究，包括处方研究、工艺研究、质量标准研究、稳定性研究等；③进行中药新药临床前药理毒理学研究，其中，药理学研究包括主要药效学研究、一般药理学研究及药代动力学研究，毒理学研究包括单次给药毒性研究、重复给药毒性研究、特殊毒性研究及其他安全性研究；④申请药物临床试验；⑤进行中药新药临床试验；⑥申请药品上市许可，获得批准，发给药品注册证书。

3. 答：中药新药研制的选题原则：①五性原则（需求性、创新性、科学性、先进性、可行性等）；②中医药优势领域原则；③高效益原则。

4. 答：中药新药研究开发可从以下几个方面选题：①从古典医籍中选题；②从名医经验中选题；③从医疗机构制剂中选题；④从单验秘方中选题；⑤从科研成果中选题；⑥中成药的二次开发（修方改型、剂型改进、增加适应证）。

5. 答：加强中医药理论对中药新药研究的指导，可从以下几个方面考虑：①尊重中医传统用药经验与临床实践；②证－方－剂相统一；③中药药性理论；④中药复方配伍理论；⑤中医证候模型；⑥中医药评价方法。包括：中药制剂的处方组成必须符合中医药理论。中药制剂的工艺过程必须首先考虑君臣药的提取效率，以确保原方特有的疗效。中药制剂质量标准的制订，除要求符合制剂通则检查外，通常选定君臣药中有效成分和（或）指标性成分作为制剂的含量控制指标。药效学研究应尽可能建立符合中医学辨证要求的动物模型。药物动力学研究不仅可借鉴现代药剂学中药物动力学的研究方法，而且还应发展符合中医药传统理论和中药复方配伍特点的新的研究方法，如药理效应法、毒理效应法等。中药制剂的临床应用，必须在中医药理论指导下辨证用药，方可发挥其应有的疗效。